高等卫生职业教育护理专业“双证书”
人才培养纸数融合系列教材
供护理、助产等专业使用

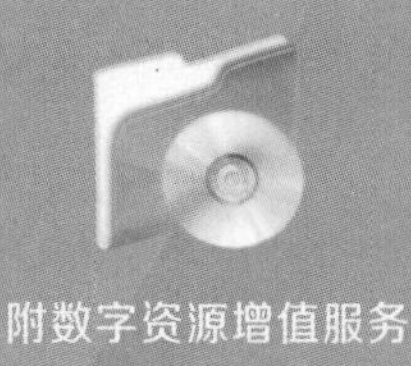

中医护理技术

ZHONGYI HULI JISHU

主　编　孙作乾　洪珍兰　张志明

副主编　许子华　张艳燕　王晓伟　叶泾翔

编　委　（以姓氏笔画为序）

王晓伟　平顶山学院
王敏婧　山西中医学院第三中医院
叶泾翔　皖西卫生职业学院
刘　学　安徽省淮北卫生学校
刘婷婷　滕州市妇幼保健院
许子华　内蒙古医科大学
孙作乾　枣庄科技职业学院
杜　娟　甘肃中医药大学
宋　萍　宁夏医科大学
张志明　顺德职业技术学院
张英杰　陕西中医药大学
张艳燕　安徽中医药高等专科学校
郁利清　赣南卫生健康职业学院
郜海霞　山西老区职业技术学院
娄淑哲　枣庄科技职业学院
洪珍兰　山西中医学院第三中医院

華中科技大學出版社
http://www.hustp.com
中国·武汉

内容简介

本书是高等卫生职业教育护理专业"双证书"人才培养纸数融合系列教材。

本书共六章，内容包括中医护理导论、中医护理基本理论、中医护理诊法与辨证、中医用药护理、中医养生与治则治法、常用中医护理技能。

本书适合护理、助产等专业使用。

图书在版编目(CIP)数据

中医护理技术/孙作乾，洪珍兰，张志明主编. —武汉：华中科技大学出版社，2020.1(2023.1 重印)
高等卫生职业教育护理专业"双证书"人才培养纸数融合系列教材
ISBN 978-7-5680-5868-1

Ⅰ. ①中… Ⅱ. ①孙… ②洪… ③张… Ⅲ. ①中医学-护理学-高等职业教育-教材 Ⅳ. ①R248

中国版本图书馆 CIP 数据核字(2019)第 300646 号

中医护理技术 孙作乾 洪珍兰 张志明 主编
Zhongyi Huli Jishu

策划编辑：居 颖
责任编辑：张 琴
封面设计：刘 婷
责任校对：王亚钦
责任监印：周治超
出版发行：华中科技大学出版社(中国·武汉) 电话：(027)81321913
武汉市东湖新技术开发区华工科技园 邮编：430223
录 排：华中科技大学惠友文印中心
印 刷：武汉开心印印刷有限公司
开 本：889mm×1194mm 1/16
印 张：11.75
字 数：368 千字
版 次：2023 年 1 月第 1 版第 3 次印刷
定 价：48.00 元

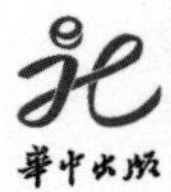

高等卫生职业教育护理专业“双证书”人才培养纸数融合系列教材

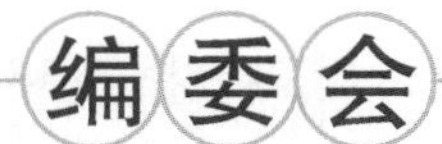

编委会

网络增值服务使用说明

欢迎使用华中科技大学出版社医学资源网yixue.hustp.com

1.教师使用流程

（1）登录网址：http://yixue.hustp.com（注册时请选择教师用户）

注册 → 登录 → 完善个人信息 → 等待审核

（2）审核通过后，您可以在网站使用以下功能：

2.学员使用流程

建议学员在PC端完成注册、登录、完善个人信息的操作。

（1）PC端学员操作步骤

①登录网址：http://yixue.hustp.com（注册时请选择普通用户）

注册 → 登录 → 完善个人信息

② 查看课程资源

如有学习码，请在个人中心-学习码验证中先验证，再进行操作。

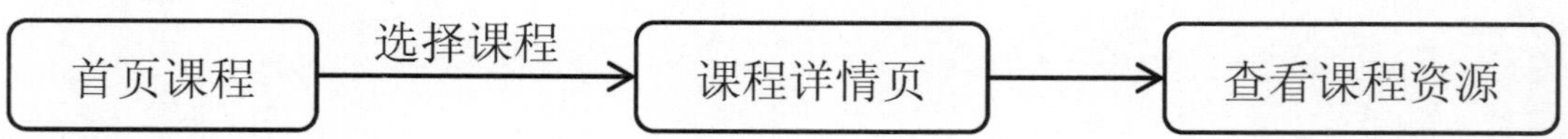

（2）手机端扫码操作步骤

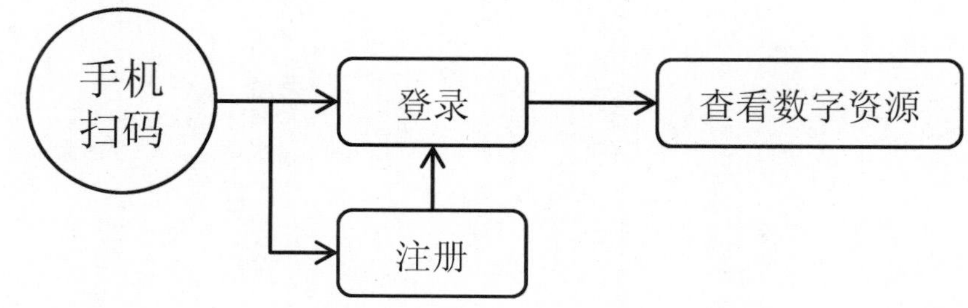

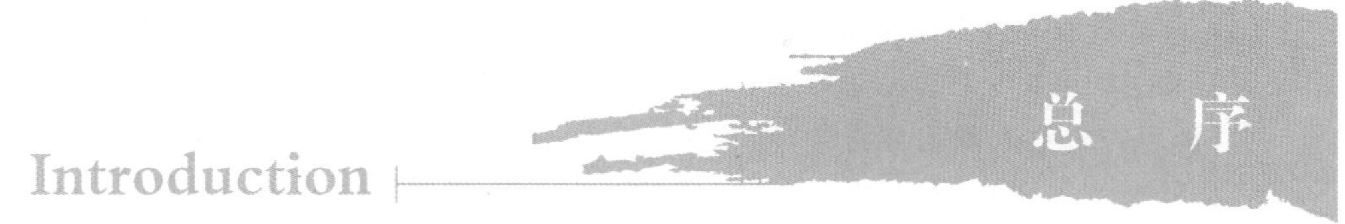

总　序

近年来，我国将发展职业教育作为重要的国家战略之一，高等职业教育已成为高等教育的重要组成部分，与此同时，作为高等职业教育重要组成部分的高等卫生职业教育的发展也取得了巨大成就，为国家输送了大批高素质技能型、应用型医疗卫生人才。截至 2016 年，我国开设护理专业的高职高专院校已达 400 余所，年招生规模近 20 万人，在校生近 65 万人。

医药卫生体制的改革要求高等卫生职业教育也应顺应形势调整目标，根据医学发展整体化的趋势，医疗卫生系统需要全方位、多层次、各种专业的医学专门人才。护理专业与临床医学专业互为羽翼，在维护人民群众身体健康、提高生存质量等方面起到了不可替代的作用。当前，我国正处于经济社会发展的关键阶段，护理专业已列入国家紧缺人才专业，根据国家相关机构颁布的《“健康中国 2030”规划纲要》《关于深化医教协同进一步推进医学教育改革与发展的意见》《全国护理事业发展规划(2016—2020年)》等一系列重要文件，到 2020 年我国对护士的需求将增加至约 445 万人，到 2030 年我国对护士的需求将增加至约 681 万人，平均每年净增加 23.6 万人，这为护理专业的毕业生提供了广阔的就业空间，也对高等卫生职业教育如何进行高素质技能型护理人才的培养提出了新的要求。

教育部《关于全面提高高等职业教育教学质量的若干意见》中明确指出，高等职业教育必须“以服务为宗旨，以就业为导向”。《中共中央国务院关于深化教育改革全面推进素质教育的决定》中再次强调“在全社会实行学业证书、职业资格证书并重的制度”。上述文件均为新时期我国职业教育的发展提供了具有战略意义的指导意见。为了全面落实职业教育规划纲要，更好地服务于高等医学职业教育教学，创新编写模式，服务“健康中国”对高素质创新技能型人才培养的需求，变“学科研究”为“学科应用与职业能力需求对接”。2018 年 8 月在全国卫生职业教育教学指导委员会专家和部分高职高专院校领导的指导下，华中科技大学出版社组织全国 30 余所高等卫生职业院校的近 200 位老师编写了本套高等卫生职业教育护理专业“双证书”人才培养纸数融合系列教材。

本套教材充分体现新一轮教学计划的特色，强调以就业为导向、以能力为本位、贴近学生的原则，体现教材的“三基”(基本理论、基本知识、基本实践技能)及“五性”(思想性、科学性、先进性、启发性和适用性)要求，着重突出以下编写特点。

(1) 紧跟教改，接轨“双证书”制度。紧跟教育部教学改革步伐，引领职业教育教材发展趋势，注重学业证书和执业资格证书相结合，紧密围绕执业资格标准和工作岗位需要，提升学生的就业竞争力。

(2) 创新模式，理念先进。创新教材编写体例和内容编写模式，迎合高职高专学生思维活跃的特点，体现“工学结合”特色。教材的编写以纵向深入和横向宽广为原则，突出课程的综合性，淡化学科界限，对课程采取精简、融合、重组、增设等方式进行优化，同时结合各学科特点，加强对学生人文素质的培养。

(3) 优化课程体系，注重能力培养。内容体系整体优化，注重相关教材内容的联系和衔接，避免遗漏和不必要的重复；重视培养学生的创新、获取信息及终身学习的能力，实现高职教材的有机衔接与过渡作用，为中高衔接、高本衔接的贯通人才培养通道做好准备。

(4) 紧扣大纲，直通护考。密切结合最新的护理专业课程标准，紧扣教育部制定的高等卫生职业教育教学大纲和最新护士执业资格考试大纲，随章节配套习题，全面覆盖知识点与考点，有效提高护士执业资格考试通过率。

(5) 全套教材采用全新编写模式，以扫描二维码形式帮助老师及学生在移动终端共享优质配套网络资源，使用华中科技大学出版社提供的数字化平台，将移动互联、网络增值、慕课等新的教学理念和教学技术、学习方式融入教材建设中，全面体现"以学生为中心"的教材开发理念。

这套教材作为秉承"双证书"人才培养编写理念的护理专业教材，得到了各学校的大力支持与高度关注，它将为新时期高等卫生职业教育护理专业的课程体系改革做出应有的贡献。我们衷心希望这套教材能在相关课程的教学中发挥积极作用，并得到读者的青睐。我们也相信这套教材在使用过程中，通过教学实践的检验和实际问题的解决，能不断得到改进、完善和提高。

高等卫生职业教育护理专业"双证书"人才培养
纸数融合系列教材编写委员会

Preface 前 言

本书是高等卫生职业教育护理专业"双证书"人才培养纸数融合系列教材。本书的编写依据《国家职业教育改革实施方案》《"健康中国 2030"规划纲要》和《促进健康产业高质量发展行动纲要(2019—2022 年)》精神，构建职业教育国家标准，促进产教融合校企"双元"育人。为满足我国人民日益增长的对美好生活的需要，大力推广中医护理技术、中医养生保健和治未病服务，本书的编写以护理职业技能教育为切入点，由华中科技大学出版社组织，来自职业院校和护理一线的编委共同参与。

中医护理是中医药事业的重要组成部分，与中医学同步产生和发展，在长期的临床实践过程中，形成了以整体观念为指导，以中医辨证理论为依据，融传统与现代护理技术为一体的独特的中医护理理论体系和技术操作系统。中医护士可对患者实施刮痧、拔罐、艾灸、中药涂药、耳穴压豆、经穴推拿、中药灌肠等适宜技术。本书的编写以突出中医特色为基础，围绕高素质技术技能型护理人才的需求，接轨护士执业资格考试，突出中医护理技术核心能力培养。全书共分为六章，分别为中医护理导论、中医护理基本理论、中医护理诊法与辨证、中医用药护理、中医养生与治则治法、常用中医护理技能，涵盖了国家中医药管理局印发的《护理人员中医技术使用手册》中的常用中医护理技能。

本书中方剂组成尽量与原方保持一致，但需关注国家重点保护野生药材的应用，此类药物在临床应用中应灵活处理，不可照搬照抄原方。

本书的编写、审定、出版，得到了华中科技大学出版社和各参编单位领导、专家的鼎力支持与帮助，在此深表谢意！限于水平，书中疏漏、不当之处难免，敬请批评指正。

编　者

目 录

MULU

第一章　中医护理导论

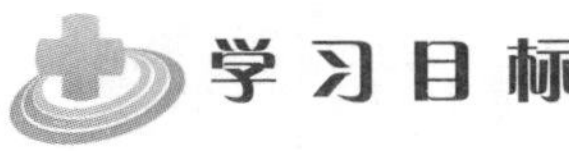

掌握：中医护理整体观念、辨证施护的内涵；中医护理的基本原则。

熟悉：中医护理中症、证、病的异同。

了解：中医护理发展简史；“治未病”的内涵；应用中医护理的基本原则和方法，开展健康教育，指导防病养生。

PPT 课件

第一节　绪　　论

经典中医故事　叶天士奇术治暴盲

（孙作乾）

叶天士奇术治暴盲（文本）

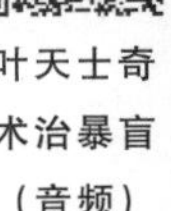

叶天士奇术治暴盲（音频）

影视导学

电影《医痴叶天士》

影视作品简介：

《医痴叶天士》是 2008 年由方军亮导演的电影，简述了叶天士的传奇故事。以戏说的表现手法，撷取了“医痴”叶天士出手治伤、治匪于膏肓、奇药救皇上、巧做红娘几个故事，再现了清代名医叶天士精湛的医术、精深的医理，威武不屈、富贵不移的高尚医德、医道。

叶天士生平：

叶天士(1666—1745 年)，名桂，号香岩，别号南阳先生。江苏吴县(今江苏苏州)人。叶天士是清代著名医学家，温病四大家之一。

在中国医学史上，叶天士是一位具有巨大贡献的伟大医家，后人称其为“仲景、元化一流人也”。他是温病学派的奠基人物，又是一位对儿科、妇科、内科、外科、五官科俱精、贡献很大的医学大师。史书称其“贯彻古今医术”，当之无愧也。无论其医学理论，还是治学态度都是值得后人珍惜和学习的宝贵遗产，特别是他那种谦恭好学、改名换姓求师学艺的精神永远是后世习医者的光辉典范(图 1-1-1)。

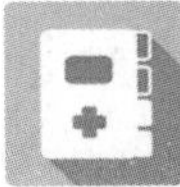

中医药学是一个伟大的宝库，历史悠久，源远流长，是中国优秀文化的重要组成部分。在中国古代哲学思想的影响和指导下，经过长期的医疗实践积累，逐步形成并发展成为独特的医学理论体系。

中医护理是中医药学的重要组成部分，它与中医药学共同经历了起源、形成、发展等各个阶段。它的理论与方法是构筑在中医药学理论体系基础上的，以中医药学理论为指导，结合预防、临床、保健、康复等医疗活动，形成祖国医学特有的护理技术，逐渐成为一门独立的应用性学科。

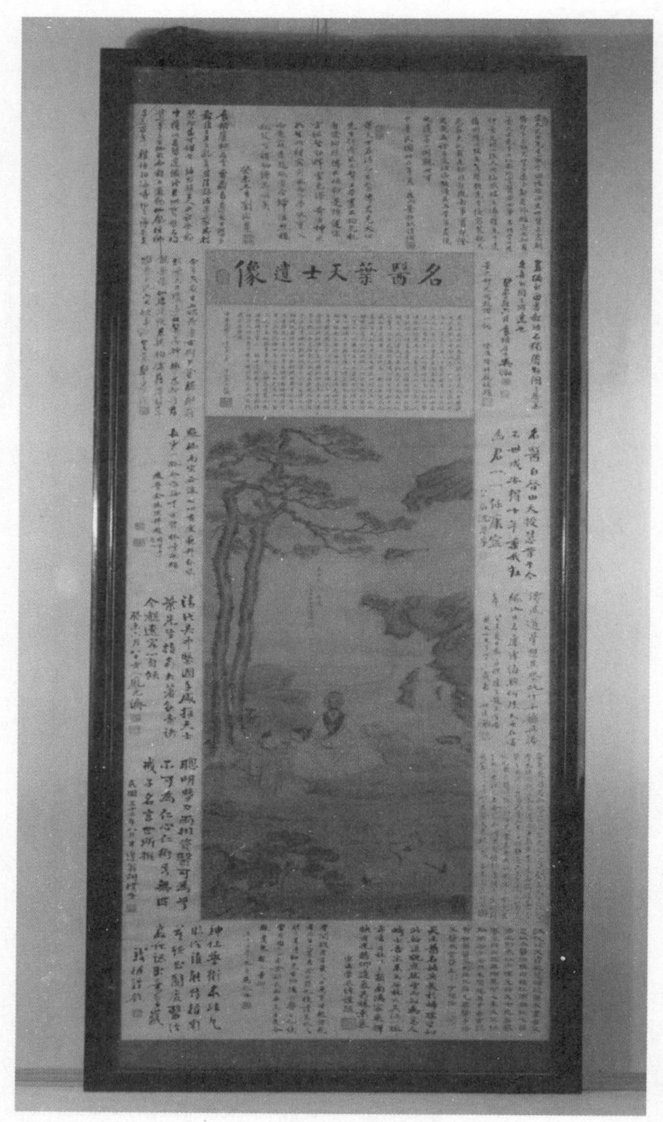

图 1-1-1　清代王晋绘《名医叶天士遗像》(真迹藏于广东中医药博物馆)

(孙作乾)

第二节　中医护理发展概况

在长期的医疗活动中，中医坚持“三分治，七分养”的指导思想及治疗上集医、药、护为一体的措施。广大医者在精神护理、饮食护理、生活护理、临床护理及康复护理等医疗护理方面积累了丰富的实践经验。当今，党中央对中医药工作高度重视，对加快推进中医药事业传承发展，为建设健康中国做出更大贡献提出明确要求。随着中医事业的不断推进，中医护理的内容日臻丰富和完善，呈现出系统化、具体化、专业化的学科理念。

一、中医护理的起源

远古时期，我们的祖先过着巢居穴处、聚生群处的生活(图 1-2-1)，为了生存和繁衍，如《淮南子·修务训》所述，茹草饮水，采树木之实，食蠃蚌之肉，在同大自然、灾害、猛兽、疾病做斗争的过程中积累创造了中医药学，开始了早期的医疗护理活动。

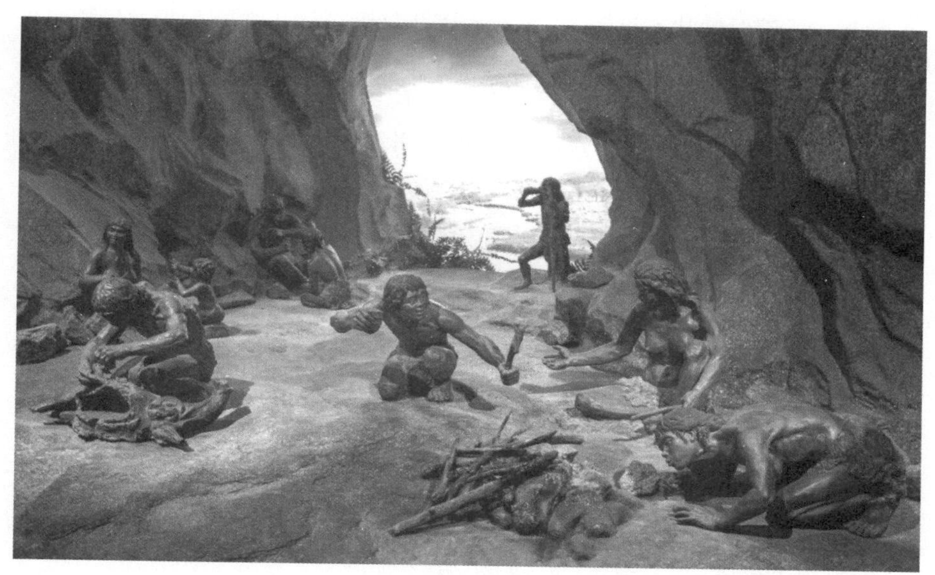

图 1-2-1 远古时期穴居场景图

人类社会医疗护理的启蒙最重要的就是火的使用和人工取火的发明。人们在烘火取暖的基础上，发现用兽皮包上烧热的石块做局部取暖可消除某些病痛，这就是热熨法和灸法的起源；人们在觅食果腹的过程中，发现某些食物能减轻或消除某些病证，这就是中药的起源；人们在使用石器的过程中，发现人体某一部位受到刺伤后反而能解除另一部位的病痛，从而创造了运用砭石、骨针治疗的方法，这就是针灸的起源。在搏斗及劳动中常出现外伤，人们以泥土、野草和树叶等敷裹伤口，以缓解疼痛和止血，久而久之逐渐发现了一些适合于敷治外伤的外用药，这就是外治法的起源。人们为了预防疾病，维护健康，逐渐提倡讲究卫生，在个人卫生方面，逐渐开始形成洗脸、洗手、洗澡等生活习惯。《礼记》曰：头有创则沐，身有疡则浴；鸡初鸣，咸盥漱；五日则燂汤清浴，三日具沐。

中医药学理论主要来源于对实践的总结，并在实践中不断充实和发展。

二、中医护理的形成

夏商周时期，随着生产力的不断发展，人们对预防疾病、维护健康的认识和具体医疗护理做法有了较大的发展。专职医生的出现、医学的分科、医学制度的建立、早期对病因的认识及疾病诊疗等，为医护理论的形成做好了临证积累。据《周礼·天官》记载，周代宫廷医生中已经有"食医、疾医、疡医、兽医"之分，并建立了一套医政组织和医疗考核制度，并开始进行灭鼠、除虫、改善环境卫生等防病调护活动；《周礼》将七情作为病因的概念提出，是注重情志护理的开端。

战国时期，我国逐渐由奴隶制社会过渡到封建社会，生产力水平有所提高，医疗护理体系日臻形成。这一时期的古代医家们汲取古代哲学精髓，对上古以来的医疗护理活动进行了理论汇编，于西汉时期编纂形成我国现存最早的医学经典著作《黄帝内经》(简称《内经》)，包括《素问》《灵枢》两部分。《黄帝内经》全面论述了人体结构、生理、病理以及疾病的诊断、治疗、预防、养生、护理等问题。原文阐述了中医护理的基本原则，包括饮食宜忌、生活起居、用药护理、情志护理等。《黄帝内经》奠定了中医药学和中医护理的理论基础。

在饮食宜忌护理方面，《素问·脏气法时论》阐明"毒药攻邪，五谷为养，五果为助，五畜为益，五菜为充"，《灵枢·五味》曰："肝病禁辛，心病禁咸，脾病禁酸，肾病禁甘，肺病禁苦"。在生活起居护理方面，

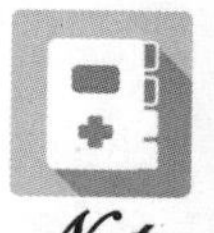

《素问·上古天真论》提出："法于阴阳，和于术数，食饮有节，起居有常，不妄作劳""顺四时而避寒暑"。在用药护理方面，它最早归纳了五味的基本作用——辛散、酸收、甘缓、苦坚、咸软。在情志护理方面，《素问·汤液醪醴论》载"精神不进，意志不治，故病不可愈"，阐明了情志与疾病的关系，《素问·阴阳应象大论》指出"喜伤心""怒伤肝""思伤脾""恐伤肾""忧伤肺"，进而提出情志护理方法。

战国时期的扁鹊，是我国历史上第一个有正式传记的医家，详见《史记·扁鹊仓公列传》。据《史记》载，扁鹊姓秦，名越人，是"渤海郡郑人也"。他长期在民间行医，对内、外、妇、儿等科疾病都有长，精于望诊和切诊，并用中药、针灸、按摩等治法，对疾病的诊断和治疗做出了很大贡献。传说《难经》为战国时期扁鹊所作，全书共八十一个问答，阐述了脏腑、疾病、经络、针灸等内容，对脉诊和奇经的论述具有创见性，提出了有关经络、命门、三焦的新理论，延伸了《黄帝内经》的医理，丰富了中医护理的内容（图 1-2-2）。

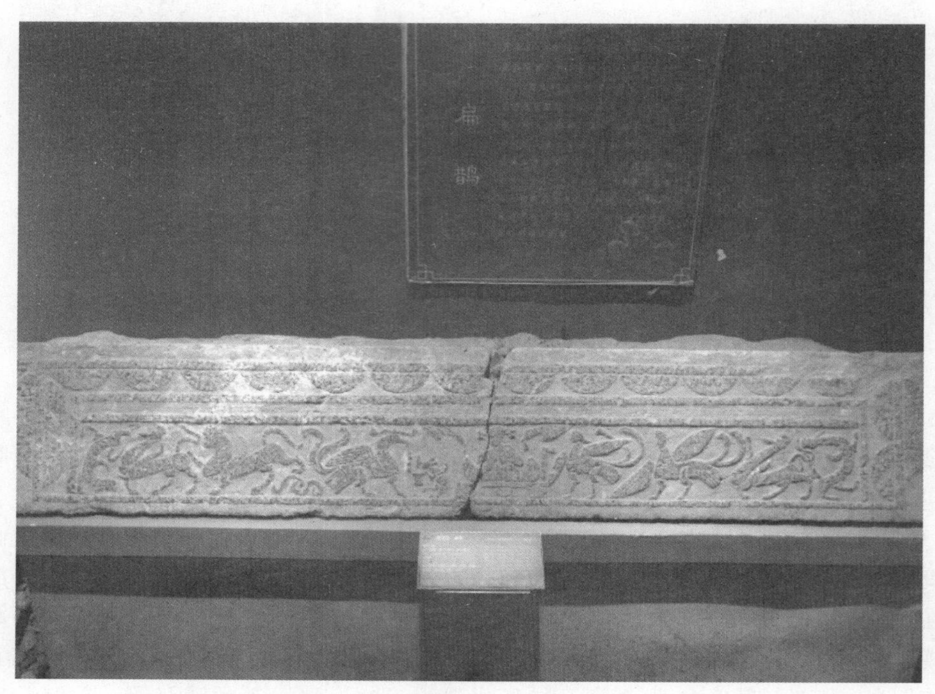

图 1-2-2　扁鹊行医图（汉画像石刻，摄于滕州汉画石像馆）

两汉时期，我国现存第一部药物学专著《神农本草经》问世，它总结了汉代以前的药物学知识，收载药物 365 种，记载了常山截疟、麻黄定喘、海藻治瘿瘤、水银疗疥疮等疗效确切的药物治疗方法，是世界药物史上最早的相关记录，成为药物护理的先导。

汉代杰出的医家张仲景，后世尊为医圣，著《伤寒杂病论》，被誉为"证治准绳""方书之祖"。该书以六经论伤寒，以脏腑论杂病，不仅为理、法、方、药的辨证论治理论体系奠定了基础，也为临床辨证施护开了先河；书中既有丸、散、膏、丹等服药护理，还有洗、浴、熏、滴耳、吹鼻等外用药护理，以及汗、下、吐、温、清、消、补、和八法护理。他首创了药物灌肠法，使用"蜜煎导方"及猪胆汁灌肠的方法，书中注明服桂枝汤后要"啜热稀粥一升余，以助药力，温服令一时许"，书中还指出了四时食忌、冷热食忌、五脏病食忌、妊娠食忌等。

《伤寒杂病论》成书后，由于兵火战乱而散佚，后经王叔和搜集整理分编成《伤寒论》和《金匮要略》两部书，与《黄帝内经》《神农本草经》合称为中医四大经典著作。

汉代的名医华佗是中医外科的奠基人，他不仅创造性使用麻沸散进行全身麻醉，实施腹腔肿物摘除术、肠胃手术及整骨手术，而且还吸取前人"导引"的精华，模仿虎、熊、猿、鹿、鸟等的姿态，创造了保健操"五禽戏"。"五禽戏"是将医疗护理与体育结合，可谓最早的康复护理方法。

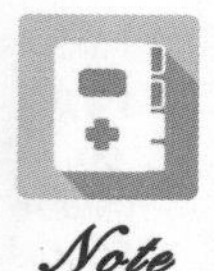

魏晋南北朝时期，是中医专科护理理论开始全面发展的重要时期。例如，葛洪在《肘后救卒方》中提出了临床急救的相关内容，令医护人员随身携带书卷，其中广泛涉及急救护理要求，堪称中医护理第一

部临床急救手册。葛洪治疗疟疾，取用山间田野随处可生的鲜青蒿浇汁饮服，为我国现代药理研究、发现、提取高效、速效、低毒的抗疟新药——青蒿素提供了宝贵的线索。2015 年 10 月，中国中医科学院终身研究员兼首席研究员屠呦呦获得诺贝尔生理学或医学奖，成为首获科学类诺贝尔奖的中国人。她是第一位获得诺贝尔科学奖项的中国本土科学家，也是第一位获得诺贝尔生理学或医学奖的华人科学家。该奖项是中国医学界迄今为止获得的最高奖项，也是中医药成果获得的最高奖项。2017 年 1 月 9 日，屠呦呦获得 2016 年度国家最高科学技术奖。

三、中医护理的完善

唐宋时期，特别是印刷技术革新后，中医护理体系的传承得到了进一步的发展，临床、理论、教学等方面均日臻完善。

唐代孙思邈著《千金要方》传世，汇集唐以前大量医学文献资料，内容博大精深，是我国现存最早的医学百科全书，他被后世尊称为“药王”。书中对儿科、妇科病证的护理论述详细，记载有小儿喂养护理方法，对妇女怀孕、养胎、分娩至产褥期的护理、用药、食疗、养生、婴幼儿保健均做详细叙述；在护理技术上首创葱管导尿术，这是世界医学史上最早记载的导尿术；“避瘟”篇记载有空气消毒、井水消毒的方法；对消毒技术、换药术和疮疡切开引流术等护理操作均有详细记载；并创立了护理保健的方法，如漱津、摩眼及餐后以手摩腹等。“大医精诚”“大医习业”篇告诫医护人员，一切要以患者为中心，为患者着想，医护人员要有仁爱之心，发扬救死扶伤的人道主义精神。

唐显庆四年，政府颁行《新修本草》(又称《唐本草》)。这是我国历史上第一部官修本草，也是世界上第一部由政府颁行的药典，载药 844 种，比欧洲《纽伦堡药典》早 800 多年。

唐代，医学护理教育已经发展到比较完善的程度。公元 624 年，唐政府设立太医署，分为行政、教学、医疗、药工四个部门。太医署既是医护教育机构，也是医疗临床单位。部分州府也设立地方性医护教育机构，但当时医学传授的主要形式仍是家传和师带徒模式。

宋代，政府多次组织并先后编著了《太平圣惠方》《圣济总录》和《太平惠民和剂局方》等大型医学专著。

1247 年，宋慈著《洗冤集录》，乃世界上现存最早的法医学专著，比欧洲最早的法医学专著《医生的报告》要早 350 多年，先后被译为多国文字，流传世界各地，为世界法医学的发展做出了重大贡献。

南宋医学家陈自明，精通内、外、妇、儿各科，尤精于妇产科，著《妇人大全良方》，共 24 卷，十分强调妇科的基本护理与精血调养。

北宋名医钱乙，精通儿科，亦通各科，是历史上著名的儿科大家。现存《小儿药证直诀》由其弟子阎季忠搜集整理而成，是我国第一本以原本形式保存下来的儿科学专著。《四库全书总目提要》赞誉道：小儿经方，千古罕见，自乙始别为专门，而其书亦为幼科之鼻祖，后人得其绪论，往往有回生之功。其书注重小儿脾胃的调理护理。

四、中医护理的繁荣

金元时期，在前代的理论和自身医疗护理实践的基础上，出现了各抒己见、百家争鸣的局面，涌现了大批重视心理、情志护理的医家，形成了四大医学流派，后人尊为“金元四大家”(表 1-2-1)。刘完素的“寒凉派”认为病因以火热为多，五志过极，皆为热甚，治法强调降火。张从正的“攻邪派”认为治病应首先祛邪，故主张汗、吐、下法，记载的“以形逗乐解妇愁”，突出他的“非言语情志护理”。李杲的“补土派”认为补益脾胃是治病之要，他还非常重视饮食、劳倦、情志三者的护理，认为在饮食、劳倦、情志三者形成的内伤病中，精神因素起着先导作用。朱丹溪的“滋阴派”在他的《相火论》中提出“阳常有余，阴常不足”的理论，提倡治疗护理上着重养阴。他们的学术立论，极大地丰富了中医护理的发展。

表 1-2-1　金元四大家简表

医　家	学术观点	临证经验	学派	著　作
刘完素	阐发“火热论”	强调泻火	寒凉派	《素问玄机原病式》

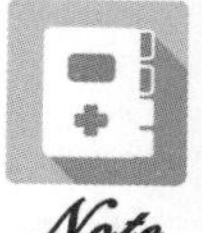

Note

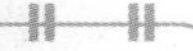

续表

医家	学术观点	临证经验	学派	著作
张从正	病由邪生	攻邪已病	攻邪派	《儒门事亲》
李杲	内伤脾胃，百病由生	温补脾胃	补土派	《脾胃论》《内外伤辨惑论》
朱丹溪	阳有余阴不足、相火论	滋阴降火	滋阴派	《局方发挥》《格致余论》

明代，伟大的医药学家李时珍以“渔猎群书，搜罗百氏。凡子史经传，声韵农圃，医卜星象，乐府诸家，稍有得处，辄著有数言”的精神，亲身奔走各地，虚心求教，进入深山旷野实地考察，搜集各种植物、动物、矿物标本。经过3次大修订，于1578年完成《本草纲目》，全书52卷，载药1892种，绘图1000多幅，并载方剂11000多首。《本草纲目》对16世纪以前我国药物学进行了相当全面的总结，奠定了植物学的基础，是我国药学史上的重要里程碑。17世纪初，该书就广泛传到国外，被译成日文、朝鲜文、拉丁文、英文、法文、德文、俄文等多种文字流传于世，成为世界医学和生物学的重要典籍。鲁迅先生高度评价其“含有丰富的宝藏”“实在是极宝贵的”。

明末清初，吴又可著成《温疫论》一书，在当时没有显微镜的条件下，提出了传染病的病因是一种叫“戾气”的致病物质，传染途径是从口鼻而入。这种科学的见解，成为我国病因学说发展的里程碑。该书在“论食”“论饮”“调理法”三篇里详细论述了温病的饮食护理要求，对如何及时补充津液提出了重要的护理方法。

清代，中医对温病的认识和诊治有了长足的发展。名医叶天士著《温热论》，阐明温病发生、发展的规律性，创立卫气营血辨证及辨舌、验齿、辨斑疹等诊断和护理方法，强调在诊舌、察齿的同时，注意做好口腔护理。他还十分重视饮食护理，主张用质重味厚的血肉有情之品来填补体内精血等。薛雪著《湿热条辨》，阐述了湿热病的病因、证候、特点及诊治法则。吴瑭著《温病条辨》，首创三焦辨证论治的理论；王孟英著《温热经纬》，将温病分为新感与伏气两大类。这些著作弥补了《伤寒论》的不足，对我国劳动人民健康起了重要作用，以上四人被誉为“温病四大家”（表1-2-2）。

表1-2-2　温病四大家简表

温病四大家	代表著作	重要成就
叶天士	《温热论》	创立卫气营血辨证方法
吴瑭	《温病条辨》	创立三焦辨证方法
薛雪	《湿热条辨》	论湿热病
王孟英	《温热经纬》	论伏气温病

五、中医护理的当下

新中国成立后，党和国家十分重视中医药工作，中医药事业得到了蓬勃发展，取得了举世瞩目的成就，人民卫生事业得到了迅速发展，中医护理学的发展进入了一个崭新的历史时期。

20世纪50年代末开始，引入现代科技研究后，研究者证明，经络现象是人群中普遍存在的生命现象，并创造出针刺麻醉术。中西医结合对疑难杂证的治疗和护理展现了独特优势，在治疗常见病、多发病方面取得满意疗效。中医医生采用针灸针拨套出术治疗白内障，小夹板固定治疗骨折；中西医结合治疗急腹症、乙型脑炎、大面积烫伤；青蒿素治疗疟疾等疗法，丰富和发展了中医的治疗、护理方法。中医教育及中医护理教育走入正规化轨道，全国范围内掀起了西医学习中医的高潮。建立了中医药研究机构，开办中医院和中医药大学，形成了研究生、本科、高职高专、中职相结合的多层次教育模式，培养出一大批高级中医、中药人才。在继承弘扬祖国医药遗产，提高科研、教学、生产水平和保证临床用药质量等诸方面，都发挥了重要作用。

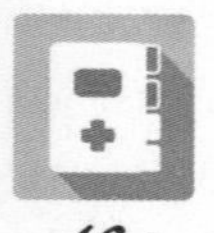

Note

1958年10月，毛泽东在对卫生部党组《关于西医学中医离职学习班的总结报告》的批示中指出：“中国医药学是一个伟大的宝库，应当努力发掘，加以提高。”2015年12月22日，习近平致信祝贺中国中医科学院成立 60 周年。习近平强调，中医药学是中国古代科学的瑰宝，也是打开中华文明宝库的钥匙。当前，中医药振兴发展迎来天时、地利、人和的大好时机，希望广大中医药工作者增强民族自信，勇攀医学高峰，深入发掘中医药宝库中的精华，充分发挥中医药的独特优势，推进中医药现代化，推动中医药走向世界，切实将中医药这一祖先留给我们的宝贵财富继承好、发展好、利用好，在建设健康中国、实现中国梦的伟大征程中谱写新的篇章。

2019 年 10 月 25 日，全国中医药大会在北京召开。习近平强调，要遵循中医药发展规律，传承精华，守正创新，加快推进中医药现代化、产业化，坚持中西医并重，推动中医药和西医药相互补充、协调发展，推动中医药事业和产业高质量发展，推动中医药走向世界，充分发挥中医药防病治病的独特优势和作用，为建设健康中国、实现中华民族伟大复兴的中国梦贡献力量。

（孙作乾）

直通护考
在线答题

第三节　中医护理基本特点

中医学理论体系形成于战国时期，受到中国古代的唯物论和辩证法思想的深刻影响。对于事物的观察分析方法，多以“取类比象”的整体性观察方法，通过对现象的分析，以探求其内在机理。中医护理是以整体观念为指导，以脏腑、经络为基础，以辨证施护为特点来指导临床的诊断、治疗及其护理。

一、整体观念

整体就是统一性和完整性。中医学非常重视人体自身的统一性、完整性及其与自然界的相互关系，认为人体是一个有机的整体，构成人体的各个组成部分之间，在生理上是相互协调的，在病理上是相互影响的；同时，人与自然环境、社会环境也是一个密切相关的整体。这种人体自身及人与自然环境、社会环境的完整统一观念即称为整体观念。整体观念作为中医护理的方法论和指导思想，贯穿于中医生理、病理、诊法、辨证、治疗、护理整个理论体系之中，是贯穿整个中医理论体系的基本特点之一。

1. 人体是一个有机的整体　人体组织结构科学、严密、美妙，是千万年来进化的产物。人体是以五脏为中心，由六腑、五体、九窍、四肢、百骸、皮毛等构成的有机的统一体；所有器官都通过经络彼此联系，任何局部都是整体不可分割的一部分，他们通过精、气、血、津液的作用，以完成机体统一的机能活动。这种整体性可表现在生理、病理、诊断、治疗和护理等各方面。

在形态结构上，藏象学说的主要特点是以五脏为中心的整体观，即以五脏为中心，配合六腑、形体、官窍，即一脏、一腑、一体、一窍构成一个脏系统，如心、小肠、脉、舌构成“心系统”，肾、膀胱、骨、耳及二阴构成“肾系统”等，以五脏为首形成的五小系统组成一个大（中心）系统，从而构成了人体的有机整体。每个小系统都以五脏为首，故以五脏为中心。五脏之中又以心为君主之官，主宰人所有的生命活动。人体通过精、气、血、津液的气化和输布进行着生理功能和滋养濡润，通过经络相互联系，从而达到表里相合、上下沟通、形神合一及以神统形的整体统一性。

在生理机能上，《黄帝内经》认为人体正常的生理活动一方面依靠各脏腑组织发挥自己的功能作用，另一方面则又要靠脏腑组织之间相辅相成的协同作用和相反相成的制约作用，维持其生理上的平衡。每个脏腑都有其各自不同的功能，但又在整体活动下的分工合作、有机配合，这就是人体局部与整体的统一。

人体的高度统一不仅体现在生理上的协调一致，而且也体现在病理上的互相影响。因为人体一旦发病，脏腑之间、脏腑与体表组织器官之间必然相互影响，所以通过诊察五官、形体、色、脉等外在变化，可以了解内在脏腑的病变，从而做出正确的诊断。

2. 人与自然环境的统一性　人类生活在大自然中，自然界存在着人类赖以生存的必要物质基础。

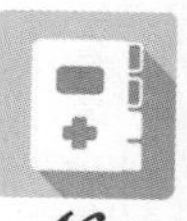

Note

自然界的变化可直接或间接地影响人体，使其产生相应的生理活动和病理变化，故曰“人与天地相应也”。《灵枢·岁露论》曰：人与天地相参也，与日月相应也。这种人与自然相统一的特点被称为“天人合一”。在治疗上，因时、因地、因人制宜，成为重要原则。因而，应根据季节气候、昼夜晨昏、地理环境对人体的影响，以及个体差异等做好疾病的预防、治疗和护理工作。

人体自身是一个小天地，是与自然界不可分割的相互协调的统一体。自然界不仅为人类的生存提供必要的物质基础，其时令交替、气象变迁、环境改变，均可以使人体产生一定的反应或适应。一年中四季气候变化表现为春温、夏热、秋凉、冬寒的一般规律。为了与自然界相适应，人体也有类似的变化，出现春生、夏长、秋收、冬藏等相应的适应性变化。如：天暑衣厚则腠理开，故汗出；天寒则腠理闭，气湿下行，水下留于膀胱，则为溺与气。这说明春温夏热、阳气渐盛，人体气血趋向于表，表现为皮肤松弛、腠理开、津液外出而汗多尿少；而秋凉冬寒，阳气渐衰，人体气血趋向于里，表现为皮肤致密、津液内化而多尿少汗的变化。气候变化影响到人体气血运行，气血或流畅，或滞缓，人体的脉象也有春弦、夏洪、秋浮、冬沉的不同。许多疾病的发生、发展和变化也与季节变化密切相关，如春季常见温病，夏季多发中暑和泻痢，秋季常见燥症和疟疾，冬季多有伤寒。

另外，地域的差异，地理环境和地区气候的不同，对人体也有一定的影响。我国江南多湿热，人体腠理比较疏松；西北多寒燥，人体腠理多致密。人们长期生活在一个环境中，一旦易地而处，对气候、时差、水土不易适应，就有可能生病。

3. 人与社会环境的统一性　生活在这个地球上的人们，同时分享共同创造的社会环境。社会环境包括政治、经济、文化、宗教、婚姻、人际关系等因素，这些因素对人的生理、心理和病理变化均产生影响。良好的社会环境，经济发达，物资供应充足，医疗保健条件优越，有益于身心健康。而不良的社会环境，社会秩序混乱，导致人们生活不得安宁，抵抗力降低，从而引发疾病。因此，我们主张人们加强体育锻炼和精神修养，以适应社会环境的变化。

综上所述，人与自然环境、社会环境之间存在着对立、统一的关系。因此，在面对患者时必须考虑人的整体性、外在环境与疾病情况的相互联系，把整体观念贯彻诊治的始终。

二、辨证施护

辨证施护是中医认识疾病和护理疾病的基本原则，是中医学对疾病的一种特殊的研究和处理方法，也是中医护理的基本特点之一。辨证施护不同于辨病施护和对症施护，“病”“症”“证”在中医护理中是3个不同的概念。病、症、证三者之间既有联系，又有区别。

（1）“病”即疾病，是指有特定病因、发病形式、病机、发病规律及转归的一种完整的过程，如感冒、泄泻等。

（2）“症”即症状，是疾病表现出来的个别表面现象，如发热、头痛、咳嗽、腹痛等。

（3）“证”即证候，是疾病在其发展过程中某一阶段的病理概括，证候能反映出疾病发展过程中某一阶段病理变化的本质，因而能比症状更全面、更深刻、更正确地揭示疾病的本质，也比“病”更具体、更贴切。它包括了病变的部位、原因、性质和正邪关系，反映出此阶段病理变化的本质。

直通护考
在线答题

（4）辨证，就是将四诊（望、闻、问、切）所收集的病情资料，通过分析、综合，辨别疾病的病因、性质、病位和正邪之间的关系，并加以概括、判断为某种性质的证候。施护是辨证的目的和手段，就是在辨证的基础上，确定相应的护理原则和措施（包括同病异护和异病同护）。辨证和施护，是在诊治疾病、护理患者过程中相互联系且不可分割的两个方面。证同则护同、证异则护异的护理原则恰恰反映辨证施护的精神。

（孙作乾）

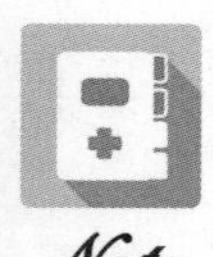

第四节 中医护理总则

导学案例

患者，女，42岁，患肺结核1年余。面色萎黄，消瘦，咳嗽，自诉午后潮热，盗汗，脉细数。昨晚突发咯血，量多，色红。

请思考：

(1) 对此患者宜采用什么护理原则？

(2) 若患者咯血停止，宜采用什么护理原则？

中医护理总则是在对护理对象施护过程中应遵循的总原则，是在整体观念和辨证论治精神指导下制定的，对临床治疗立法、处方、用药具有普遍指导意义。治则与治法不同，治则是用以指导治疗方法的总则，治法是治则的具体化。中医护理总则是中医"治疗原则"在护理学中的具体运用和进一步延伸。任何具体的治法，总从属于一定的治则。

一、预防为主

预防，是指采取一定的措施，防止疾病的发生与发展。预防为主，是我国卫生工作四大方针之一，我们要深刻领会预防对保护人民健康的重大意义，把预防工作放在卫生工作的首位。

中医学历来就重视预防，早在《黄帝内经》中就提出了"治未病"的预防思想，强调"防患于未然"。《素问·四气调神大论》曰：圣人不治已病治未病，不治已乱治未乱；夫病已成而后药之，乱已成而后治之，譬犹渴而穿井，斗而铸锥，不亦晚乎。唐代医家孙思邈重视疾病的预防和早期治疗，强调"上工医未病之病"。在《千金要方》中有大量养生预防内容，为我国预防医学的发展做出了巨大的贡献。所谓治未病，包括"未病先防"和"既病防变"两个方面的内容。

(一) 未病先防

未病先防是指在疾病未发生之前，做好各种预防措施，以防止疾病的发生。

疾病的发生，关系到邪正两个方面。邪气是导致疾病发生的重要条件，而正气不足是疾病发生的内在原因和根据。外邪通过内因而起作用。正气充沛则气血旺盛，脏腑功能强健，机体抗病能力强。正如《素问·刺法论》所言："正气存内，邪不可干。"因此，治未病，必须从两方面着手，一是调养身体，增强体质，增强抗病能力。二是防止病邪的侵害。

1. 调养身体，增强体质，增强抗病能力 正气的强弱，直接关系到机体的抗病能力，由体质所决定。一般来说，体质壮实者，正气充盛；体质虚弱者，正气不足。"正气存内，邪不可干"。因此调养身体，增强体质，是增强抗病能力的关键。增强体质要注意调摄精神、锻炼身体、饮食起居有规律、避免过度劳逸、适当使用药物预防等方面。

(1) 注重调摄精神：中医学认为精神情志活动，与人体的生理、病理变化有密切的关系。突然强烈的精神刺激，或反复、持续的精神刺激，可使人体气机逆乱，气血阴阳失调而发病。情志刺激可致正气内虚，招致外邪致病。在疾病过程中，情志波动又能使疾病恶化。而心情舒畅，精神愉快，则气机调畅，气血平和，有利于恢复健康。正气存内，对预防疾病的发生和发展有着积极的意义。

(2) 加强体育锻炼：经常锻炼身体，能增强体质，减少或防止疾病的发生。汉代医家华佗根据"流水不腐，户枢不蠹"的道理，创造了"五禽戏"健身运动，即模仿虎、鹿、熊、猿、鸟五种动物的动作来锻炼身体，促使血脉流通，关节流利，气机调畅，以增强体质，防治疾病。此外，后世不断演变的太极拳、八段锦、易筋经等多种健身方法，不仅能增强体质，提高健康水平，预防疾病的发生，而且还对多种慢性病的治疗

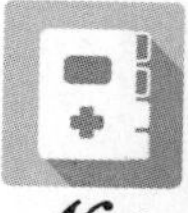
Note

有一定的作用。

(3) 生活起居有常:起居有常、劳逸适度是指人的生活起居和劳动休息必须有一定的规律和适当的限度,防止过劳和过逸,这对保护身体、增强体质有积极意义。

饮食和调,脾胃健运,化生精气,滋养人体,促进身体健康,能防止疾病的发生;若饮食失当,首先伤及脾胃,导致运化失常,精气生化不足,则易致脏腑失养,机能减退。这说明饮食失当是导致疾病发生、发展和促使衰老的原因。故调摄饮食,对固护脾胃之气和预防疾病的发生具有十分重要的意义。

(4) 药物预防及人工免疫:《素问·遗篇·刺法论》有"小金丹……服十粒,无疫干也"的记载,说明我国很早就开始了药物预防的工作。发明于十六世纪的人痘接种法用于预防天花,是"人工免疫法"的先驱,为后世免疫学的发展做出了极大贡献。此外,还有用苍术、雄黄等烟熏以消毒防病等。近年来,运用中草药预防疾病也收到良好的效果。例如,用贯众和板蓝根或大青叶预防流感,用茵陈和栀子等预防肝炎,用马齿苋等预防菌痢等,都有较好的效果。

2. 防止病邪的侵害 病邪是导致疾病发生的重要条件,故未病先防除了增强体质,提高正气抗邪能力外,同时还要注意防止病邪的侵害,如讲究卫生,防止环境、水源和食物的污染。"虚邪贼风,避之有时""五疫之至,皆相染易",所以应"避其毒气"。"饮食有节,起居有常,不妄作劳"等等皆是避免六淫、疠疫、七情、饮食与劳逸等致病的有效方法。至于外伤和虫兽伤,要在日常生活中,留心防范。

(二) 既病防变

既病防变是指疾病初期,正气未衰之时,就要做出正确的诊断,从而进行及早的治疗,控制疾病的发展与传变。

未病先防,是最理想的积极措施。但如果疾病已经发生,则应争取早期诊断,早期治疗,以防止疾病的发展与传变。《素问·阴阳应象大论》曰:故邪风之至,疾如风雨,故善治者治皮毛,其次治肌肤,其次治筋脉,其次治六腑,其次治五脏;治五脏者,半死半生也。这说明外邪侵袭人体,如果不及时诊治,病邪就有可能步步深入,以致侵犯内脏,使病情愈来愈复杂、深重,治疗也就愈加困难。因此,在防治疾病的过程中,一定要掌握疾病发生、发展规律。疾病初期,病情轻浅,正气未衰,容易治愈。又如,清代医家叶天士,根据温热病伤及胃阴之后,病势进一步的病变规律,主张在甘寒养胃的方药中加入滋肾之品,并提出了"务必先安未受邪之地"的防治原则,也是既病防变法则具体应用的范例。

二、护病求本

由于疾病的证候表现多种多样,病理变化极为复杂,病变过程有轻重缓急,不同的时间、地点与个体对病情变化也会产生不同的影响。因此,必须善于从复杂多变的疾病现象中,寻找出疾病的根本原因,抓住病变的本质,并针对根本原因进行治疗,这就是治病求本,也是辨证论治的基本治疗原则或治疗总则,故《素问·阴阳应象大论》曰:治病必求于本。治病求本是中医诊治疾病的总原则,而其他治则都是治病求本在不同情况下的灵活运用。护病求本是抓住引起健康问题的根本原因,针对本质因素实施护理。临床疾病复杂多变,护理中应根据病证的标本缓急,灵活运用"急则护其标,缓则护其本"的护理原则;根据病证的本质与现象逆从的不同,掌握"正护"与"反护"的护理原则。

(一) 急则护其标,缓则护其本

"本"是和"标"相对而言的,有多种含义。可用以说明病变过程中各种矛盾的主次关系。如:从邪正双方来说,正气是本,邪气是标;从病因与症状来说,病因是本,症状是标;从疾病先后来说,旧病、原发病是本,新病、继发病是标。

1. 急则护其标 当标病甚急,危及患者生命或影响本病治疗时,必须采取紧急护理措施,解决当前健康问题,即先护其标。例如,风寒感冒的患者突发呕吐,频频发作,影响进食进药,在护理上应先解决呕吐的问题,否则这个急发症状不仅使患者痛苦,而且由于无法进食,可影响本病的治疗。又如,月经不调的患者突发崩漏,大量出血,应当先止血护其标,防止血脱而危及生命,待出血缓解或停止后,再针对其根本病因进行护理。

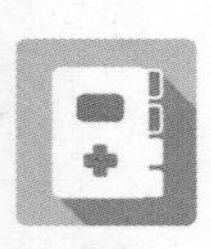

Note

2. 缓则护其本 对标病甚急,但经治疗护理后趋缓,或标病不甚急时,应辨证寻本施护,同时做好一般护理，如生活起居护理、情志护理、饮食护理等，注重加强体育锻炼，从而增强人体正气，调节阴阳平衡，促进疾病早日康复。若出现脾虚泄泻，则脾虚为本，泄泻为标，以健脾益气为护理原则，脾气健运，泄泻自止。标本缓急的护理原则在护理过程中既要严格遵循，又要灵活掌握。在一定条件下，标和本可互相转化，所以应视病情变化及时调整。若标病、本病兼见，且病势都危急或都不甚急时，可标本同护。

（二）正护与反护

在临证实践中，大多数疾病的临床表现与其本质是一致的。但有时某些疾病的临床表现与其本质不一致，出现了假象。为此，确定治疗原则时就不应受假象的影响，要始终抓住对本质的治疗，于是便产生了“正护”与“反护”的法则。

1. 正护 又称逆护法，治疗用药的性质、作用趋向逆着病表象而治，即所谓的“逆者正治”，适用于病情轻浅而单纯，疾病性质与所表现的病象相一致的病证。

（1）寒者热之：寒性病证表现为寒象，用温热性质的方药进行治疗，即以温热药治疗寒证。例如，采用辛温解表的方药治疗表寒证，使用辛热温里散寒的方药治疗里寒证等。

（2）热者寒之：热性病证表现为热象，用寒凉性质的方药进行治疗，即以寒凉药治疗热证。例如，用辛凉解表的方药治疗表热证，采用苦寒清热或者泄热的方药治疗里热证等。

（3）虚则补之：虚劳之病的表现为虚象，需用补养类方药进行治疗，即以补益药治疗虚证。例如，阳气虚衰用温阳益气的方药，阴血不足用滋阴养血的方药等。

（4）实则泻之：邪实之病的表现为实象，需用攻邪泻实类方药进行治疗，即以泻实药治疗实证。例如，采用消食导滞的方药治疗食滞，采用活血化瘀的方药消除瘀血，采用祛痰除湿的方药化痰利湿等。

2. 反护 又称从护法，治疗用药的性质、作用趋向顺从病证的某些表象而治即所谓的“从者反治”，适用于病情复杂、表象与本质不完全一致的病证。正由于表象与本质不一致，顺从病证的表现则逆其本质，故反护法亦为治病求本精神的贯彻运用，其中又包含着知常达变的观念。例如，热因热用适用于真寒假热证，即顺从疾病假热之象，用温热性质的药物和方法治疗、护理疾病。患者因为阴寒内盛，格阳于外，所以阴寒为本质，阳热为假象，主要表现为里寒外热、手足厥冷、下利清谷，又反见身热、面赤等假热。所以护理时应以温热的护法护其真寒，注意保暖，温热饮食，汤药宜温热服，室温宜偏高。寒因寒用是用寒性药治疗护理真热假寒证；塞因塞用是用补益的药物和方法治疗、护理因虚所致的闭塞不通的病证；通因通用是用具有通利作用的药物和方法治疗、护理有通泄下痢症状的实证。

三、扶正祛邪

疾病过程，从邪正关系来说，是正气与邪气矛盾双方互相斗争、消长、盛衰的变化的过程。邪正斗争的胜负，决定着疾病的进退。邪胜则病进，正胜则病退。因而治疗疾病，就要扶助正气，祛除邪气，改变邪正双方的力量对比，使疾病向痊愈方向转化。所以扶正祛邪是指导临床治疗的一个重要法则。在总则指导下的益气、养血、滋阴、补阳等方法，就是扶正的具体方法；而发汗、清热、攻下等方法，则是祛邪的具体方法。

（一）扶正

用扶助正气的药物或治疗、护理手段，以增强体质、提高机体抗病能力，从而达到恢复健康的目的。扶正适用于虚证，即所谓“虚则补之”。扶正多用补虚方法，包括针灸、气功及体育锻炼等，精神的调摄和饮食营养的补充对于扶正具有重要的意义。根据病证不同分别采用益气、养血、滋阴、补阳等相应的护理措施。如嘱患者减少活动量，多休息，以保持体力；适当安排文娱活动，消除患病期间的紧张、焦虑情绪，有利于扶助正气；在饮食上，多食用一些补气养血、滋阴壮阳的食物，如大枣、花生、海参、桂圆、甲鱼、黑木耳等。

（二）祛邪

用攻邪、祛邪的药物或治疗、护理手段，以祛除病邪达到邪去病愈的目的。祛邪适用于实证，即所谓“实则泻之”。祛邪多用泻实之法，不同的邪气，不同的部位，其治法亦不一样。根据病证不同分别采用

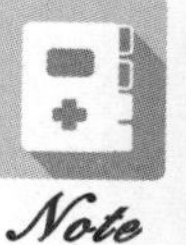

发汗、攻下、清热、祛寒等相应的护理措施。如：外感表证者，宜用发汗解表；宿食停滞或食物中毒，宜用消食导滞或涌吐法。扶正祛邪的原则在具体运用时，要注意扶正不留邪与祛邪不伤正两原则。如：气虚感冒，应忌食补养之品，以防留邪；表证患者在发汗解表时，应以周身微微汗出为度，切忌大汗淋漓而伤正。

（三）扶正与祛邪的关系

扶正与祛邪，其方法虽然不同，但两者相互为用，相辅相成。扶正使正气加强，有助于机体抗御和祛除病邪；祛邪能够排除病邪的侵害和干扰，使邪去正安，有利于正气的保存和恢复。

运用扶正祛邪法则时，要认真细致地观察和分析正邪两方消长盛衰的情况，并根据正邪在矛盾斗争中的地位，决定扶正与祛邪的主次和先后。因为扶正易于留邪，祛邪易于伤正，所以，临床运用时要正确掌握扶正不留邪与祛邪不伤正的原则。

四、同病异护，异病同护

（一）同病异护

同病异护是指同一种疾病，由于病邪性质不同、机体反应各异，或处于不同的病程阶段，表现的证候也不一样，护理中采取不同的护理措施。例如，感冒，有风寒、风热不同。风寒者，根据“寒者热之”的护理原则，应避风寒保暖，室温宜偏高，饮热粥或热汤以助汗出，给予生姜红糖水等辛温解表之品；风热者，根据“热者寒之”的护理原则，室温宜低而湿度偏高，使患者感到凉爽舒适，减轻心烦、口干等不适感，宜给予绿豆汤、西瓜、藕汁、苦瓜等清热生津、辛凉解表之品。

（二）异病同护

异病同护是指不同疾病在发展过程中出现相同的证候，可采取相同的护理措施。例如，脱肛、子宫下垂是不同疾病，但辨证同属中气下陷证，护理中都采用升提中气之法，注意休息，多做缩肛运动，食用黄芪、党参、茯苓粥等以益气健脾，针刺百会、关元以提升元气。

五、三因制宜

三因制宜，即因时、因地、因人制宜，是指治疗疾病要根据季节、地区及人体的体质、性别、年龄等不同而制订适宜的治疗方法。由于疾病的发生、发展与转归受多方面因素的影响，如时令气候、地理环境等，尤其是患者个体的体质因素对疾病的影响更大。因此，在治疗疾病时，必须对具体情况做具体分析，区别对待，以制订出适宜的治疗方法。

（一）因时制宜

根据不同季节的气候特点而采用相适宜的护理原则和方法。四时气候的变化，对人体的生理功能和病理变化都会产生影响。春夏季节，阳气升发，腠理开泄，即使外感风寒，也不宜过用辛温发散药物，以免开泄太过，耗伤气阴，这时在饮食、用药护理上应注意保护阳气，多食清淡、生津、解暑之品为佳。服解表药后可不加盖衣被或啜热稀粥，以免升泄太过，耗伤阳气。秋冬季节由热转凉，气候干燥，自然界以闭藏为主，人体顺其势阴精藏于内，阳气内敛，腠理致密，此时若非大热之证，当慎用寒凉药物，以防伤阳，应多食滋阴润肺、滋阴潜阳之品，顺其收敛之气，直补元阴元阳。

暑邪致病有明显的季节性，且暑多兼湿，故暑天治病要注意解暑化湿。秋天气候干燥，若外感秋燥，则宜辛凉润燥；此与春季风温、冬季风寒外感用药亦不甚相同，风温宜辛凉解表，风寒应辛温解表，所以治疗用药必须因时制宜。《素问·六元正纪大论》所说的“用寒远寒，用凉远凉，用温远温，用热远热，食宜同法”正是这个道理。

（二）因地制宜

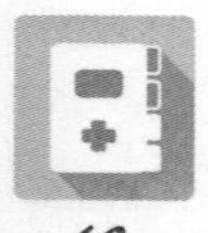

根据不同地域的特点，来制订相应的护理原则和方法，即为“因地制宜”。生活在不同地域的人对自然环境具有明显的适应性，其生理活动和病变特点也不尽相同，所以治疗用药应根据当地环境及生活习惯而有所变化。如：我国东南地区滨海傍水，地势低洼，气候温暖潮湿，多以温热、湿热为患，在护理上宜用清凉化湿之法，指导患者多食解暑利湿之品；西北地区气候寒冷，干燥少雨，多以燥邪、寒邪为主，在护理上应注意保暖，指导患者多食温热、生津滋阴之品。如：外感风寒证，西北严寒地区，用辛温解表药量较重，常用麻桂；东南温热地区，用辛温解表药量较轻，多用荆防。这是地理气候不同的缘故，所以治病须因地制宜。

（三）因人制宜

根据患者年龄、性别、体质和生活习惯等不同特点而选用不同的护理方法，即为“因人制宜”。

1. 年龄 年龄不同，生理状况和气血盈亏则不同，治疗用药也应有区别。老年人生理机能减退，气血亏虚，患病多为虚证，或虚实夹杂，故治疗老年人虚证宜补，有实邪者，攻邪要慎，用药量应比青壮年较轻。小儿生理机能旺盛，但气血未充，脏腑娇嫩，易寒易热，易虚易实，病情变化较快，故治小儿病，忌投峻攻，少用补益，用药量宜轻。《温疫论·老少异治论》曰：凡年高之人，最忌剥削；设投承气，以一当十，设用参术，十不抵一；盖老年荣卫枯涩，几微之元气易耗而难复也。不比少年气血生机甚捷，其气勃然，但得邪气一除，正气随复；所以老年慎泻，少年慎补，何况误用也，亦有年高禀厚，年少赋薄者，又当从权，勿以常论。

2. 性别 男女性别不同，各有其生理、病理特点，妇女有经、带、胎、产等情况，治疗用药应加以考虑。如在妊娠期，对峻下、破血、滑利、走窜伤胎或有毒药物，当禁用或慎用。产后应考虑气血亏虚及恶露情况等。男子有精室疾病等特有病证，如遗精、滑精、阳痿、早泄等均与妇科有别，治疗这类疾病，应针对这些病证的特点用药。

3. 体质 体质有强弱与寒热之偏。阳盛或阴虚之体，慎用温热之剂；阳虚或阴盛之体，慎用寒凉伤阳之药。《素问·五常政大论》曰：能毒者以厚药，不胜毒者以薄药。说明体质不同，治疗用药常不同。此外，有的患者素有某些慢性病或职业病及情志因素、生活习惯等，在诊治时，也应注意。

综上分析，因人制宜，是指治病时不能孤立地看病证，必须看到人的整体和不同人的特点；因时、因地制宜，则强调了自然环境对人体的影响。因时、因地、因人制宜的治疗法则，充分体现了中医治病的整体观念和辨证论治在实际应用上的原则性和灵活性。只有全面地看问题，具体情况具体分析，善于因时、因地、因人制宜，才能取得较好的治疗效果。

知识链接

最长寿的家族——意大利撒丁岛上的康索雷塔·梅利斯和她8个同胞弟妹被吉尼斯世界纪录认定为世界上最长寿的家族。到目前为止，这9个人的年龄总和达到818岁，平均年龄90岁，梅利斯已经105岁。那么他们长寿的秘诀是什么呢？研究者卢卡·迭安纳将他们的长寿秘诀总结为喝红酒＋吃奶酪＋空气好＋体力劳动。具体说来，与三个方面因素有关：一是与基因有关，撒丁岛居民的DNA因为没有受到外来移居人口的干扰，所以能将与长寿有关的基因很好地保留下来，并能代代相传。二是与气候有关，撒丁岛气候温和湿润，非常适宜居住，不断掠过的海风将人们所呼吸的空气净化。三是与生活、饮食习惯有关，岛上居民以牧羊业和农业耕作为主，每日保持大量活动。饮食以牛奶和奶酪中的优质蛋白质为主。

（娄淑哲）

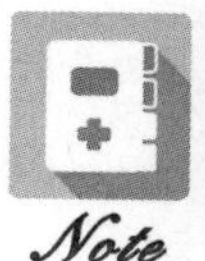

第二章　中医护理基本理论

经典中医故事　解梦疗病

（宋　萍）

解梦疗病（文本）

解梦疗病（音频）

PPT 课件

第一节　阴阳学说

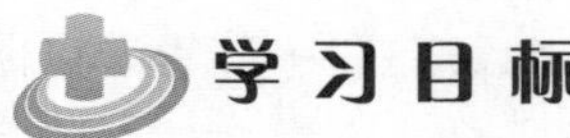

掌握：阴阳学说的基本概念和基本内容。

熟悉：阴阳学说的基本特征。

了解：阴阳学说在中医护理中的应用。

导学案例

播放八七版《红楼梦》第三十一回《撕扇子作千金一笑，因麒麟伏白首双星》中一段史湘云与丫鬟翠缕的谈话，其中探讨了阴阳的相关问题。

请思考：

丫鬟翠缕最后明白阴阳的含义吗？

阴阳学说是研究阴阳的内涵及其运动变化规律，并用以阐释宇宙万物万象的发生、发展和变化的一种中国古代哲学理论，是古人认识宇宙本原、解释宇宙变化的一种世界观和方法论。阴阳作为中国哲学朴素辩证法的核心内容之一，对中华传统科学各学科都起到了十分重要的影响。我国古代医家将阴阳学说运用到中医学领域，用以解释人类生命的起源、人体的生理功能和病理变化，分析归纳疾病的本质和类型，为中医学理论体系的形成和发展奠定了重要基础。阴阳学说既是认识论，又是方法论，它和五行学说一起构建了中医哲学的基本精神。而阴阳学说的核心，还是在于其辩证法。对中医阴阳观的正确理解，是中医学的基本功。阴阳学说在培养中医思维方面有着不可替代的关键作用。

一、阴阳的基本概念与特性

（一）阴阳的基本概念

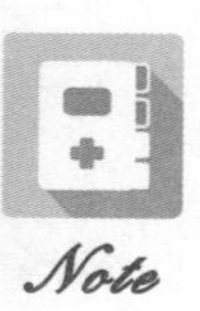

阴阳是对自然界相互关联的某些事物或现象对立双方属性的概括，含有对立统一的概念。阴和阳既可以代表同一级别相互对立的两个事物，也可以代表同一事物内部所存在的相互对立的两个方面。阴阳的最初含义是十分朴素的，指日光的向背，向日者为阳，背日者为阴。向日的地方光明、温暖，背日的地方黑暗、寒冷。随着社会生产实践的进行，阴阳的含义逐渐得到了引申和发展。古人将日月、昼夜、天地、上下、动静、升降、水火、内外、雌雄等相对的事物或现象，都用阴阳来加以概括。如：昼为阳，夜为阴；上为阳，下为阴；火为阳，水为阴等。一般地说，凡是光明的、温热的、上升的、运动的、外在的、兴奋的、功能亢进的、无形的事物或现象统属于阳的范畴；凡是晦暗的、寒冷的、下降的、静止的、内在的、抑制的、功能衰退的、有形的事物或现象统属于阴的范畴。事物或现象阴阳属性归类表见表2-1-1。

表2-1-1 事物或现象阴阳属性归类表

属性	向光性	亮度	温度	时间	空间	季节	运动	性别	脏腑	气血	情绪
阴	背日	晦暗	寒冷	夜	地	秋冬	静	女	脏	血	抑制
阳	向日	明亮	温暖	昼	天	春夏	动	男	腑	气	兴奋

（二）阴阳的基本特性

《素问·阴阳应象大论》曰：阴阳者，天地之道也，万物之纲纪，变化之父母，生杀之本始，神明之府也。这是对阴阳基本特性的高度概括。

1. 阴阳的普遍性 阴阳属性并不局限于某一特定的事物或现象，而是普遍存在于自然界一切事物或现象中，既可表示自然界中同一级别相互关联、相互对立的事物或现象，又可表示同一事物内部相互对立的两个方面，如天与地、热与冷、男与女、动与静等。

2. 阴阳的相关性 用阴阳分析的事物或现象，应该是同一级别、同一范畴、同一层次和同一交点的，即相互关联的事物或现象才可分阴阳，如：天为阳，地为阴，是以天地而言的；男为阳，女为阴，是相对于性别而言的；上为阳，下为阴，是以方位而言的，它们均为相关事物。不相关的事物或现象没有比较基础，不宜分阴阳。

3. 阴阳的相对性 事物或现象的阴阳属性不是绝对的、不变的，而是相对的。这种相对性，一方面表现为在一定条件下，阴和阳之间可以发生相互转化，即阴可以转化为阳，阳也可以转化为阴；另一方面表现在参照物不同，阴阳划分也不同。如：一年四季中的春天，与冬天比较，其气候温暖而属阳；若与夏天比较，则其气候寒凉而属阴。

4. 阴阳的可分性 事物或现象的阴阳属性具有无限可分性，也就是说属性相反的相互联系的两种事物或一种事物内部相互对立的两个方面可以划分阴阳，而其中的任何一方，随着划分的范围或条件的变化，又可以再分阴阳，即所谓阴中有阳，阳中有阴，永无止境，以至无穷。充分体现了哲学上“一分为二”的观点。如：昼为阳，夜为阴；而白天的上午和下午相对而言，上午为阳中之阳，下午为阳中之阴；黑夜的上半夜为阴中之阴，下半夜为阴中之阳。

二、阴阳学说的基本内容

（一）阴阳交感

阴阳交感是指阴阳二气在运动中相互感应而交合的过程，亦即相互发生作用。其实质是阴阳二气在运动中的最佳状态——平衡协调。在自然界中，天之阳气下降，地之阴气上升，阴阳二气相互作用，交感合和，产生宇宙万物，并推动它们的发展和变化。

（二）对立制约

阴阳对立制约是指属性相反的阴阳双方在统一体中的相互排斥、相互斗争、相互抑制。例如：温热可以驱散寒冷，寒冷可以降低高温，水可以灭火，火可以使水沸腾而化为气等。温热与火属阳，寒冷与水属阴，这就是阴阳之间的相互制约。阴阳双方制约的结果是使事物取得动态平衡。就人体的正常生理功能而言，功能之亢奋为阳，抑制为阴，人体中的阳气推动和促进机体的生命活动，加快新陈代谢；而人体中的阴气调控和抑制机体的代谢和各种生命活动，两者相互制约而达到平衡协调，则人体生命活动健

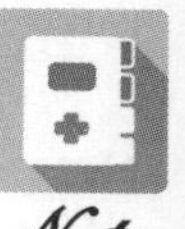

康有序。

(三) 互根互用

阴阳互根是指阴阳双方具有相互依存、互为根本的关系。阴或阳任何一方都不能脱离另一方而单独存在,每一方都以相对的另一方的存在作为自己存在的前提和条件。如:上为阳,下为阴,没有上也就无所谓下,没有下也就无所谓上;热为阳,寒为阴,没有热也就无所谓寒,没有寒也就无所谓热,所以说阳依存于阴,阴依存于阳。中医学把这种相互依存关系称为"互根"。

阴阳互用是指阴阳双方具有相互资生、促进和助长的关系。例如,气属阳,血属阴,血的循行要靠气的推动和统摄,气的运行要以血为载体。就人体物质与功能而言,机体物质充足,则功能活动健全、旺盛,人体生命活动也正常。阳根于阴,阴根于阳,无阳则阴无以生,无阴则阳无以化。因此中医学中有"善补阳者必于阴中求阳,善补阴者必于阳中求阴"的说法。如果由于某种原因,使阴阳双方这种互根互用的关系遭到破坏,就会出现阴阳互损(包括"阳损及阴"或"阴损及阳")的病理变化,从而导致"孤阴不生,独阳不长",甚则"阴阳离决,精气乃绝"而死亡。

(四) 消长平衡

消,意为减少,消耗;长,意为增加,增多,增长;它们指的是数量或比例的变化。阴和阳之间的对立制约、互根互用,并不是处于静止和不变的状态,而是始终处于不断的运动变化之中,从而保持相对动态的平衡。阴阳消长平衡,即是指阴阳双方的数量、比例始终处于不断消减与增长变化之中,即阴消阳长、阳消阴长的过程。一般以消长来概括阴阳的运动变化。

阴阳消长的基本形式如下。①阴阳互为消长,即此长彼消(包括阴长阳消和阳长阴消)、此消彼长(包括阴消阳长和阳消阴长)。此长彼消即为一方增长会削弱对方的力量,导致对方相对不足;如热盛伤阴、寒盛伤阳等。此消彼长即为一方不足,导致对方的相对亢盛;如疾病中的阴虚火旺、阳虚阴盛等皆属此类。就人体而言,阴阳维持在相对平衡范围之内的消长变化,属于正常的生理状态。如果由于某种原因破坏了阴阳的相对平衡状态,导致了阴阳消长的失调,就属于病理状态,如"阴胜则阳病,阳胜则阴病"。由此可见,阴阳消长既可用来说明人体的生理变化,又可用来分析病理变化,但两者在程度和性质上是有区别的。②阴阳皆消皆长,即此长彼亦长(包括阴长阳亦长和阳长阴亦长)、此消彼亦消(包括阴消阳亦消和阳消阴亦消)。此长彼亦长为阴阳互根互用得当的结果,临床上所用的补气以生血、补血以养气、阳中求阴、阴中求阳等治法,皆以此为理论基础。此消彼亦消为阴阳互根互用不及造成的,临床上常见的气虚引起血虚、血虚必然气虚、阴损及阳、阳损及阴等皆属此类。

导致阴阳消长的根本原因在于阴阳之间存在着的对立制约与互根互用的关系。阴阳的对立制约关系导致阴阳的互为消长,阴阳的互根互用关系导致阴阳的皆消皆长。

事物阴阳的消长平衡是普遍存在的。如:一年四季气候的变化,从冬经春至夏,气候由寒逐渐变热,是一个"阴消阳长"的过程;由夏经秋至冬,气候由热逐渐变寒,是一个"阳消阴长"的过程。这种阴阳消长的过程,维持了一年四季气候的正常交替,也使气候处于一种动态平衡之中。

(五) 相互转化

阴阳相互转化,是指对立互根的阴阳双方,在一定条件下可以向各自对立面转化,阴可以转化为阳,阳也可以转化为阴,从而使事物的性质发生根本性的改变。阴阳的转化必须具备一定的条件,这种条件就是"重"或"极"或"甚",即所谓"物极必反,乐极生悲""重阴必阳,重阳必阴""寒极生热,热极生寒",就是对立双方的力量消长必须达到极限,才可发生根本变化,没有这一条件,阴阳的转化便不可实现。例如,某些急性温热病,体温逐渐升高,若不能及时控制,持续高热之后,有可能突然出现体温下降、面色苍白、四肢厥冷、脉微欲绝等阳气暴脱的危象,这种病证变化过程,即属于阳证转化为阴证。阴阳的转化过程是一个由量变到质变的过程,阴阳消长是量变,是阴阳转化的前提;阴阳转化是质变,是阴阳消长的结果。

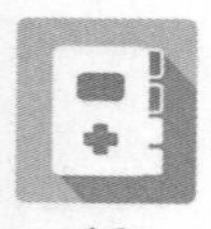

三、阴阳学说在中医护理中的应用

阴阳学说渗透于中医护理学理论体系的各个方面,用以说明人体的组织结构、生理功能、病理变化,并有效指导临床诊断、心理治疗、临床用药、饮食调护、预防和养生，以及调整护理环境。

（一）说明人体的组织结构

人体组织结构可用阴阳来划分。就人体部位来说，上部为阳，下部为阴；背部为阳，腹部为阴；体表为阳，体内为阴；四肢外侧为阳，四肢内侧为阴。按照脏腑功能特点划分，六腑为阳，五脏为阴。五脏还可再分阴阳，即：心、肺居于上部（胸腔），属阳；肝、脾、肾位于下部（腹腔），属阴。其中，心为阳中之阳，肺为阳中之阴，肝为阴中之阳，肾为阴中之阴，脾为阴中之至阴。若具体到每一脏腑，则又有阴阳之分，如心有心阴、心阳，肾有肾阴、肾阳。按经络分，十二正经中有手、足三阴三阳经，属腑的行于肢体外侧面的为阳经，属脏的行于肢体内侧面的为阴经。在奇经八脉中，行于背部正中的督脉，有总督阳经的作用，是"阳脉之海"，行于腹部正中的任脉，能总任一身之阴经，是"阴脉之海"。就气血来分，气为阳，血为阴。以身心来分，肉体在内，属阴，心理（或称意识）在外，属阳。总之，人体组织结构的上下、内外、表里、前后各部分之间，无不包含着阴阳的对立统一。所以《素问·宝命全形论》曰：人生有形，不离阴阳（表 2-1-2）。

表 2-1-2 人体组织结构的阴阳属性归纳表

属性	部位				脏腑功能	经络		气血功能	身心发展
阴	下部	腹部	体内	四肢内侧	五脏	足三阴经	任脉	血	肉体
阳	上部	背部	体表	四肢外侧	六腑	足三阳经	督脉	气	心理

（二）说明人体的生理功能

人体正常的生命活动，是阴阳两个方面相互保持着对立统一的协调关系，使其处于动态平衡状态的结果。例如，以功能和物质而言，凡组织结构和气血津液等物质均属于阴，这些物质所发挥的功能则属于阳。物质是功能的基础，功能是物质的反映。人体功能与物质的关系，也就是阴阳相互依存、相互消长的关系。如果阴阳不能相互为用而分离，人的生命也就终止了。身心健康发展要强调整体调理。人的身心各个方面——身体、心理、情绪、精神等是互相联系的，应该将人的所有方面调整到较佳的平衡状态，即阴阳平衡状态，而不只是去治某一种病。身心疾病的中西医结合治疗和护理须从调理心理和调理身体两方面入手。

（三）说明人体的病理变化

人体疾病的发生均可用阴阳失调来概括说明。疾病的发生发展关系到正气和邪气两个方面。正气分阴阳，包括阴液和阳气两部分；邪气亦有阴邪和阳邪之分。疾病发生发展的过程，就是邪正斗争的过程，无论其病理变化如何复杂，都不外乎阴阳的偏胜或偏衰。常见的阴阳失调主要有以下几种。

1. 阴阳偏盛 属于阴或阳的任何一方高于正常水平，必然导致另一方的相对不足，即"阴胜则阳病""阳胜则阴病""阴胜则寒""阳胜则热"。

（1）阴胜则寒：阴盛则阳衰，阴寒之邪侵犯人体可出现形寒、面白、脉迟等寒证。

（2）阳胜则热：阳盛则阴衰，阳热之邪侵犯人体可出现发热、面红、脉数等热证。

2. 阴阳偏衰 属于阴或阳的任何一方不足，必然导致另一方的相对亢盛，即"阳虚则寒""阴虚则热"。

3. 阴阳互损 由于阴阳互根，当阴阳任何一方虚损到一定程度时，也常可导致对方的不足，即所谓"阴损及阳""阳损及阴"，甚至出现"阴阳俱虚"。对于阴阳俱虚的患者，可视具体阴阳的多少，参照上面阴盛阳衰、阳盛阴衰疾病的护理方法给予相应的护理。

4. 阴阳转化 因阴阳失调而出现的病理现象。在一定的条件下，阴阳可向各自相反的方向转化，即阴证可以转化为阳证，阳证可以转化为阴证。例如，急性热病的患者表现为高热、面赤、烦躁等热证，而突然出现体温骤降、四肢厥冷的寒证，即由热证转化为寒证，由阳证转化为阴证。

（四）用于疾病的诊断

1. 概括疾病证候 任何疾病，尽管其临床表现错综复杂，千变万化，但都可以概括为阴证与阳证两

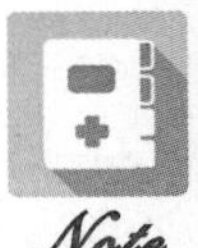

大类。临床上常用的八纲辨证，是各种辨证的纲领，阴阳作为八纲的总纲，以统领表里、寒热、虚实，即表证、热证、实证属阳，里证、寒证、虚证属阴。正确的诊断，首先要分清阴阳，从而抓住疾病的本质，做到执简驭繁。

2. 归纳四诊资料 阴阳学说运用于疾病的诊断，主要是运用望、闻、问、切四诊方法收集患者病情资料，并区分其属性，也可用于护理评估（表 2-1-3）。

表 2-1-3 四诊按阴阳分类表

四诊		阴	阳
望诊		色泽晦暗；蜷卧静默	色泽鲜明；躁动不安
闻诊		声高气粗	声低气弱
问诊		身热恶热；渴喜冷饮	身寒喜暖；渴喜热饮
切诊	部位	尺部为阴	寸部为阳
	至数	迟脉为阴	数脉为阳
	形态	浮、大、滑、数	沉、涩、细、迟

（五）调整护理环境

按阴阳失调可将疾病的病机分为阴胜（阳虚）则寒、阳胜（阴虚）则热、阴阳互损等基本情况。针对不同疾病状态给予相应的护理环境，将对疾病的护理有所裨益。

1. 阴胜（阳虚）则寒 在护理时应多考虑给予单独护理，即使条件不允许，也应选择病床位置较里，不容易受外人、外事干扰，陪护较少，病房较为安静的护理环境；同时亦应给予合理阳性刺激。如：病室要宽敞明亮，颜色以暖色为主，病室温度应该适当偏高，最好病床向阳设置，并给予适度有活力、悦耳的轻音乐，这样可缓解患者紧张、焦虑、害怕的心情。

2. 阳胜（阴虚）则热 在护理时应考虑给予多人合住病室，病床位置可靠外，陪护可较多，病室亦不需过分强调安静；同样也应给予合理阴性刺激，如病室阳光不要过于充足，可选择背阴方向的病室，病室环境颜色以冷色为主；病室温度应该适当偏低，可予以较为低沉的轻音乐。

3. 阴阳互损 对于阴阳互损或阴阳两虚的患者，可视具体阴阳的多少，参照上面阴胜（阳虚）则寒、阳胜（阴虚）则热疾病的护理方法给予相应的护理。

（六）用于疾病的防治

1. 确立疾病的治疗原则 由于阴阳失调是疾病的基本病机，因此，中医学治疗疾病的根本原则就是调整阴阳，补其不足，泻其有余，使阴阳重新恢复相对平衡状态（表 2-1-4）。

表 2-1-4 确定疾病的治疗原则

基本病机	表现形式	治疗方法	治疗原则
阴阳失调	阴阳偏盛	泻其有余	调整阴阳
	阴阳偏衰	补其不足	
	阴阳互损	阴阳双补	

2. 归纳药物的性能 阴阳学说也可用来概括中药的性能。药物的气、味和升降浮沉，皆可用阴阳来归纳说明。药物有寒、热、温、凉四气，寒凉药属阴，温热药属阳。药物有辛、甘、酸、苦、咸五味，辛、甘属阳，酸、苦、咸属阴。药物有升降浮沉四种作用趋向，升浮药属阳，沉降药属阴（表 2-1-5）。

表 2-1-5 归纳药物的性能

药性	阴	阳
四气	寒、凉	温、热
五味	酸、苦、咸	辛、甘

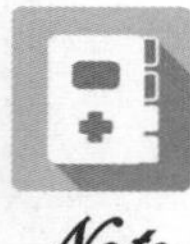

续表

药　性	阴	阳
作用趋向	沉、降	浮、升

3. 指导疾病的预防 中医学认为，人以正气为本，“正气存内，邪不可干”“邪之所凑，其气必虚”，善于保养阴精阳气，则邪气不侵。而养护正气的根本法则就是要求人体内部的阴阳变化与天地自然之间的阴阳变化协调一致，也就是说善于调整阴阳，是防病养生的根本。

（宋　萍）

直通护考
在线答题

第二节　五行学说

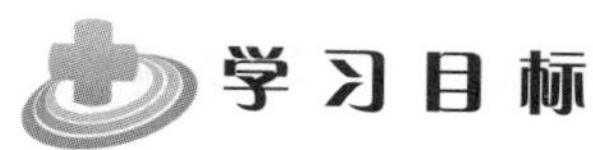

掌握：五行学说的基本概念及基本内容。
熟悉：五行学说在中医学中的应用。
了解：五行学说在中医学中的地位。

PPT 课件

一、五行的基本概念

五，指木、火、土、金、水五种物质；行，指它们的运动和变化。五行，就是指木、火、土、金、水五种物质及其运动变化。五行学说认为，木、火、土、金、水是构成宇宙间的一切事物的五种基本物质，这五种物质各具特性，都不是孤立的、静止的，而是紧密联系的，既相互资生，又相互制约，从而促进了自然界事物的发生和发展，维持着它们的协调和平衡。

二、五行学说的基本内容

（一）五行的特性

五行的特性，是古人在长期的生活和生产实践体验中，对木、火、土、金、水五种物质的认识的基础上，加以抽象归纳的结果。因此，五行的特性虽然来自木、火、土、金、水，但实际上又超越了这五种具体事物的本身，具有抽象的特征和更广泛的含义。

1. 木的特性 古人称“木曰曲直”。曲，屈也；直，伸也。木具有能屈能伸，生长、升发、条达、舒畅的特性。

2. 火的特性 古人称“火曰炎上”。炎，热也；上，向上。火具有温热、升腾、向上的特性。

3. 土的特性 古人称“土爰稼穑”。稼穑，指农作物的播种和收获。土具有承载、生化、受纳的特性。

4. 金的特性 古人称“金曰从革”。从，顺从；革，变革。金具有能柔能刚，变革、肃杀、下降的特性。

5. 水的特性 古人称“水曰润下”。润，湿润；下，向下。水具有寒凉、滋润、向下、闭藏的特性。

五行是一个较抽象的哲学概念，它不特指木、火、土、金、水五种物质本身，而是指这五种物质的性质和作用，故宇宙万物也可以分属于五行之中，从而构成五行系统。

（二）事物属性的五行归类

五行学说采用取类比象法，将事物的不同性质、作用和形态与五行的特性进行类比，从而将其分别归属于木、火、土、金、水五行之中。

Note

五行学说对事物属性的归类推演法则是：以天人相应为指导思想，以五行为中心，以空间结构的五方、时间结构的五季、人体结构的五脏为基本框架，将自然界的各种事物和现象以及人体的生理病理现象，按其属性进行归纳。凡具有生发、柔和、条达、舒畅等性质和作用者，统属于木；具有温热、炎上等性质和作用者，统属于火；具有承载、生化、长养等性质和作用者，统属于土；具有收敛、肃降、清洁等性质和作用者，统属于金；具有寒凉、滋润、向下等性质和作用者，统属于水。从而将人体的生命活动与自然界的事物和现象联系起来，形成体内外互相关联的五行结构系统，用以说明人体的生理病理现象及人与自然环境的统一性（表 2-2-1）。

表 2-2-1　事物五行分类表

自然界						五行	人体						
五色	五气	五化	五季	五方	五味		五脏	五腑	五体	五官	五志	五华	五液
青	风	生	春	东	酸	木	肝	胆	筋	目	怒	爪	泪
赤	热	长	夏	南	苦	火	心	小肠	脉	舌	喜	面	汗
黄	湿	化	长夏	中	甘	土	脾	胃	肌肉	口	思	唇	涎
白	燥	收	秋	西	辛	金	肺	大肠	皮毛	鼻	悲	毛	涕
黑	寒	藏	冬	北	咸	水	肾	膀胱	骨	耳	恐	发	唾

（三）五行的相生、相克和制化

五行学说以五行的相生、相克来说明事物之间的相互资生和相互制约关系。五行的相生、相克是事物运动变化的正常规律。

1. 五行相生　相生，是指一种事物对另一种事物具有促进、助长和资生的作用。五行相生的次序是：木生火，火生土，土生金，金生水，水生木，依次资生，循环无端。在五行相生的关系中，任何一行都有"生我"和"我生"两方面的关系。生我者为母，我生者为子，所以又称"母子关系"。以火为例，生我者为木，则木为火之母；我生者为土，则土为火之子。其他以此类推。

2. 五行相克　相克，是指一种事物对另一种事物具有抑制、制约、克服的作用。五行相克的次序是：木克土，土克水，水克火，火克金，金克木。在五行相克的关系中，任何一行都有"克我"和"我克"两方面的关系。克我者为所不胜，我克者为所胜，所以又叫"所胜""所不胜"的关系。以土为例，克我者为木，则木为土之所不胜；我克者为水，则水为土之所胜。其他以此类推。

3. 五行制化　在五行的生克关系中，任何一行都有"生我"和"我生"、"克我"和"我克"四个方面的关系。以木为例，生我者为水，我生者为火，克我者为金，我克者为土。这就说明，在五行系统中，各个部分不是孤立存在而是密切相关的，每一部分的变化，必然影响其他部分的状态，而其本身又受到五行整体的统一制约。

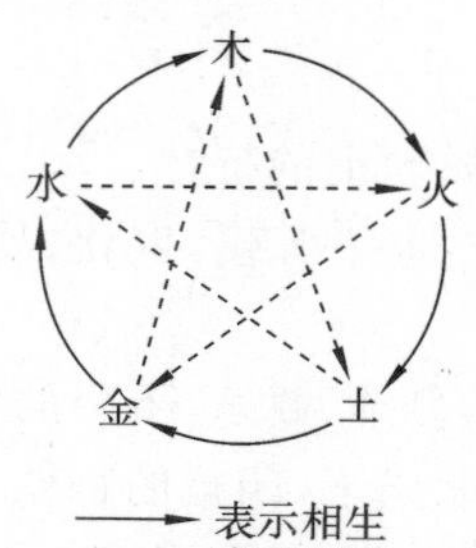

图 2-2-1　五行生克制化关系图

五行的相生相克是不可分割的两个方面。没有生，就没有事物的运动和变化；没有克，就不能维持正常协调关系下的变化与发展。因此，必须生中有克，克中有生，相反相成，才能维持和促进事物相对的平衡协调和运动变化。五行之间这种生中有克、克中有生、相互生化、相互制约的关系，称为"制化"。金可以克木，但木可以通过生火，使火来克金，以此来维持相互间的平衡。其他以此类推（图 2-2-1）。

（四）五行的相乘、相侮

相乘、相侮是五行之间正常的生克制化现象遭到破坏以后出现的异常克制现象。

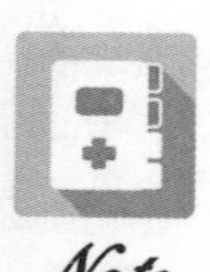

Note

1. 五行相乘　乘，是乘袭，有以强凌弱之意。相乘即相克太过，超过了正常的制约程度，使事物之间失去了正常的协调关系。相乘的次序与相克相同，即木乘土，土乘水，水乘火，火乘金，金乘木。五行之间发生相乘的原因，有“太过”和“不及”两个方面。

（1）太过所致的相乘：五行中某一行过于亢盛，对其所胜一行进行超过正常限度的克制，引起其所胜一行的虚弱，从而导致五行之间生克制化的异常。以木克土为例：正常情况下，木克土；若木气过于亢盛，对土克制太过，土本无不足，但亦难以承受木的过度克制，导致土的不足。这种相乘现象，称为“木乘土”。

（2）不及所致的相乘：五行中某一行过于虚弱，难以抵御其所不胜一行的正常限度的克制，使其本身更显虚弱。仍以木克土为例：正常情况下，木能克制土；若土过于不足，木虽然处于正常水平，土仍然难以承受木的克制，因而导致木克土的力量相对增强，使土更显不足。这种相乘现象，称为“土虚木乘”。

“相乘”与“相克”尽管在次序上相同，但是二者之间是有区别的。相克是正常情况下五行之间递相制约的关系，相乘则是五行之间的异常制约现象，故不称“克”而谓“乘”；在人体，前者为生理现象，后者为病理现象。

2．五行相侮 侮，即欺侮，有恃强凌弱之意。相侮是指五行之间的克制次序遭到破坏，而出现逆向克制的异常现象，又称“反克”“反侮”。因此，相侮的次序与相克的次序正好相反。五行之间发生相侮的原因，同相乘一样也有“太过”和“不及”两个方面。

（1）太过所致的相侮：五行中的某一行过于强盛，对原来“克我”的一行进行反克。例如，正常情况下木应受到金的克制，若木气太盛，不仅不受金的克制，反而反克金，称为“木侮金”。

（2）不及所致的相侮：五行中的某一行过于虚弱，不仅不能克制应克的一行，反而受到被克一行的反克。例如，正常情况下，金应克木，若金气虚弱，不仅不能克木，反而受到木的反侮，称为“木侮金”，也称“金虚木侮”。

五行之间的相乘和相侮，均为五行之间生克制化关系遭到破坏后出现的异常克制现象，两者皆可由五行中任何一行的“太过”或“不及”而引起，两者既有区别又有联系。其主要区别如下：相乘是按五行之间相克的次序出现的，相侮则是逆着五行相克的次序出现的。两者之间的联系如下：在发生相乘时，也可以同时发生相侮；在发生相侮时，也可以同时发生相乘。如：木气过强时，不仅会过度克制其所胜之土，而且可以恃己之强反向克制己所不胜之金；反之，木气不足时，则不仅金来乘木，而且又可受到土的反侮。

现将五行相互关系的基本内容归纳成简图 2-2-2。

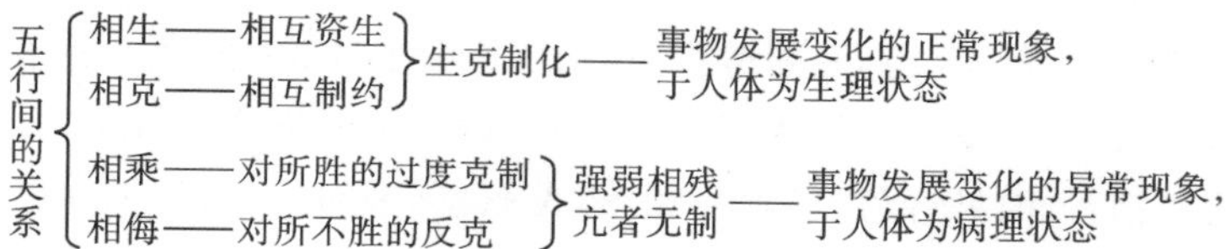

图 2-2-2 五行相互关系简图

三、五行学说在中医护理中的应用

五行学说在中医学中的应用，主要是以五行的特性来分析研究机体的脏腑、经络等组织器官的五行属性；以五行之间的生克制化来分析研究机体的脏腑、经络的生理功能及其相互关系；以五行之间的乘侮来阐释病理下的相互影响；同时，用五行学说指导临床诊断和治疗。

（一）说明五脏的生理功能与相互关系

1．说明五脏的生理功能 五行学说将人体五脏归属于五行，以五行的特性来说明五脏的生理功能特点。木性可曲可直，枝叶条达，有生发的特性；肝喜条达而恶抑郁，有疏泄的功能，故肝属木。火性温热，其性炎上；心阳有温煦作用，故心属火。土性敦厚，有生化万物的特性；脾有运化水谷，输送水谷精微，营养五脏六腑、四肢百骸之功，为气血生化之源，故脾属土。金性清肃，收敛；肺有清肃之性，肺气以清肃为顺，故肺属金。水性润下，有寒润、下行、闭藏的待性；肾主封藏，有藏精、主水等功能，故肾属水。

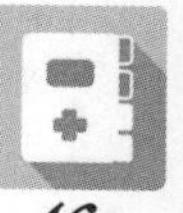

2．说明五脏之间的相互关系 五脏的功能活动不是孤立的，而是相互联系的。中医学不仅用五脏

的五行分属来阐明五脏的功能特性，而且还运用五行学说中五行相生的关系说明五脏之间的相互资生、相互为用的关系，用五行相克的关系说明五脏之间的相互制约、相互克制的关系。

(1) 相互资生的关系：肝藏血以济心；心阳温煦脾土，助脾运化；脾运化水谷精微以充肺；肺清肃下行，通调水道以助肾水；肾藏精以滋养肝血。

(2) 相互制约的关系：肾克心即水克火，肾水滋润上行以制约心火，防止其过亢；心克肺即火克金，心火的温煦有助于肺气宣发，制约肺气的过于肃降；肺克肝即金克木，肺气清肃下行可抑制肝气的过分升发；肝克脾即木克土，肝木条达可以疏泄脾土之壅滞；脾克肾即土克水，脾主运化水湿可防止肾水的泛滥。

（二）说明五脏病变的相互影响

五脏病变的相互影响，称为传变。脏腑病变的传变，可分为相生关系的传变和相克关系的传变。

1. 相生关系的传变 五脏病变按相生关系传变时，可分为“母病及子”和“子病及母”两个方面。如：先有肾精不足，不能滋养肝阴，导致肝肾阴虚，又叫“水不涵木”，就是“母病及子”的表现；先有心血不足，累及肝脏，导致肝血不足而成心肝血虚，就是“子病及母”，或称“子盗母气”。

2. 相克关系的传变 五脏病变按相克关系传变时，可出现“相乘”和“相侮”两种现象。引起五脏相乘的原因有两种：一是一脏过盛，而致被克之脏受到过分克伐；另一种是一脏过弱，不能耐受“克我”之脏的克制，从而出现克伐太过。如：肝旺，影响脾胃的运化功能，而出现胸胁苦满、脘腹胀痛、泛酸、泄泻等表现时，称为“木旺乘土”；反之，先有脾胃虚弱，不能耐受肝的相乘，而出现头晕乏力、纳呆嗳气、胸胁胀痛、腹痛泄泻等表现时，称为“土虚木乘”。

五脏相侮致病也分为两种情况，即“太过”相侮和“不及”相侮。太过相侮，是指五行中的某一行过于强盛，对原来“克我”的一行进行反克。例如，肺金本能克制肝木，若因暴怒而致肝火亢盛，肺金不仅无力制约肝木，反遭肝火之反向克制，而出现急躁易怒、面红目赤，甚则咳逆上气、咯血等木侮金的症状，称为“木火刑金”。不及相侮，是指由于一脏虚损，导致“我克”之脏的反向克制。例如，脾土虚衰不能制约肾水，出现全身水肿，称为“土虚水侮”。

（三）用于疾病的诊断

人体是一个有机整体，内脏有病可以反映到相应的体表组织，出现色泽、声音、气味、形态、脉象等方面的异常变化。由于五脏与五色、五音、五味等都可以比照五行的特性进行分类归属，它们之间有着特定的联系。因此，在诊断疾病时，就可以用望、闻、问、切四诊所得的资料，根据五行的归属和生克乘侮规律来推断病情及其发展演变。面见青色、喜食酸味、脉见弦象，多为肝病；面见赤色、口苦、心烦、脉洪，多为心火亢盛；面见黄色，多为脾虚；面见白色，多为肺病；面见黑色，多为肾病。脾虚患者，面见青色，为木来乘土；心病患者，面见黑色，为水来乘火。

（四）用于疾病的治疗

1. 指导脏腑用药 不同的药物，有不同的颜色与气味。药物的五色、五味与五脏的关系是以天然色味为基础，以其不同性能与归经为依据，按照五行归属来确定的。青色、酸味入肝；赤色、苦味入心；黄色、甘味入脾；白色、辛味入肺；黑色、咸味入肾。如：白芍、山茱萸味酸，入肝经以补肝；朱砂色赤，入心经以镇心安神；石膏色白味辛，入肺经以清肺热；黄连味苦，入心以泻心火；白术色黄味甘，入脾经以补脾气；玄参、生地色黑味咸，入肾经以滋养肾阴。

2. 控制疾病传变 一脏有病时，往往会波及他脏而致疾病发生传变。因此，在治疗时，除对所病本脏进行治疗外，还要考虑是否会传变到他脏。主要是根据五行的生克乘侮规律，考虑调整脏腑之气的太过和不及，以控制疾病的进一步传变。例如，肝脏疾病，可以通过乘侮关系影响到心、脾、肺、肾，心、脾、肺、肾的疾病也可影响到肝而致肝脏疾病。若肝气太过，木旺必乘土。

3. 确定治则治法 根据五行之间的相生、相克关系，可以指导确立疾病的治疗原则和具体的治疗方法。

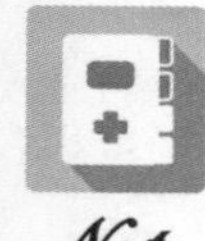

Note

（1）根据相生规律确立的治疗原则是补母和泻子。补母主要用于母子关系的虚证；泻子主要用于母子关系的实证。确立的具体治疗方法有滋水涵木法、益火补土法、培土生金法、金水相生法等。

（2）根据相克规律确立的治疗原则是抑强和扶弱。其具体治疗方法有抑木扶土法、培土制水法、佐金平木法、泻南补北法（泻火补水法）等。

（王晓伟）

直通护考
在线答题

第三节 藏　　象

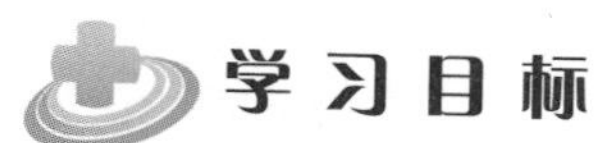

掌握：藏象的含义，五脏的生理功能。

熟悉：六腑的生理功能。

了解：脏腑之间的关系。

藏即脏，是指隐藏于体内的内脏。象，是指征象、现象。藏象是指藏于体内的内脏及其表现于外的生理病理现象。《类经·藏象类》曰：象，形象也。藏居于内，形见于外，故曰藏象。

人体脏腑按其形态结构和功能特点分为五脏、六腑和奇恒之腑三大类。五脏即心、肺、肝、脾、肾；五脏属实体性器官，其共同生理功能是化生和贮藏精、气、血、津液等精微物质，具有“藏精气而不泻，满而不能实”的功能特点。六腑即胆、胃、小肠、大肠、膀胱、三焦，属中空的管腔器官，其共同的生理功能是受纳和腐熟水谷，传化和排泄糟粕，具有“传化物而不藏，实而不能满”的功能特点。奇恒之腑即脑、髓、骨、脉、胆、女子胞。奇恒之腑的形态结构多为中空，与腑相似，但其功能多主藏精气，与腑有别而类于脏，故称之为奇恒之腑。

中医藏象学说的形成，主要源于古代的解剖知识，以及长期对人体生理、病理现象的观察和对大量的临床实践经验的总结。《灵枢·经水》曰：夫八尺之士，皮肉在此，外可度量循切而得之，其死可解剖而视之；其脏之坚脆，腑之大小，谷之多少，脉之长短，血之清浊……皆有大数。首先，中医在长期对人体研究的过程中，是以脏腑的功能为主要着力点，以显现于外的生理病理现象和脏腑之间的联系为主要观察对象，从而确定藏和象之间的关系，此为中医藏象学说的基础。其次，中医藏象学说的形成源于长期对于人体生理、病理现象的观察。在藏象学说形成的过程中，“知外察内”的整体观察方法超越了单个脏器解剖研究的方法；凭借“脏居于内，形见于外”的思维方法，中医学者对人体脏腑生理、病理现象进行了长期细致的观察，从而形成了脏和象之间的连线。最后，藏象的理论验证得益于中医长期大量的临床实践，临床实践检验了藏象学说；对临床经验的不断总结，为藏象学说提供了大量的素材；古代医家对其进行分析和总结，逐渐形成了藏象理论。

中医学中“脏腑”的概念，不仅是一个解剖学概念，而且更重要的是一个生理学、病理学的功能集合体，是在古代解剖学基础上演变成的对人体功能系统的概括。中医的“脏腑”与西医的“器官”的名称虽然大致相同，但其内涵却大不一样。一个中医学脏腑的功能可能包括西医学几个器官的功能；而一个西医器官的功能，可能分散在中医学的好几个脏腑的功能之中。

一、五脏

五脏即肝、心、脾、肺、肾的合称。五脏是中医藏象理论的核心。五脏各有不同的功能和生理特性，五脏之间相互配合、相互依存、相互制约和相互协调，其组成了一个有机的整体，共同完成人体的生命活动。此外，五脏的生理功能与自然的变化又是密切相关的。

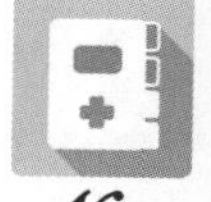

（一）心

心居于胸腔之内，有心包护卫于外。心为五脏之首，是人体生命活动的主宰。心为神之居，血之主，脉之宗。心的生理功能是主血脉、主神志。心开窍于舌，其华在面，在志为喜，在液为汗。心与小肠相表里。

1. 心的生理功能

（1）心主血脉：包括主血和主脉两个方面。血即是血液，脉即是脉道，是容纳和运行血液的通道，脉为血之府。心、血、脉三者共同组成一个相对独立的循环于全身的系统。在这个系统中，心起着主导作用，血液在心气的推动作用下，在心和脉中不停地流动，周而复始，循环往复，如环无端。由此可见，血液的正常运行，必须依赖 3 个条件：心气充沛，脉管通畅，血液充盈。心气是推动血液运行的动力，脉管通畅是血液正常运行的条件，血量充足是血液正常运行的基础。心有规律地跳动，与心脏相通的脉管也随之产生有规律的搏动，称为脉象。这是中医脉诊的依据，也是诊断疾病的重要依据。

心主血脉的功能是否正常，可以从面色、舌色、脉象及胸部感觉 4 个方面反映出来。若心主血脉的功能正常，则面色红润有光泽，舌色淡红荣润，脉象和缓有力、节律均匀，胸部舒畅。若心气亏虚，可见面色苍白无华，舌淡苔白，脉细弱或结代，以及心悸、怔忡，活动后加甚；若心血不足，则面色与舌色皆淡白无华，脉细无力，心悸、心慌等；若心火亢盛，则面赤，舌红，舌尖起芒刺或碎烂疼痛，脉数，心中烦热；若心脉瘀阻，则面色灰黯，舌色青紫或见瘀斑，脉涩或结代，胸部憋闷刺痛。

（2）心主神志：神有广义和狭义之分。广义之神，是指整个人体生命活动的外在表现，可以从面色、眼神、语言等反映出来。狭义之神，是指人的精神、意识、思维活动。心所藏之神，既包括广义之神，也包括狭义之神。

《灵枢·本神》曰：所以任物者谓之心。人体各脏腑经络、形体官窍的生理功能，都必须在心神的主宰和协调下，进行分工合作，才能协调统一，共同完成人体正常的生命活动；人的精神、意识、思维活动，也是在"心神"的主导下，由五脏协作共同完成的。《素问·灵兰秘典论》曰：心者，君主之官，神明出焉。所以，心主神志的功能正常，人体各脏腑的功能及精神活动才能正常；若心主神志的功能失常，人体各部分得不到协调与统一，脏腑功能紊乱，心神不宁，则疾病由是而生，甚至危及性命。故《灵枢·邪客》称心为"五脏六腑之大主"。

心主神志的功能是否正常，可表现在精神、意识、思维和睡眠等方面。心主神志的功能正常，则精神振奋、神志清晰、思维敏捷、睡眠安稳；若心主神志的功能异常，则可出现精神萎靡、反应迟钝、健忘、失眠多梦、神志不宁，甚至谵狂、昏迷等临床症状。

2. 心的生理联系

（1）心合小肠：心与小肠以经络相互络属，构成表里关系。

（2）在体合脉，其华在面：心在体合脉，是指全身的血脉都统属于心。华，是光彩之义，其华在面，是指心脏精气的盛衰，可从面部的色泽反映出来。由于心主血脉，头面部的血脉极为丰富，全身血气皆上注于面，故心的气血盛衰及其生理功能正常与否，均可显露于面的色泽变化。若心气充沛，血脉充盈，则面色红润而有光泽；反之，心气不足，心血亏少，则面色苍白或淡白无华。心脉瘀阻，则面色青紫。心火亢盛，则面色红赤。

（3）开窍于舌：窍有孔穴、苗窍之意。心开窍于舌，是指舌为心之外候，故又称舌为"心之苗"。心经的别络上系于舌，心的气血与舌相通，舌的功能有赖于心主血脉和主神志的功能，因此心气的盛与衰及其功能的常与变，皆可从舌的变化上得以反映。心的功能正常，则舌体红润柔软，运动灵活，语言流利，味觉灵敏。若心血不足，则舌体淡白；心阴不足，则舌质红绛瘦瘪；心火上炎，则舌红生疮；心血瘀阻，则舌质紫黯，或有瘀斑；心主神志功能失常，则舌强、语謇、失语。

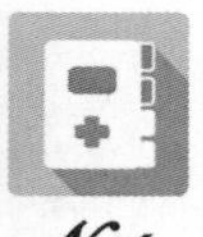

（4）在志为喜：心在志为喜，是指心的生理功能与精神情志的"喜"有关。喜，一般属于对外界刺激产生的良性反应，有益于心主血脉的生理功能，但喜乐过度，则又可使心神涣散而不收，注意力难以集中。《素问·阴阳应象大论》也有"喜伤心"之说。

Note

（5）在液为汗：心在液为汗，是指汗液的生成、排泄与心血、心神的关系十分密切。汗是津液通过阳气的蒸化后，经汗孔排于体表的液体。首先，心主血脉，血液与津液同源互化，心血为汗液化生之源，故有“血汗同源”“汗为心之液”之说。心血充盈，津液充足，则汗有化源；若汗出过多，津液大伤，必然耗及心血，可见心悸、心慌之症。其次，汗液的生成与排泄受神的主宰与调节。心神清明，机体对外界各种信息反应灵敏，汗液的生成与排泄，就会随体内生理情况和外界气候的变化而有相应的调节，所以当人情绪紧张、激动、劳动、运动及气候炎热时均可见出汗现象。

【附】心包

心包，又称心包络，是心外的包膜，有保护心脏、代心受邪的作用。温病学中将温邪内陷导致的神昏、谵语等症，称为“热入五包”。

（二）肺

肺位于胸腔，居横膈之上，左右各一，上连气道，与喉、鼻相通，故称喉为肺之门户，鼻为肺之外窍。肺在五脏六腑中位置最高，故有“华盖”之称；肺叶娇嫩，不耐寒热燥湿诸邪之侵，易受外邪侵袭，故有“娇脏”之称。肺的生理功能是主气、司呼吸，主宣发肃降，主通调水道，朝百脉，主治节。肺外合皮毛，开窍于鼻，在志为忧，在液为涕。肺与大肠相表里。

1. 肺的生理功能

(1) 主气、司呼吸：气是人维持生命活动的重要物质，肺主气包括主呼吸之气和主一身之气两个方面。

①肺主呼吸之气：肺通过一呼一吸，吸入自然界的清气，呼出体内的浊气，从而实现体内外气体的交换，以维持人体的生命活动，故称肺是气体交换的场所。肺司呼吸的功能正常，则气道通畅，呼吸调匀。若病邪犯肺或他脏疾病累及于肺，影响肺的呼吸功能，则可出现胸闷、咳嗽、喘促等症状。

②肺主一身之气：肺具有主持、调节全身各脏腑经络之气的作用，即肺通过呼吸而参与宗气的生成和气机调节的作用。宗气是由肺所吸入的清气和脾胃运化的水谷精气所构成，它是一身之气的重要组成部分。《素问·五脏生成》曰：诸气者，皆属于肺。肺的呼吸均匀通畅，节律一致，和缓有度，则宗气的生成和功能正常，脏腑经络之气的升降出入运动也通畅协调。若肺主一身之气的功能失常，直接影响宗气的生成和全身气机的升降出入运动，则出现少气懒言、声低气怯、肢倦乏力等。

(2) 主宣发肃降：宣发即宣通、布散之意，指肺气向上升宣和向外周布散的作用；肃降即清肃、洁净、下降之意，指肺气的向内、向下清肃通降的作用。宣发与肃降是肺气升降出入运动的具体表现形式，肺的生理功能都是通过这两种运动来完成的。

①肺气的宣发作用主要体现在三个方面。一是排出体内浊气；二是将脾所转输的水谷精微和津液向上向外布散到全身，外达皮毛；三是宣发卫气，使卫气布散周身，外达肌表，调节腠理开合，控制汗液的排泄，维持人体正常的体温。

②肺气的肃降作用也体现在三个方面。一是吸入自然界的清气；二是将脾转输的水谷精微和津液向下、向内布散于脏腑组织，维持其正常的功能活动；三是肃清呼吸道异物，保持其清洁。

肺气的宣发和肃降，是相反相成的矛盾运动，二者相互制约、相互为用。宣发和肃降相互协调，则呼吸均匀通畅，津液才能正常地输布、代谢和排泄。若肺气不宣，可出现咳嗽、痰稀色白、鼻塞流涕；肺失肃降，可出现呼吸短促表浅、喘息、咳嗽、咳痰。

(3) 主通调水道：通，即疏通；调，即调节；水道，即水液运行的通道。肺通过宣发和肃降运动对体内水液的输布、运行、排泄起着疏通和调节作用。通过肺气宣发，将水液布散到全身，并调节汗液的排泄；通过肺气肃降，将水液向下输送，经肾和膀胱的气化作用，生成尿液，排出体外。因肺位居最高，参与调节全身的水液代谢，故说“肺为水之上源”。

由此可见，肺主通调水道的功能全赖于肺气的宣发和肃降作用。肺气的宣发与肃降正常协调，则肺主通调水道的功能也能正常发挥。若外邪袭肺，肺气失于宣散，水液不能外达皮毛腠理，则出现无汗或痰饮水肿等症；肺失肃降，水液不能下降膀胱，则会出现小便不利、水肿等症。临床常采用“宣肺化痰”或“宣肺利水”之法来治疗痰饮或水肿等病证。

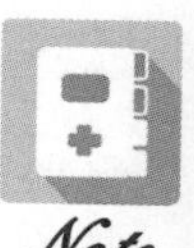

(4) 朝百脉，主治节：肺朝百脉，是指全身的血液都通过百脉会聚于肺，经肺的呼吸作用，进行体内

外气体的交换，然后再通过肺气的宣降作用，将富含清气的血液通过百脉输送到全身，也即血液运行是以心气推动为基本动力，但也有赖于肺气的宣发和肃降作用。若肺气壅塞，可导致心血不畅，甚至血脉瘀阻，从而出现心悸胸闷、唇舌青紫等症。因此，临床治疗心血瘀阻，在活血化瘀的基础上，常配用行气、益气法提高治疗效果。治节，即治理、调节，指肺通过有节律的呼吸运动，调节着全身之气的升降出入运动，进而调节着全身的血液和津液的代谢。肺主治节，实际上是对肺主要生理功能的概括。

2. 肺的生理联系

(1) 肺合大肠：肺与大肠通过经络的相互络属构成表里关系。

(2) 在体合皮，其华在毛：皮毛，包括皮肤、汗腺、毫毛等组织，是一身之表，为抵御外邪的屏障。肺宣发卫气，卫气来源于水谷精微，富含营养，充养皮毛。若肺气亏虚，皮毛枯槁，脱屑，毛发脱落，抵御外邪能力下降，易感外邪而发病。

(3) 开窍于鼻，上系于喉：鼻与喉相通而连于肺，是呼吸的门户，所以说“肺开窍于鼻”。鼻的通气和嗅觉功能，都依赖于肺气的宣发作用。肺气宣畅，呼吸平和，则鼻窍通畅，呼吸自如，且嗅觉灵敏；若肺失宣肃，呼吸不利，则鼻塞不通，气体交换不利，嗅觉迟钝。

喉是肺主呼吸之气出入的通道，又是发音的主要器官。肺之经脉上通于喉，声音是由肺气鼓动喉之声带而发出，故肺与喉之通气及发音功能密切相关，喉为肺之门户。肺气宣畅，肺阴充足，则呼吸通利，声音洪亮清晰。若风寒、风热之邪犯肺，肺气失宣，则可出现声音嘶哑或失音，或咽喉痒痛等；若肺气耗伤，肺阴不足，虚火内灼，可见声音低微或嘶哑、喉部干涩等症。

(4) 在志为忧(悲)：忧和悲的情志变化虽略有不同，但其对人体生理活动的影响大致相同，因而忧和悲同属于肺志。悲、忧均为人体正常的情绪变化或情感反映，但过度悲哀或过度忧伤，最易消耗肺气，使机体的抗病能力下降，娇嫩之肺更易受外邪侵袭，故中医学认为“悲忧伤肺”。反之，如肺气亏虚，机体对不良的耐受性降低，对外来的不良刺激又容易产生悲忧的情志变化。

(5) 在液为涕：涕，即鼻涕，是鼻黏膜的分泌液，有润泽鼻窍的作用。《素问·宣明五气》曰：“五脏化液……肺为涕”。鼻涕由肺津所化，靠肺气的宣发作用布散于鼻窍。肺的功能正常，则鼻涕润泽鼻窍而不外溢。若寒邪袭肺，则鼻流清涕；若肺热壅盛，则流涕黄浊；若燥邪犯肺，则可见鼻干而痛。

(三) 脾

脾胃同居于中焦，是人体对饮食物进行消化、吸收并输布水谷精微的重要脏器，《黄帝内经》称之为“仓廪之官”。人出生之后，生命活动的维持依赖于脾胃运化的水谷精微，故称脾胃为“后天之本”。脾的生理功能是主运化，主升清，主统血。脾开窍于口，其华在唇，主肌肉四肢，在志为思，在液为涎。脾与胃相表里。

1. 脾的生理功能

(1) 主运化：运，即转运、输送；化，即消化、吸收。脾主运化，是指脾具有把饮食水谷转化为水谷精微和津液，并将水谷精微和津液吸收、转输到全身各脏腑组织的生理功能。脾主运化包括运化水谷和运化水液两方面。

①运化水谷：水谷泛指各种饮食物。运化水谷是指脾对饮食物的消化吸收和对水谷精微的转输作用。饮食物的消化和吸收，实际上是在胃和小肠内进行的，但必须依赖脾的运化功能才能完成。其运化过程可分为三个阶段：一是消化，即帮助胃的“腐熟”及小肠的“化物”，将饮食物分解为精微和糟粕两个部分；二是吸收，即帮助胃肠道吸收水谷精微；三是输布，即通过“散精”作用，将水谷精微上输于肺，再经肺的宣发与肃降而输布至全身，以营养五脏六腑、四肢百骸、皮毛筋肉等。

由此可见，饮食物在体内的消化、吸收，水谷精微的转输，都是由脾的运化功能来完成的，而水谷精微又是人体出生后生长、发育和维持生命活动所必需的营养物质的主要来源，化生气血的主要物质基础，所以说脾胃为“后天之本”“气血生化之源”。脾运化水谷的功能正常(称为“脾气健运”)，机体的消化功能才能健全，才能为化生精、气、血、津液提供足够的物质原料，才能使全身脏腑组织器官得到充分的营养，以维持其正常的生理活动。脾运化水谷功能失常(称为“脾失健运”)，则消化、吸收、输布功能失常，气血生化不足，从而出现腹胀、便溏、纳呆、倦怠、消瘦等症状。

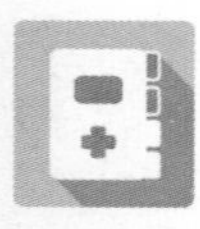

Note

②运化水液：运化水液，又称"运化水湿"，是指脾有吸收、输布水液，调节水液代谢的作用。人体的水液代谢是由肺、脾、肾、膀胱、三焦等脏腑共同完成的。肺居上，为"水之上源"；肾位下，为"主水之脏"；脾居中焦，为水液升降输布之枢纽。脾在水液代谢的过程中，起着上腾下达的枢转作用。脾在主运化水谷精微的同时，还将人体所需要的水液吸收并向上输送给肺，再由肺气的宣发和肃降输送给全身各组织器官，以起到滋润和濡养作用，同时，又将机体脏腑组织器官代谢利用后的水液和多余的水液及时转输给肾，通过肾的气化作用形成尿液，输送至膀胱，再排出体外，从而维持体内水液代谢的平衡。因此，脾运化水液的功能正常，既能使体内各脏腑组织器官得到充分的滋润和濡养，又不致使水液潴留。反之，若脾运化水液的功能失常，水液不能正常布散，则必然会导致水液在体内停聚而产生水湿、痰饮等病理产物，甚至出现水肿。

(2) 主升清：升，即上升之意；清，是指水谷精微。脾主升清的作用主要体现在两个方面：一是脾气上升，将水谷精微等营养物质向上输送至心肺，然后再通过心肺布散至全身；二是脾之升发，以升举内脏，维持内脏位置的相对恒定。

脾的功能特点是以上升和升举为主，故说"脾气主升"。脾的升清功能正常，则水谷精微等营养物质才能正常被吸收和输布，气血充盛，人体生机盎然，内脏位置方可恒定。反之，脾的升清功能失常，则水谷不能运化，气血生化乏源，机体失养而出现神疲乏力、头目眩晕、久泻久痢等症状；若脾气不升反而下陷，则可导致某些内脏的下垂，如胃下垂、肾下垂、子宫脱垂(阴挺)、直肠脱垂(脱肛)等，称为"脾气下陷"。临床治疗内脏下垂的病证，常采用健脾、益气、升提的方法。

脾的升清与胃的降浊是相对而言的。脾气升则健，胃气降则和。脾气升则水谷精微得以布散至全身，胃气降则糟粕得以下泄。脾气主升与胃气主降构成了升清与降浊，相反相成，共同完成对饮食物的消化吸收、水谷精微的向上输布和糟粕的向下排泄。

(3) 主统血：统是统摄、控制的意思。脾主统血，是指脾气有统摄血液在脉管内正常运行，防止其逸出脉外的功能。《金匮要略编注》曰：五脏六腑之血，全赖脾气统摄。

脾统血的作用是通过气摄血而实现的，是气固摄血液作用的具体体现。因脾主运化，为气血生化之源，而气又为血之帅，气能摄血，因此，脾气健运，水谷精微化源充足，气生有源，气旺则气的固摄作用亦强，血液则能循脉运行而不逸出脉外。反之，若脾气虚弱，运化无力，气生无源，气衰则气的固摄作用减退，血液失去统摄而逸出脉外，则可导致各种出血，如便血、尿血、崩漏及肌衄等，称为"脾不统血"。

2. 脾的生理联系

(1) 脾合胃：脾与胃同属中焦，以膜相连，经络相互络属，构成表里关系。此外，脾主运化，胃主受纳；脾主升清，胃主降浊；脾恶湿喜燥，胃恶燥喜湿。脾与胃纳运协调，升降相因，燥湿相济，共同完成饮食物的消化吸收。

(2) 在体合肉，主四肢：肌肉有主司运动、保护内脏的作用。脾在体合肉，是指脾主运化功能与肌肉的壮实及其功能的发挥有着密切的联系。脾主运化，为气血生化之源，全身的肌肉均有赖于脾胃运化的水谷精微的营养，才能丰满壮实。若脾的运化功能失常，水谷精微生成、转输障碍，肌肉得不到水谷精微的营养，则瘦弱无力，甚至痿废不用。四肢与躯干相对而言，为人体之末，故又称"四末"。四肢主要由肌肉、筋脉、骨骼等组成，故同样需要脾胃运化的水谷精微的营养，以维持其正常的生理活动，故称"脾主四肢"。

(3) 开窍于口，其华在唇：口，即口腔，具有进饮食、磨谷物、知五味、泌津液、助消化的功能。脾开窍于口，是指人的食欲、口味与脾的运化功能密切相关。脾气健旺，则食欲旺盛，口味正常。脾失健运，则食欲不振，口淡乏味；脾虚生湿，则纳呆、口腻、口甜。

脾之华在唇，是指口唇的色泽可以反映脾气的盛衰。口唇为肌肉构成，也赖脾所化生的气血濡养，所以口唇的色泽不仅是全身气血状况的反映，也是脾运化水谷精微功能状态的反映。脾气健旺，运化有权，气血生化有源，则口唇红润而有光泽。若脾失健运，气血化源匮乏，则口唇淡白少华。

(4) 在志为思：思，即思虑，是人体情志活动的一种状态。脾在志为思，是指脾的生理功能与思相关。正常限度内的思虑，是人人皆有的情志活动，对机体的生理活动并无不良影响。但若思虑太过，或

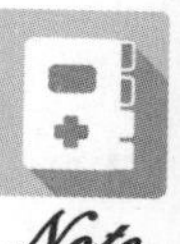
Note

思虑不解，就会导致脾气郁结，影响脾胃的运化功能，而出现不思饮食、脘腹胀闷等症。

（5）在液为涎：涎为口津，是唾液中较清稀的部分，由脾阴化生并转输、布散，故说“脾在液为涎”。在正常情况下，脾精、脾气充足，涎液化生适量，上行于口而不溢于口外。若脾胃不和，或脾气不摄，则可导致涎液分泌异常增多，出现口淡乏味、涎流不止等症状；若脾胃阴虚，津生无源，则可使涎液分泌量减少，而见口干舌燥之症状。

（四）肝

肝位于腹腔，横膈之下，右肋之内。肝的生理特性是主升、主动，喜条达而恶抑郁，故有“刚脏”之称，《素问·灵兰秘典论》喻之为“将军之官”。肝的生理功能是主疏泄，主藏血。肝开窍于目，主筋，其华在爪，在志为怒，在液为泪。肝与胆相表里。

1. 肝的生理功能

（1）主疏泄：疏，即疏导、开通之义；泄，即发泄、发散之义。《格致余论》曰：司疏泄者，肝也。肝主疏泄，是指肝具有疏通、调畅全身气机，使之通而不滞、散而不郁的作用。肝主疏泄功能主要表现在调畅气机、调节情志、促进消化吸收、促进血液运行和津液代谢、调理冲任二脉功能五个方面。

①调畅气机：气机即气的升降出入运动。气的升降出入运动是人体生命活动的基本形式。人体脏腑经络、形体官窍、气血津液等生理功能的正常发挥，均有赖于气的升降出入运动的协调与平衡。由于肝主疏泄，其生理特点是主升、主动、主散，可使气的运行通而不滞，散而不郁，因此，肝的疏泄功能使全身脏腑气机的升降出入运动畅达无阻。

在正常情况下，肝气升发、柔和、条达、舒畅，既不抑郁，也不亢奋，则气机调畅，气血和调，经络通利，脏腑、形体、官窍等的功能活动也稳定有序。肝的疏泄功能失常，称为“肝失疏泄”，可出现两方面的病理变化。一为肝气疏泄不及，常因抑郁伤肝，肝气不舒，疏泄失职，气机不得畅达，形成气机郁结的病理变化，称为“肝气郁结”；临床表现多见闷闷不乐，悲忧欲哭，胸胁、两乳或少腹等部位胀痛不舒等。二为肝气疏泄太过，常因暴怒伤肝，或气郁日久化火，导致肝气亢逆，升发太过，称为“肝气上逆”；临床多表现为急躁易怒，失眠头痛，面红目赤，胸胁乳房胀痛，或血随气逆而致吐血、咯血，甚则猝然昏厥。

②调节情志：情志活动的物质基础是气血，正常的情志活动，依赖于气血的正常运行。由于肝能调畅气机，贮藏血液，肝的疏泄功能正常，是保证气机调畅、气血和调的一个重要因素，所以说肝的疏泄功能，能够调节情志。肝的疏泄功能正常，肝气条达舒畅，气血和调，表现为精神愉快，心情舒畅，思维敏捷。若肝失疏泄，气机不调，则可引起精神情志活动的异常，主要表现为抑郁和亢奋两个方面。一是肝气疏泄不及，气机不畅，可出现郁郁寡欢、闷闷不乐、多愁善虑、喜太息等症；二是肝气疏泄太过，肝气上逆，可出现性情急躁、烦躁发怒、面红目赤、头痛头胀等症状。

③促进消化吸收：脾胃是人体重要的消化器官，但其消化功能有赖于肝的疏泄功能协调配合，这主要体现在调节脾胃气机升降和促进胆汁分泌排泄两个方面。

a. 调节脾胃气机：肝的疏泄是保证脾胃气机升降的重要条件，既可以助脾之运化，使清阳之气上升，水谷精微上归于肺；又能助胃之受纳腐熟，使浊阴之气下降，食糜下达于小肠。如此协调脾胃气机的升降平衡，从而保证了消化吸收功能的正常完成。若肝的疏泄功能失常，木侮脾土，必致脾胃气机升降失衡，从而影响食物的正常消化吸收。临床可出现胸胁胀满、腹胀腹痛、肠鸣腹泻之“肝气犯脾”症；或出现胸胁脘腹胀满或疼痛、嗳气、恶心呕吐、泛酸之“肝气犯胃”症。

b. 促进分泌排泄胆汁：肝的疏泄可以分泌排泄胆汁以助消化。肝的疏泄功能正常，则胆汁能正常分泌与排泄，以助饮食物的消化吸收；若肝失疏泄，则胆汁郁滞或胆气上逆，致脾胃消化吸收障碍，临床可见胁下胀满疼痛、口苦、纳食不化、厌食油腻、腹胀腹痛，甚至出现黄疸等症。

④促进血液运行和津液代谢：肝的疏泄功能正常，气机调畅，则血液运行畅达而无滞，津液输布正常而无痰湿之聚；若肝气失舒，气机郁结，可导致血行障碍，瘀滞停积而为瘀血；津液输布失常，亦可形成痰湿、水饮等病证。

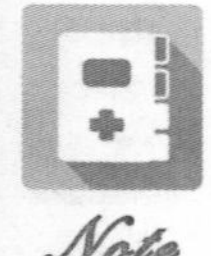

⑤调理冲任二脉：冲脉为血海，其血量依靠肝的疏泄调节；任脉为阴脉之海，与肝经相通。女子的排卵与月经，男子的排精与生殖功能，与肝的疏泄作用有密切关系。肝主疏泄的生理作用，是通过调理冲

任二脉和精室来实现的。

肝的疏泄功能正常，经气调畅，则任脉通利，太冲脉盛，月经按时而下，妊娠孕育和分娩顺利。若肝失疏泄，则可致冲任二脉失调，气血不和，从而出现月经、带下、胎产之疾，以及性功能异常和不孕等病证。肝的疏泄与肾的闭藏相反相成，协调平衡，则精室开合有度，精液排泄有节，从而保证了男性生殖功能的正常。若肝的疏泄功能失常，则可导致精液藏泻失度而出现遗精、早泄或排精不畅等病证。

(2) 主藏血：肝藏血，是指肝具有贮藏血液、调节血量及防止出血的功能。《素问·五脏生成》曰：肝藏血，心行之，人动则血运于诸经，人静则血归于肝藏。肝藏血的生理功能表现在以下几个方面：一是贮藏血液以濡养自身，制约肝阳。二是根据机体各部分组织器官活动量的变化而调节循环血量，以保证正常生理活动的需求。当机体活动剧烈或情绪激动时，人体各部分所需的血量就相应增加，肝就通过其疏泄作用，将贮存的血液向外周输送，以供机体活动之所需；当机体处于安静休息状态或情绪稳定时，血液的需求量也相应减少，此时部分血液就归藏于肝。三是收摄血液，主持凝血，防止出血。如肝气虚弱，收藏无力，或肝火炽盛，灼伤血络，迫血妄行，均可使肝藏血功能失职，导致各种出血，如吐血、咯血、月经过多、崩漏等，临床称为“肝不藏血”。

2. 肝的生理联系

(1) 肝合胆：胆附着于肝，其经络相互络属构成表里关系。

(2) 在体合筋，其华在爪：筋即筋膜，包括肌腱和韧带，附着于骨而聚于关节，是连结关节、肌肉，主司关节运动的一种组织。肝之所以主筋，是因为全身筋膜的功能，均赖肝血的濡养，才能正常发挥。肝血充盈，筋膜得其濡养，则关节运动灵活有力。若肝血不足，筋膜失于濡养，则表现为筋力不足、动作迟缓、不耐疲劳等症，甚至出现手足震颤、肢体麻木、屈伸不利等症。

爪，即爪甲，包括指甲和趾甲，是筋的延续，故有“爪为筋之余”之说。爪甲亦有赖于肝血的濡养，所以说肝其华在爪。肝血充足，则爪甲坚韧明亮，红润而光泽；若肝血不足，则爪甲软薄，枯而色夭，甚则变形、脆裂。

(3) 开窍于目：目，即眼睛，具有视物功能，肝之经脉上连目系，肝之气血循此经脉上注于目，使其发挥视觉功能。故肝血充足，肝气调和，则眼睛视物清楚，眼球活动灵活。若肝血不足，目失所养，则可导致两目干涩、视物不清，甚或夜盲、目眩等症；肝经风热，则目赤痒痛；肝阳上亢，则目眩头晕；肝风内动，则可见目睛上吊、两目斜视等症。

(4) 在志为怒：怒志活动以肝血为基础，并与肝之疏泄密切相关。适度有节之怒，能疏展肝气，但过怒属于一种不良精神刺激，对健康有害。怒又分暴怒和郁怒，暴怒则肝气升发太过，表现为烦躁易怒、激动亢奋等，甚至血随气逆，导致呕血、咯血，或中风、昏厥等；郁怒不解，则致肝气郁结，表现为心情抑郁、闷闷不乐等。

(5) 在液为泪：肝开窍于目，泪从目而出，故说泪为肝之液。泪有濡养、滋润眼睛和保护眼睛的功能。正常情况下，泪液的分泌，是濡润而不外溢。在病理状态下，则可见泪液分泌异常，如：肝血不足时，泪液分泌减少，可见两目干涩；肝经风热时，可见目眵增多、迎风流泪等症。

(五) 肾

肾位于腰部，脊柱两侧，左右各一，故称“腰为肾之府”。肾藏先天之精，主生殖，为生命之本源，故又称为“先天之本”。肾的生理功能是：主藏精，主生长、发育与生殖，主水，主纳气。肾主骨，生髓、充脑，其华在发，开窍于耳和二阴，在志为恐，在液为唾。肾与膀胱相表里。

1. 肾的生理功能

(1) 主藏精，主生长、发育和生殖：肾主藏精，是指肾对精气有闭藏、贮存的生理功能。精是构成人体和推动人体生命活动的基本物质，有广义和狭义之分。广义的精，泛指精微物质；狭义的精，是指生殖之精。肾中所藏之精，按其来源又可分为先天之精和后天之精。先天之精来源于父母，与生俱来；后天之精来源于机体从饮食物中摄取的水谷之精。先天之精和后天之精同藏于肾，二者相互资助，相互为用。先天之精依赖于后天之精的不断培育和充养，才能发挥其生理功能；后天之精又依赖于先天之精的活力资助，才能不断地摄入和化生。

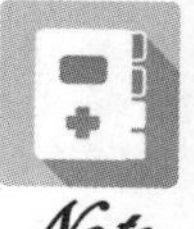

Note

肾藏精，精化气，通过三焦布散到全身，以促进机体的生长、发育和生殖。人体生、长、壮、老、已的生命过程及其生殖能力，与肾中精气的盛衰密切相关，《素问·上古天真论》曰：女子七岁，肾气盛，齿更发长；二七，而天癸至，任脉通，太冲脉盛，月事以时下，故有子；三七，肾气平均，故真牙生而长极；四七，筋骨坚，发长极，身体盛壮；五七，阳明脉衰，面始焦，发始堕；六七，三阳脉衰于上，面皆焦，发始白；七七，任脉虚，太冲脉衰少，天癸竭，地道不通，故形坏而无子也；丈夫八岁，肾气实，发长齿更；二八，肾气盛，天癸至，精气溢泻，阴阳和，故能有子；三八，肾气平均，筋骨劲强，故真牙生而长极；四八，筋骨隆盛，肌肉满壮；五八，肾气衰，发堕齿槁；六八，阳气衰竭于上，面焦，发鬓斑白；七八，肝气衰，筋不能动；八八，天癸竭，精少，肾脏衰，形体皆极则齿发去。由此可见，人体的生、长、壮、老、已的全过程，均与肾精有着密切的关系。

肾所藏的精，称肾精，肾精可化为气。肾精与肾气密不可分，是同一物质的不同存在状态，根据其生理功能可概括为肾阴、肾阳两个方面。肾阴，又称元阴、真阴、命门之水，是肾脏功能活动的物质基础，是人体一身阴液的根本；对机体各脏腑组织起着滋养、濡润作用；肾阳，又称元阳、真阳、命门之火，是肾脏功能的动力源泉，是人体一身阳气的根本，对机体各脏腑组织起着推动、温煦的作用。可见，肾阴、肾阳是人体一身阴阳的根本，在生理状态下二者互制互用，以维持着肾脏自身及全身阴阳的平衡协调。

（2）主水：肾主水，是指肾具有主司和调节全身水液代谢的作用，故肾又有"水脏"之称，肾主水的功能，主要依靠肾气的气化作用来实现。《素问·逆调论》曰：肾者，水脏，主津液。人体水液代谢是一个复杂的生理过程，它在肺、脾、肾、胃、膀胱、大肠、小肠、三焦等脏腑的综合作用下完成，其中肾起着主宰作用。肾具有蒸腾气化的作用，能升清降浊，控制膀胱的开合，从而推动与调节整个水液代谢过程。肾的蒸腾气化作用正常，肾阳与肾阴的推动和调控作用协调，膀胱开合有度，尿液就能正常生成和排泄；若肾主水的功能失调，气化失司，开阖失度，就会引起水液代谢障碍。若开多合少可出现小便清长，遗尿，尿失禁；若合多开少，则表现为尿少，小便不利，水肿。

（3）主纳气：纳，即受纳、摄纳的意思。肾主纳气，是指肾具有摄纳肺所吸入的自然界清气，并使之下归于肾，从而保持呼吸深度，防止呼吸表浅的作用。人体的呼吸运动，虽由肺所主，但肺吸入之清气，必须下归于肾，由肾为之摄纳，呼吸才能通畅、均匀，并保持一定的深度。因此，人体正常的呼吸运动是肺肾两脏功能相互协调的结果，正如《类证治裁》中所说：肺为气之主，肾为气之根。肺主出气，肾主纳气。阴阳相交，呼吸乃和。若出纳升降失常，斯喘作焉。肾的纳气功能正常，肺肾两脏协调配合，则呼吸均匀和调，并维持一定的深度；若肾精不足，肾气虚衰，摄纳无权，气浮于上，则出现呼吸表浅、呼多吸少、动则气喘等病理现象，临床称为"肾不纳气"。

2. 肾的生理联系

（1）肾合膀胱：肾下通于膀胱，经络相互络属，构成表里关系。

（2）在体合骨，生髓通于脑：肾主藏精，而精能生髓，髓居骨中，称为骨髓。骨骼的生长、发育、修复，均依赖骨髓的充盈及其所提供的营养，故说肾在体合骨。肾精充足，则骨髓充盈，骨骼得到髓的滋养而坚固有力。若肾精不足，骨髓空虚，骨骼失养，在小儿则出现囟门迟闭、骨软无力等症，在老年人则出现骨质脆弱，易于骨折，骨折后不易愈合。

髓有骨髓、脊髓和脑髓之分，脊髓上通于脑，髓聚成脑，故《黄帝内经》有"脑为髓之海"之说，三者均为肾中精气所化生。因此，肾精充足，髓海得养，脑的发育就健全，表现为思维敏捷，记忆力强，视觉、听觉灵敏，精力充沛。若肾精不足，髓海空虚，脑失所养，则可出现精神萎靡，思维迟钝，记忆力、视觉及听觉减退等症状。可见，脑的生理功能虽然统属于心，但与肾密切相关。脑的病变，尤其是虚性病变，常采用补肾填精法治疗。

齿为骨之余。齿与骨同出一源，也赖肾中精气所充养。肾精充沛，则牙齿坚固而不易脱落；若肾中精气不足，小儿可见牙齿生长迟缓，成人可见牙齿松动早脱。

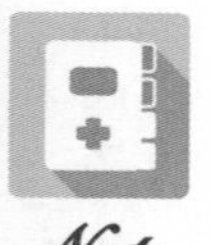

（3）其华在发：发为肾之外候，发的生长与脱落、润泽与枯槁是肾中精气盛衰的反映。发为血之余。发的生长，赖血以养，而精与血是相互资生的，肾精足则血旺，血旺就能使毛发得到充分的润养。因此，发的营养虽来源于血，但其生机则根于肾。肾精充足，精血旺盛，则头发浓密色黑而有光泽；若肾中精气衰退，则头发变白、枯槁而易脱落。

（4）开窍于耳及二阴：耳的听觉功能灵敏与否，主要与肾中精气的盛衰密切相关。肾中精气充盛，髓海得养，则听觉灵敏，分辨力高；若肾中精气不足，髓海失养，则可出现耳鸣、耳聋等症状。人到老年，听力逐渐减退，这是肾中精气自然衰少的缘故。

二阴，即前阴和后阴。二阴主司二便，而二便的排泄均与肾有关。若肾之气化和固摄作用失常，则可见尿少、尿闭、水肿或尿频、遗尿、尿失禁等小便异常的病证。若肾气不足，推动无力，可致气虚便秘；固摄无权则可致大便失禁、久泻滑脱。前阴是人体的外生殖器，其生殖功能与肾中精气密切相关。若肾中精气不足，则可导致人体性器官的发育不良和生殖能力的减退，从而出现男子阳痿、早泄、少精、滑精、遗精及不育等，女子则见性冷漠、月经异常等病证。

（5）在志为恐：恐，是一种恐惧、害怕的情志活动，是机体对不良刺激的一种反应，与肾的关系密切。若肾中精气充盛，封藏有度，则人在受到外界惊恐刺激时，多表现为虽恐不甚，且能自我调节。若肾中精气不充，封藏失司，稍遇惊恐则气下，可出现遗尿或大小便失禁。因此，中医学认为"恐伤肾"。

（6）在液为唾：肾脏与唾液有密切的关系。唾为肾精所化，经肾气的推动作用，沿足少阴肾经，从肾向上经过肝、膈、肺、气管，直达舌下之金津、玉液二穴，分泌而出。由于唾源于肾精，应常咽而不吐，以回滋肾精。若多唾、久唾，必耗肾精。而肾阴不足，肾精亏虚，又多有咽干、口燥、唾液分泌不足等症。

二、六腑

（一）胆

胆与肝相连，附在肝的短叶间。肝与胆有经脉络属，互为表里。胆主要的生理功能如下。

1. 贮存胆汁　胆汁是由胆化生而来，化生后又汇集于胆，其味苦，色黄绿。胆汁生成后泄于小肠，参与饮食物的消化，所以胆汁是脾胃运化功能正常进行的重要条件。"土得木而达"就是用五行学说的理论来阐释肝胆与脾胃间的关系。

2. 排泄胆汁　胆汁的排泄受肝疏泄功能的直接控制和调节。肝疏泄功能正常，则胆汁排泄顺畅，脾胃运化功能就正常。反之，肝失疏泄，胆汁排泄不畅，胆汁郁结，影响脾胃运化功能，就会出现胁下胀痛、腹胀、便溏、食欲减退等症状；若胆汁郁结进而上逆、外溢，还可出现呕吐黄绿苦水、口苦、黄疸等症状。

3. 主决断　胆为中正之官，主决断。《素问·灵兰秘典论》曰：胆者，中正之官，决断出焉。若胆气虚弱，则易惊善恐，失眠多梦，胆小怕事，遇事多疑等。胆主要的生理功能是贮存和排泄胆汁，而胆汁有助于饮食物的消化；但是其本身无传化饮食物的功能，且内藏胆汁，与胃、肠等腑不同，故又属奇恒之腑。

（二）胃

胃，分为上、中、下三部，上部称为上脘，包括贲门；中部称为中脘，即胃体；下部称为下脘，包括幽门。胃是饮食物消化、吸收的重要脏器。脾与胃相为表里。胃的主要生理功能如下。

1. 主受纳，腐熟水谷　受纳，是指接受、容纳；腐熟，是指饮食物在胃中的初步消化。饮食物经口、食管，受纳于胃，所以称胃为"水谷之海""太仓"。此外，胃中饮食物的营养是机体气血津液化生的来源，所以又称胃为"水谷气血之海"。胃虽有受纳和腐熟水谷的功能，但经过胃腐熟后的水谷，须下传入小肠，最后的精微还需经过脾的运化才能营养全身，所以，胃的受纳和腐熟必须与脾的运化配合，水谷才能化为精微，进而化生气血津液，濡养全身。若胃的受纳与腐熟水谷功能失常，则胃脘胀痛、嗳腐、纳呆厌食，或多食善饥、吞酸嘈杂。

2. 主通降，以降为和　饮食物入胃，在胃的初步消化后，必须下传入小肠，才能被进一步消化，并吸收输送至全身。胃的降浊，是胃继续受纳的前提。胃的通降功能失调，不仅可以出现因浊气不降而引起的口臭、脘腹胀闷或疼痛等症，还可影响受纳，出现食欲不振、不思饮食等症状。如果胃气不降，进而上逆，则可出现嗳气酸腐、恶心、呕吐、呃逆等症。

（三）小肠

小肠，位于腹中，是一个比较长的管状器官，上口与胃之幽门相连，下口与大肠相接，与大肠交接处

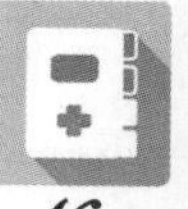
Note

称为阑门。小肠与心有经脉互相络属，故与心互为表里。它是机体对饮食物进行消化、吸收，并输布其精微，下传其糟粕的重要脏器。其主要生理功能如下。

1. 主受盛和化物 小肠主受盛，即以器盛物的意思，是指小肠是接受由胃初步消化后的饮食物的盛器。化物，是指经胃初步消化后的饮食物下传小肠后，需停留一定时间，以便于进一步消化，把水谷分化为精微与糟粕两部分。《素问·灵兰秘典论》曰：小肠者，受盛之官，化物出焉。

2. 泌别清浊 泌，即分泌；别，即分别。清，指水谷精微；浊，指食物残渣。泌别清浊，就是指小肠将消化后的饮食物，分为水谷精微和食物残渣，水谷精微被吸收，食物残渣则被输送到大肠。小肠在吸收水谷精微的同时，也吸收了大量的水液，故又称“小肠主液”，因此小肠的泌别清浊功能，与尿液的量也有关。如果小肠泌别清浊功能正常，则二便正常；如小肠泌别清浊功能异常，小肠主液的功能降低，水液不能被很好地吸收，从大便而下，就会出现大便变稀，而小便量减少；反之，可以通过增加小便量使水液从小便而下，而起到实大便的作用。“利小便即所以实大便”这一治法，就是这一原理在临床治疗中的应用。

在饮食物的消化吸收过程中，小肠受盛、化物和泌别清浊的功能起着重要的作用，因此，若小肠功能失调，则水谷不能化生成精微，人体缺乏精微的濡养就会出现倦怠、乏力、消瘦等症，此外，还可导致清浊不分，水谷不能下传，出现浊气在上的腹胀、腹痛、呕吐等症。

（四）大肠

大肠位于腹中，上于阑门与小肠相接，下接肛门。大肠的主要生理功能是传化糟粕和主津。

1. 传化糟粕 传化，即传导变化。大肠接受小肠下传的饮食物残渣糟粕，向下传导，同时吸收其中的水液，将糟粕化为粪便，经肛门排出体外。大肠的传导功能失调，可表现为便秘或腹泻。若湿热蕴结大肠，导致大肠气滞，可出现腹痛、里急后重、下痢脓血等。

2. 主津 大肠在传导由小肠下传的饮食残渣过程中，将其中多余的水分重新再吸收，故有“大肠主津”之说。如大肠虚寒，无力吸收水分，可出现肠鸣、腹痛、泄泻；大肠有热，消烁水分，肠道失润，则大便秘结不通。

（五）膀胱

膀胱位于小腹，上有输尿管与肾相通，下有尿道与前阴相连。膀胱的主要生理功能是贮存和排泄尿液。

1. 贮存尿液 尿液为津液所化。人体代谢过的多余的津液，下归于肾，经肾的气化作用，升清降浊，清者回升体内，供人体再利用；浊者变成尿液，下输于膀胱贮存。

2. 排泄尿液 尿贮存于膀胱，达到一定的量，经肾和膀胱的气化作用，自主及时地排出体外。膀胱功能失调，主要表现为排尿异常。如：膀胱湿热，则尿频、尿急、尿痛；肾气不固，膀胱失约，则尿失禁、遗尿。

（六）三焦

三焦是上焦、中焦、下焦的合称。藏象学说中对三焦有两种认识：一是指六腑之一，是指脏腑之间、脏腑内部的间隙互相沟通所形成的通道。在这一通道中运行着津液和元气，气的升降出入、津液的输布和排泄与三焦有密切的关系。二是单纯的部位概念，膈以上为上焦，膈至脐为中焦，脐以下为下焦。

(1) 六腑之三焦的主要功能如下。

①通行元气：元气，是人体最根本的气，由肾精所化生，通过三焦布散至五脏六腑，充斥于全身，发挥其功能。

②运行水液：三焦有运行水液的功能。全身水液的代谢，虽然是在肺、脾、肾的协同作用下进行的，但水液必须以三焦为通道，才能正常输布。

(2) 部位之三焦的主要功能如下。

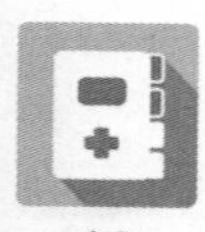

①上焦：膈以上的胸部，包括心、肺以及头面部，称作上焦。其主要功能是宣发卫气，布散水谷精微，如“雾露之溉”。《灵枢·营卫生会》概括为“上焦如雾”。

Note

②中焦：膈以下、脐以上的上腹部，称作中焦。包括脾、胃、肝、胆。其主要功能是消化吸收并输布水谷精微和化生血液，如酿酒一般。《灵枢·营卫生会》概括为“中焦如沤”。

③下焦：脐以下的部位为下焦，包括肾、大小肠、膀胱、女子胞。其主要功能是排泄糟粕和尿液，有如排泄水浊的沟渠。《灵枢·营卫生会》概括为“下焦如渎”。

【附】奇恒之腑

奇恒之腑包括脑、髓、骨、脉、胆及女子胞，此处仅介绍脑与女子胞。

（一）脑

脑位于颅腔之内，与脊髓相通，由髓汇集而成，“脑为髓之海”。脑的主要生理功能是主精神意识思维活动和主感觉活动。

1. 主精神意识思维活动 人的精神意识思维及情志活动等，均与脑密切相关。脑的功能正常，则精神饱满，意识清楚，思维敏捷，记忆力强，语言清晰，情志正常。若脑有病变，则精神意识思维活动异常，可出现精神萎靡，记忆力差，意识不清，思维迟钝，精神情志异常。

2. 主感觉功能 脑主感觉的功能正常，则视物精明，听力聪颖，嗅觉灵敏，感觉正常；若大脑感觉功能失常，则听觉失聪，视物不明，嗅觉不灵，感觉迟钝。如髓海不充，可见头晕、目眩、耳鸣，甚至痴呆。

（二）女子胞

女子胞位于小腹，又称胞宫、子宫、子脏。女子胞的主要生理功能是主持月经和孕育胎儿。

1. 主持月经 女子胞是女性生殖功能发育成熟后产生月经的主要器官。女子到了14岁左右，肾中精气旺盛，天癸至，任脉通，太冲脉盛，女子胞发育成熟，月经来潮。到49岁左右，肾中精气渐衰，天癸渐绝，冲任二脉的气血也逐渐衰少，月经紊乱，终至绝经。所以，女子胞主持月经的功能与肾、天癸、冲任二脉关系密切并受其制约和调节。

2. 孕育胎儿 月经正常来潮后，女子胞就具备了生殖和养育胎儿的能力。受孕以后，胎儿在母体子宫中发育，女子胞就聚集气血以养胎，成为保护胎元和孕育胎儿的主要器官。

（叶泾翔）

第四节 气、血、津液

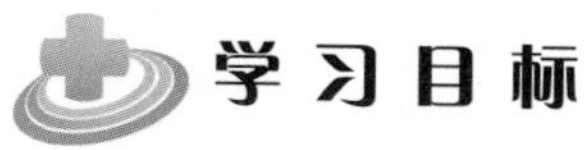

掌握：气、血、津液的概念。
熟悉：气、血、津液的生成及作用。
了解：气的分类。

PPT课件

气、血、津液是构成人体和维持人体生命活动的基本物质。气、血、津液的生成、输布和代谢，依赖脏腑经络等组织器官的功能作用，而脏腑经络的生理活动，又依靠气、血、津液的推动、温煦、濡养。在人体生命活动过程中，它们既是脏腑经络及组织器官生理活动的产物，又是人体生命活动的物质基础。

一、气

（一）气的概念

气是指构成人体和维持人体生命活动的最基本物质。既是人体赖以生存的基本物质，又是脏腑功能活动的外在表现。

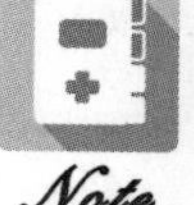

（二）气的生成

气的生成来源于肾所藏的禀受于父母的先天之精，脾胃所化生的水谷精气和肺吸入的自然界清气，通过肺、脾、肾等脏腑的共同作用而生成。其中先天之精气，禀受于父母，与生俱来，是促进人体生长发育的原动力和繁衍后代的最基本物质。水谷精气，源于饮食物。由胃摄取饮食物，经过胃的受纳和腐熟，脾的运化，将饮食物中的营养成分转化为水谷精微，使其成为化生气的主要物质来源。自然界的清气由肺吸入后在肺进行气体交换，吐故纳新。

（三）气的运动

气的运动，称作“气机”。气在人体内时刻不停地运动着。气运动的基本形式是升、降、出、入四种。气的升、降、出、入运动，推动和激发人体脏腑、经络等组织器官的功能活动，具体体现在脏腑组织器官的功能活动中，如：肺的呼吸功能，呼气是出，吸气是入；脾的升清，胃的降浊。所以气的运动又称脏腑的气机升降。物质的运动形式，是由自身的特殊本质所决定，每个脏腑功能不尽相同，因此，五脏六腑气的运动形式也不尽相同。脏腑的功能就是脏腑气机升与降、出与入运动的协调平衡，气的运动协调平衡称为“气机调畅”，当气的运动失去了协调平衡，人的生命活动就表现为病理状态，称为“气机失调”。气的运动形式是多种多样的，所以“气机失调”的表现形式也是复杂多样的，主要表现为：气的运动受阻称“气机不畅”；气的运动在某些局部发生停滞不通称“气滞”；气的上升太过称“气逆”；气的下降不及称“不降”；气的上升不及或下降太过称“气陷”；气的外出太过称“气脱”；气结聚于内称“气结”，严重者为“气闭”。

（四）气的功能

气的功能概括起来有 5 个方面，分别为推动、温煦、防御、固摄、气化。

1. 推动作用 气具有激发和促进作用。气是活力极强的精微物质，可促进和激发人体的生长发育和生殖，可促进脏腑经络等组织器官的生理功能活动，能推动津液的生成、输布和排泄以及血液的生成、运行。若气的推动作用减弱，可导致脏腑组织器官功能减退，生长、发育迟缓或成人早衰及生殖功能减退；气推动无力，可致血脉瘀阻，津液代谢异常。

2. 温煦作用 气对机体具有熏蒸、温暖的作用。气的温煦作用能维持人体体温的相对恒定，脏腑经络等组织器官生理功能的实现、血液与津液的正常循行，都有赖于气的温煦作用。若气的温煦作用弱，常表现为畏寒肢冷、血行迟缓、津液停滞、脏腑功能衰减等。

3. 防御作用 气有护卫机体，抵御外邪入侵的作用。气的防御作用正常则邪不易侵入；若气的防御作用减弱，则机体抵御外邪能力下降，邪气乘虚而入，可导致人体患病。

4. 固摄作用 气能防止血液、津液、精液等液态物质无故流失。具体表现如下：约束血液行于脉内，不溢于脉外；固摄汗液、尿液等体液，控制其分泌和排泄，防止无故流失；固摄精液，防止妄泄。若气虚，失去固摄作用，气不摄血，可出现各种出血证；气不摄液，可出现自汗、多尿、尿失禁、白带增多、久泻等病证；气不摄精，可出现遗精、滑精等外泄病证。

5. 气化作用 通过气的运动而产生的物质代谢及其各种变化作用。体内精微物质的化生及输布，精微物质之间、精微物质与能量之间的互相转化，以及废物的排泄等都属气化。气化作用具体表现为气、血、津液等物质各自的新陈代谢及其相互转化。如食物转化成水谷之精气，然后再化生成气、血、津液；津液经过代谢气化之后，方能转化成汗液和尿液；而食物经过消化吸收之后，其残渣转化成糟粕等，都是气化作用的具体表现。气化功能失常，则会影响到气、血、津液的新陈代谢，食物的消化吸收，以及汗液、尿液和粪便的排泄等，从而形成各种代谢异常的病理变化。

（五）气的分类

人体之气根据其来源、分布和功能的不同，可分为元气、宗气、营气、卫气等。

1. 元气 又称“原气”“真气”，是人体最根本、最重要的气，是人体生命活动的原动力。元气根源于肾，由肾所藏的先天之精所化生，又赖脾胃化生的水谷之精气的充养。元气以三焦为通道输布全身，内至五脏六腑，外达肌肤腠理，无处不到，发挥其生理功能，成为人体最根本、最重要的气。元气主要的生理功能是推动人体的生长发育，温煦和激发脏腑、经络等组织器官的生理活动，它是人体生命活动的原

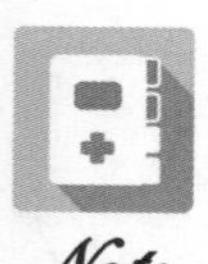

Note

动力。元气充沛，则人体生长发育正常，脏腑、经络等组织器官功能活动旺盛，机体强健。

2. 宗气 积于胸中之气。它由脾胃运化的水谷之精气和肺从自然界中吸入的清气结合而生成。主要的生理功能：走息道以行呼吸，即"助肺司呼吸"；贯心脉以行气血，即"助心行血"。凡声音、呼吸的强弱，气血的运行，心脉搏动的力量及节律等均与宗气的盛衰有关。宗气充盛则呼吸徐缓而均匀，语言清晰，声音洪亮，脉搏徐缓，节律一致而有力。若宗气不足，可见语声低微、脉软无力等。

3. 营气 行于脉中而具有营养作用的气。因其富有营养，在脉中营运不休，故称为营气。由于营气在脉中，是血液的重要组成部分，营与血关系密切，可分不可离，故常常将"营血"并称。营气来源于脾胃运化的水谷精气，由水谷精气中的精华部分，即最富有营养的部分所化生；营气进入血脉中，运行全身，内入脏腑，外达肢节，终而复始。营气流注于脉中，化生血液，成为血液的组成部分；营气循脉流注于全身，为脏腑、经络等全身组织器官的生理活动提供营养物质。

4. 卫气 行于脉外而具有保卫作用的气。因其有卫护人体，避免外邪入侵的作用，故称为卫气。卫气与营气相对而言属于阳，故又称为"卫阳"。卫气来源于脾胃运化的水谷精气，由水谷精气中的"慓疾滑利"部分，即活动力强、流动迅速的部分所化生。卫气的生理功能主要有：护卫肌表，防御外邪入侵；温养脏腑、肌肉、皮毛等；调节控制腠理的开合、汗液的排泄，以维持体温的相对恒定等。

营气与卫气，既有联系，又有区别。营气与卫气都来源于水谷之精气，均由脾胃所化生。但是营气性质精纯，富有营养，卫气性质慓疾滑利，易于流行；营气行于脉中，卫气行于脉外；营气有化生血液和营养全身的功能，卫气有防卫、温养和调控腠理的功能。营主内，属于阴，卫主外，属于阳，二者之间的运行必须协调，才能发挥其正常的生理功能。

二、血

（一）血的基本概念

血即血液，是循行于脉中而富有营养的红色液态物质，是构成人体和维持人体生命活动的基本物质之一。

（二）血的生成

水谷精微和精髓是血液化生的物质基础，在脾胃、心、肺、肾等脏腑的共同作用下，经过一系列气化过程，而得以化生为血液。血液主要由营气和津液所组成，津液和营气都来自脾胃化生的水谷精微，即水谷精微化血。饮食物经胃的受纳腐熟和脾的运化，转化为水谷精微，经脾的升清上输于肺，与肺吸入的清气结合，通过心肺的气化作用，将营气和津液注入脉中，化为血液。

（三）血的循行

血在脉中循行不息，流布于全身，环周不休，为全身各脏腑组织器官提供丰富的营养。血的正常循行，取决于气的推动和固摄作用的协调平衡以及脉管系统的完整性和畅通无阻，与心、肺、肝、脾等脏腑的功能密切相关。心主血脉，心气推动血在脉中运行，是血循行的主要动力，在血循行中起着主导作用；肺朝百脉，主宗气，贯心脉而助心行血，肺气对血循行有推动和促进作用；肝主疏泄，调畅气机，并能根据人体各个部位的生理需要调节血量，也是保证血行通畅的一个重要环节；脾主统血，脾气健旺则能控摄血在脉中运行，防止血逸脉外；肝藏血的功能也可以防止血逸脉外，避免出血的发生。血循行的推动力和固摄力协调平衡，才能维持着血的正常循行。若推动力不足，则可出现血流速缓慢、滞涩，甚者血瘀等病变；若固摄力不足，则可导致血外溢而出血。

（四）血的功能

血有营养滋润全身的生理功能。血在脉中循行，内至五脏六腑，外达皮肤，对全身各脏腑组织器官起着营养和滋润作用，以维持各脏腑组织器官的正常生理活动。若血充盈，则面色红润，肌肉壮实，皮肤和毛发润泽，感觉灵敏，运动自如。若血亏虚，则可能出现头目眩晕、面色不华、肌肉瘦削、毛发干枯、肢体或肢端麻木、运动不灵活等。血是神志活动的物质基础。血富有营养，能充养脏腑，为脏腑神志活动提供营养物质。人体血旺盛，血脉调和时，则精力充沛，神志清晰，感觉灵敏，思维敏捷。反之，出现血

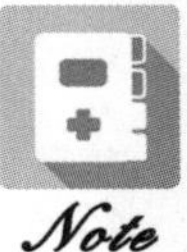

虚、血热或血行异常时，都可能出现不同程度的精神情志方面的症状，如精神疲惫、健忘、失眠、多梦、烦躁、惊悸，甚至神志恍惚、谵妄、昏迷等。

三、津液

（一）津液的基本概念

津液是机体一切正常水液的总称，包括各脏腑、形体、官窍的内在液体及其正常的分泌物，如胃液、肠液、唾液、关节液及泪、涕等。津液也是构成人体和维持生命活动的基本物质之一。

一般来说，清稀的，流动性大，主要分布于皮肤、肌肉和孔窍等部位，并渗入血脉，起滋润作用者，称为津；较为稠厚，流动性较小，灌注于骨节、脏腑、脑、髓等组织器官，起濡养作用者，称为液。津与液之间可以相互转化，病理过程中相互影响，故津与液常同时并称。

（二）津液的代谢

1. 津液的生成 津液来源于饮食物。通过脾、胃、小肠和大肠吸收饮食物所化生。胃主受纳腐熟，吸收饮食水谷中的部分精微；小肠泌别清浊，主液，能吸收大量水谷精微和水液；大肠主津，在传导过程中吸收食物残渣中的水液；脾主运化、升清，胃、小肠、大肠所吸收的水谷精微及水液，均上输于脾，通过脾气的转输作用布散到全身。这就是《素问·经脉别论》中所说的“饮入于胃，游溢精气，上输于脾，脾气散精”的津液生成过程。

2. 津液的输布 主要是依靠脾、肺、肾等脏腑生理功能的协调配合来完成的。

（1）脾主运化水液：脾对津液有输布作用。一方面，脾通过“散精”将津液上输于肺而布散全身；另一方面，脾也可以将津液直接向四周布散至全身各脏腑。

（2）肺主通调水道：肺接受脾转输来的津液，一方面，通过宣发将津液向身体外周体表和上部布散；另一方面，通过肃降将津液向身体下部和内部脏腑输布，并将脏腑代谢后产生的浊液向肾和膀胱输送，故称“肺为水之上源”。

（3）肾主水：肾对津液的输布代谢起着主宰作用。一方面，肾气对人体整个水液输布代谢具有推动和调控作用。胃的“游溢精气”、小肠的“泌别清浊”、脾的“散精”、肺的“通调水道”等都离不开肾中阳气的蒸腾气化作用。另一方面，由脏腑代谢产生的浊液，通过肺气的肃降作用向下输送到肾和膀胱，经过肾气的蒸腾气化作用，将其中的清者重新吸收而参与全身水液代谢，将其中的浊者化为尿液注入膀胱。升清降浊作用对维持整个水液输布代谢的平衡协调有着重要意义。

此外，肝主疏泄，调畅气机，气行则水行，保持了水道的通畅，促进了津液输布的通畅；三焦为水液和诸气运行的通路。津液在体内升降环流，以三焦为通道，随着气的升降出入，布散于全身而环流不息。故《素问·灵兰秘典论》曰：三焦者，决渎之官，水道出焉。

3. 津液的排泄 主要与肾、肺、大肠、膀胱等脏腑的生理功能有关。可通过尿液、汗液、粪便、呼气等途径将津液排出体外。肾主水，膀胱能贮尿、排尿。肾有蒸腾气化作用，可将脏腑代谢后的水液注入膀胱化成尿液，尿液贮存于膀胱，当贮存的尿液达到一定量时排出体外。肺主宣发，将津液外输于体表皮毛，津液在肺气的蒸腾气化作用下，形成汗液由汗孔排出体外。此外，肺主呼吸，肺在呼气时也会随之带走一些水分。大肠主传导糟粕，在排出粪便时，也随糟粕带走一些残余的水分。由此可见，津液的生成、输布、排泄及其维持代谢的平衡，依赖于诸多脏腑生理功能的协调平衡，其中尤以肺、脾、肾三脏的生理功能起主要调节作用。所以，有关脏腑特别是肺、脾、肾的功能失调，均可影响津液的生成、输布、排泄，并导致津液代谢平衡的失调，从而形成伤津、脱水等津液不足的病理变化，或形成内生水、湿、痰、饮等津液环流障碍以及水液停滞积聚等病理变化。

（三）津液的功能

津液有滋润濡养、化生血液的功能。津液内含有丰富的营养，具有滋润和濡养作用。其中，津的质地较清稀，其滋润作用较明显；而液的质地较浓稠，其濡养作用较明显。人体内而脏腑、筋骨，外而皮肤、毫毛，无不依赖于津液的滋润和濡养。如布散于体表的津液能滋润皮毛，润养肌肉；渗入体内的津液，能

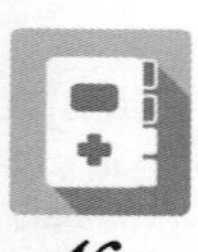

Note

濡养脏腑；注于孔窍的津液，能滋润鼻、目、口、耳等官窍；渗入骨、脊、脑的津液，能充养骨髓、脊髓、脑髓；流入关节的津液，能滑利关节屈伸。津液入脉，成为血液的重要组成部分。津液在营气的作用下，共同渗注于脉中，化生为血液，以循环全身，发挥滋润、濡养作用。

（郁利清）

直通护考
在线答题

第五节　病因病机

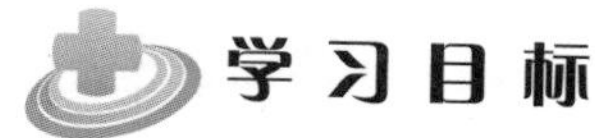

掌握：病因、病机的概念和内涵；发病的基本原理。
熟悉：六淫各自和共同的致病特点；基本病机的内容。
了解：基本病机的变化过程。

PPT 课件

一、病因

病因即致病因素，泛指能够破坏人体平衡稳态而致发病的原因。能引起发病的因素有很多，如自然界气候变化、人体抗病能力、其他疾病等。用中医的思维来分析，大体分为三类：一类属于外因，如外部环境气候变化、传染病肆虐等；第二类属于内因，即人体自身原因，如自身体质较弱、情绪调节失常、饮食失控、劳逸过度等；第三类是其他因素，如犬咬伤、蚊虫咬伤、跌倒等。

（一）六淫

六淫是指风、寒、暑、湿、燥、火六种外感病邪。六淫由六气转化而来，六气是指自然界的正常气候变化。如春季多风、夏季多暑火、长夏多湿、秋季多燥、冬季多寒，其中风、火一年四季都有。当人体正气不足（即人体抵抗力和免疫力下降）或气候反常时，六气转化为六淫，成为致病因素，引发疾病。此外，还有“内生五邪”，但它不是致病邪气，而是在疾病发展过程中，因脏腑阴阳失调，气、血、津液代谢异常引起的类似风、寒、湿、燥、火的病理变化。只有暑纯属于外邪，无内生之说。

六淫致病有一些共同的致病特点，具体如下。

外感性：六淫多通过肌表、口鼻侵犯人体，发病途径为外感，又有“外感六淫”之称。

季节性：六淫由六气转化而来，有明显的季节性。

区域性：六淫致病与所处的环境密切相关，如北方多燥病，南方多湿病。

独立性与相兼性：六淫既可以单独侵犯人体，引发疾病，也可以合并作战，引发疾病，如最常见的风寒感冒、风热感冒、风湿疾病等。

转化性：六淫在致病过程中，因病程进展、治疗不当或体质因素，可以相互转化。如刚开始是风寒感冒，过程中也可转变为风热感冒，所以要及时医治，不可延误时机，以免耽误病情。

除此之外，六淫也有各自不同的性质和致病特点。六淫也有阴阳属性，风、暑、燥、火为阳邪，有向上、发散、损伤津液的特点，侵犯阳位（人体腰以上部位），多为人体头面部；寒、湿为阴邪，有趋下、损伤阳气的特点，侵犯阴位（人体腰以下部位）。

1. 风邪的性质和致病特点

（1）风为阳邪，性开泄，易袭阳位。风有轻扬、上升、发散的特性，故是阳邪。性开泄即风邪侵犯人体容易使腠理（毛孔）张开；易袭阳位即侵犯人体头面部，如风邪引起的头痛、流清鼻涕。

（2）风性主动，动摇不定。风邪致病多见震颤、抽搐的症状。民间常说的“打摆子”是指发病时身体一会冷一会热，摇摆不定。

Note

（3）风性善行数变。风邪致病，病位游移不定，行无定处。如风湿性关节炎呈游走性疼痛，痛处不定而且经常变换位置。

（4）风为百病之长。风一年四季都有，极易侵犯人体，常为其他病邪的先导。如风热感冒、风寒感冒、风湿性疾病。

2. 暑邪的性质和致病特点

（1）暑为阳邪，性炎热，伤津耗气。暑为盛夏主气，一年当中最热的季节，火热属阳，故暑为阳邪。暑邪致病多见热象，如面色发红、高热、口渴欲饮等症状。

（2）暑性升散，上犯头目，扰及心神。暑为阳邪，暑气升散，暑邪致病多侵犯头面部表现为大汗淋漓、出汗后全身疲乏，甚至可扰及心神，影响睡眠。

（3）暑易挟湿。暑邪经常和湿邪一起侵犯人体，如湿热下注，表现为泄泻，即水样便。

3. 湿邪的性质和致病特点

（1）湿为阴邪，易耗伤阳气：湿为长夏主气，长夏为一年的夏秋之交，湿气重。脾喜燥恶湿，湿邪最易侵犯脾胃，致脾阳不振，影响消化。

（2）湿性趋下，易袭阴位：湿邪有趋下的特性，致病易侵犯人体下部。如水湿引起的水肿中，下肢水肿多见。湿气过重，易湿热下注，如小便混浊、泄泻、妇女带下增多等。

（3）湿性重浊，头身困重：湿邪侵犯人体，多导致头身困重，疲乏无力。

（4）湿性黏滞，病程缠绵：湿性黏滞，表现为二便不爽，排泄物和分泌物混浊不清。湿邪致病，病程缠绵，迁延不愈。如风湿性关节炎根治困难。

4. 燥邪的性质和致病特点 燥是一年当中秋季的主气。燥邪侵犯人体有温燥和凉燥之分，初秋是温燥，和夏季热气一起侵犯人体。深秋是凉燥，和邻近冬天的寒气一起侵犯人体。

（1）燥性干涩，易耗伤津液。燥邪致病引起各种干，如口干、鼻干、咽干等。

（2）燥为阳邪，易伤肺。燥为阳邪，多从口鼻侵犯人体。肺喜润恶燥，且肺开窍于鼻，燥邪侵犯人体最易伤肺。

5. 寒邪的性质和致病特点 寒为冬季主气，但一年四季都有。有伤寒和中寒之分，伤寒是指侵犯肌表，阻遏阳气。中寒是侵犯脏腑阳气，病情较重。

（1）寒为阴邪，耗伤阳气。寒为阴邪，阴盛阳衰，易耗伤阳气。如风寒感冒时，觉得全身发冷。

（2）寒性凝滞，不通则痛。寒性凝滞，凝结气血，气血阻滞不通，不通则痛。如女性来月经前多食冷饮，易导致经血血凝块增多，痛经加重。

（3）寒性收引，经络、关节屈伸不利。寒邪侵犯人体时，腠理（毛孔）关闭，经络、关节伸展不开。如冬天寒冷时，四肢难以活动自如。

6. 火邪的性质和致病特点

（1）火为阳邪，性炎热，伤津耗气。火邪致病，表现热象，如壮热、面红耳赤、口干舌燥、大便秘结等症状。

（2）火性炎上，袭阳位，扰心神。火邪致病多侵犯人体头面部，如牙龈肿痛、头痛，甚至可扰及心神，出现躁狂不安、神昏、谵语等症状。

（3）火易生风动血。火邪侵犯人体导致血热妄行和“肝风内动”。如气急攻心的老人，易出现脑出血、四肢抽搐、角弓反张等。

（4）火易致肿疡。火邪致病易使气血积聚，形成疮痈。表现为红肿热痛的症状。

（二）疫气

1. 概念 疫气泛指一类具有强烈传染性和致病性的外感病邪。也称“瘟疫”“疫毒”“异气”“毒气”等。

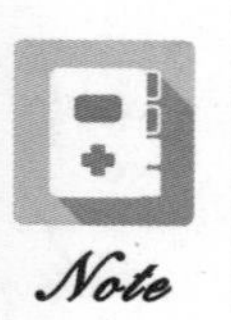

2. 性质和致病特点

（1）传染性强，易于流行。在疫气流行地区，无论老弱病残或青壮年，接触疫气，均易发病。

（2）特异性强，症状相似。一种疫气只能引起一种疾病，有“一气一病”之说。

(3) 发病急骤,病情危重。疫气属于热毒之邪,引发的疾病,发病快、病情重、预后差,甚至可危及生命。

知识链接

甲型 H1N1 流感是由甲型 H1N1 流感病毒引起的急性呼吸道传染病。主要通过飞沫传播,也可通过口、鼻、眼等处的黏膜直接或间接传播,接触患者污染的体液,也可能引起感染。临床表现主要为流感样症状,如发热、咳嗽、鼻塞、流涕、头痛、全身酸痛等,体征主要有咽部充血和扁桃体肿大。严重者易继发严重肺炎、重要脏器衰竭,导致死亡。本病有较强的传染性,属于中医"疫气"范畴。诊断主要结合流行病学史、病原体检查和临床表现,早发现、早治疗和预防是关键。治疗以抗病毒治疗为主,预防以讲究卫生、烹饪时生熟分离、维持身体健康为宜。

(三) 七情

1. 概念 七情即喜、怒、忧、思、悲、恐、惊七种情志变化,是机体的精神状态,是人体对内外环境的不同反应,一般不会致病。如五志中,肝在志为怒,心在志为喜,脾在志为思,肺在志为忧和悲,肾在志为惊和恐,这都是正常情志变化。七情的形成跟社会、体质、疾病等有重要联系。当突然、强烈或长期持久的情志刺激,超过了人的可调节范围,使脏腑损伤,气机紊乱,阴阳失调时,则导致疾病发生。

2. 致病特点

(1) 直接伤及脏腑:七情失常可损伤相应的脏腑,使脏腑气机紊乱,气血失调。如怒伤肝、思伤脾、喜伤心、忧伤肺、恐惊伤肾。思虑过多,容易影响脾胃的功能,导致不思饮食或消化不良。

(2) 影响脏腑气机:

①怒则气上:过度愤怒时,肝失疏泄,易致气血上涌,从而影响思考。如很多愤怒中的人没有办法理性思考。

②喜则气缓:过度开心容易使神志涣散,注意力不集中,对周围警惕下降。如范进中举后开心到癫狂,失去神志。

③思则气结:思虑过多,气机容易积聚,导致脾胃失常。如黛玉失恋,忧思过重,不思饮食。

④悲则气消:过度悲伤,易耗伤精气,如全身无力、少气懒言。

⑤恐则气下:过度恐惧,使肾气不固,二便失控。如临刑前的犯人大小便失禁。

⑥惊则气乱:过度惊吓,使心神不定,气机乱窜。如被惊吓的人惊慌失措,心跳很快,目瞪口呆,甚至有神志错乱等症状。

(3) 影响病情发展:积极乐观的情志活动有利于疾病好转,消极悲观的情绪不利于康复。某些强烈的情绪波动可使病情急剧恶化,甚至导致猝死。保持良好的情绪调控能力非常关键。

(四) 饮食

1. 饮食不节 饮食不节制,过饱或过饥。过饱,脾胃负担重,易致消化不良。过饥,气血不足,导致营养不够。现在很多女性过度节食,严重者甚至引起闭经和厌食症。

2. 饮食不洁 饮食不干净,轻则呕吐、泄泻,重则食物中毒,因此需注意食品安全卫生。

3. 饮食偏嗜 吃饭偏食,过多偏爱某类食物。口味偏辛辣,易致胃肠积热、口臭等。口味偏寒凉,易致寒湿困脾,影响脾胃运化、消化和吸收。

(五) 劳逸

1. 过劳

(1) 劳力:体力劳动过度,使身体疲惫,易致积劳成疾,如腰椎间盘突出。

(2) 劳心:脑力劳动过度,耗费心神。如白领连续加班、用脑过度,严重者可致猝死。

(3) 房劳:纵欲过度,耗伤精气,导致经常感到疲惫,休息后无缓解,影响正常的工作和生活。

2. 过逸 过度安逸,活动较少。气机运动缓慢,难以温煦肢体。

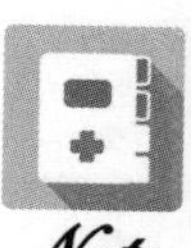

Note

（六）痰饮

痰饮是水液代谢障碍的病理产物，痰质地较稠，饮质地清稀。

（七）瘀血

瘀血是血液运行障碍的病理产物。

（八）其他

蛇咬伤、虫兽伤、犬咬伤、寄生虫、用药不当等也容易引起疾病。

知识链接

犬咬伤是需要高度警惕的意外伤害。狂犬病病毒通过唾液传播。如果被犬咬伤，需要立即在流动的水下反复冲洗伤口 15 分钟，并尽快就医，配合医生处理伤口并注射狂犬病疫苗。

二、病机

病机即疾病发生、发展变化、转归的机理，又称病理。

（一）正邪斗争

“正”即“正气”，即人体抵御疾病的能力。“邪”即“外邪”，即侵犯人体的外来邪气。正气和邪气，二者相争，强弱不停变化，正邪斗争与疾病息息相关。

1. 正邪斗争与发病

（1）正气不足是内在原因。一个人如果正气充足，即使外邪侵犯人体，也不会发病。

（2）邪气侵犯是重要条件。一个人即使正气不足，没有外邪侵犯也不会发病。

（3）正邪相争决定是否发病。正胜邪负则不发病，邪胜正负则发病。

2. 正邪盛衰与虚实变化

（1）实虚病机：“实”是指正气和邪气都旺盛，二者对抗激烈，症状明显，如高热不退、腹痛拒按。“虚”是指正气、邪气都不足，二者对抗无力。症状隐匿，如神疲乏力、畏寒肢冷、腹痛喜按。

（2）实虚变化：疾病变化是一个很复杂的过程，虚实随着邪正双方力量强弱对比而变化。

（3）正邪盛衰与疾病转归：正胜邪退，则疾病好转或痊愈。邪胜正退，则疾病恶化或不治。

（二）阴阳失调

阴阳的消长平衡失去的病理状态即阴阳失调。阴阳保持动态平衡，维持对立统一局面，人体身心协调，即“阴平阳秘”，这是人体最好的状态。但在某些致病因素的影响下，人体生理活动异常，导致疾病发生。

1. 阴阳偏盛　偏盛表现为实证。

（1）阳偏盛：阳胜则热，表现为实热证，如面红耳赤、大汗淋漓。阳胜则阴病，损伤阴液。

（2）阴偏盛：阴胜则寒，表现为实寒证，如畏寒怕冷、手足冰凉。阴胜则阳病，损伤阳气。

2. 阴阳偏衰　偏衰表现为虚证。

（1）阳偏衰：阳虚则寒，表现为虚寒证。阳虚则阴盛，如肢体不温、气血亏虚、自汗等。

（2）阴偏衰：阴虚则热，表现为虚热证。阴虚则阳亢，如五心烦热、更年期的潮热盗汗等。

3. 阴阳互损　阴阳相互联系，阴损及阳，即阴液损伤连累阳气，且影响其生成。无阴则阳无以生。阳损及阴，即阳气损伤连累阴液，从而影响阴液生成。无阳则阴无以化。

4. 阴阳亡失

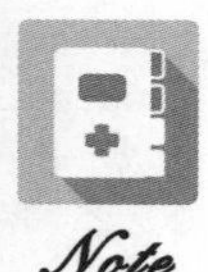

（1）亡阳：阳气突然亡失，导致全身衰竭，如汗出不止、脉数无力等症状。

（2）亡阴：阴液大量丢失，导致全身衰竭，如冷汗淋漓、手足冰冷、呼吸微弱、脉微细。

（三）精气失常

精液代谢失常、气机失调等也容易致病。如气滞、气逆、气陷、气闭、气脱等。

（部海霞）

直通护考
在线答题

第六节 经络腧穴

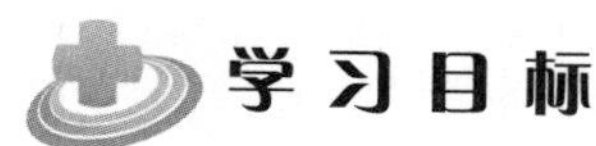

学习目标

掌握：腧穴的定位方法、主治作用；常用穴位的归经、定位、主治和操作要求。
熟悉：经络系统的组成，腧穴的分类。
了解：十二经脉的分布规律、表里络属关系、循行走向。

PPT 课件

影视导学

微电影《神针》

扁鹊生平：

扁鹊（公元前 407—公元前 310 年），姬姓，秦氏，名越人，尊称扁鹊，又号卢医，春秋战国时期渤海莫人（今河北沧州市任丘市人）。春秋战国时期名医，居中国古代五大医学家之首。

影视作品简介：

《神针》是资深制作人应晓强制作的电影，为中国首部以针灸为主题的微电影。该电影以国家级非物质文化遗产“杨继洲针灸”为题材，讲述一位名叫叶开的青年因母亲中风瘫痪远道而来衢州寻针，被杨继洲针灸传承人杨善宇的高超技艺和天人合一、宁静致远的针灸文化精髓深深吸引并立志学好针灸。

经络系统内属于脏腑，外络于肢节，沟通脏腑与体表间的联系，将人体的组织器官、四肢百骸连结成一个有机的整体，运行气血、濡养全身、抗御外邪、调整阴阳，从而使机体保持协调和平衡。

经络学说是阐述人体经络系统的循行分布、生理功能、病理变化及其与脏腑相互关系的理论体系，对解释人体的生理、病理现象，对疾病的诊断、治疗、护理具有重要的指导意义。

一、经络学说的形成基础

经络系统大都以阴阳来命名。一切事物都可分为阴和阳两个方面，两者之间又是互相联系的。经络的命名就包含有这种意思。一阴一阳衍化为三阴三阳，相互之间具有对应关系：

阴{太阴—阳明
少阴—太阳
厥阴—少阳}阳

经络学说是古代劳动人民在长期的医疗实践中，经过不断观察、总结而逐步形成的。据文献资料分析，其形成基础主要包括以下四个方面。

（一）针刺感应与传导

古代医者发现在针刺或按压人体某一部位时，局部会产生酸、麻、胀、重等感觉，这种感觉有时会沿着一定的路线向远处扩散；温针灸时也会有热感由施灸部位向远处传导。由此产生了人体内存在复杂而又有规律的联系通路的概念，从而提出经络分布的轮廓。

（二）腧穴的功效

通过长期的针灸实践，人们逐渐发现主治范围基本相同的腧穴往往有规律地排列在一条路线上，把这些作用相似的穴位进行归纳分类并连接起来，就构成了经络的循行路线。如分布于胸部外上方及上肢内侧前缘的穴位，一般都能主治肺、气管、咽喉和体表相应部位的疾病，从而说明了经络的形成与穴位功能有着不可分割的关系。

（三）解剖、生理知识的启发

经络学说形成源于古代医家对人体解剖和生理现象的观察，如《灵枢·经水》记载："若夫八尺之士，皮肉在此，外可度量循切而得之，其死可解剖而视之。其脏之坚脆，腑之大小，谷之多少，脉之长短，血之清浊……皆有大数。"说明古人在当时对血脉、筋肉、骨骼和内脏等，都有一定程度的了解。

（四）体表病理现象的推理

当体内某一脏腑发生疾病时，在体表相应部位可出现一些病理现象，如压痛、结节、皮疹、色泽变化等异常反应。如《素问·脏气法时论》中所说：心病者，胸中痛，胁支满，胁下痛。膺背肩胛间痛，两臂内痛。这一病理现象即是经络内外联系的典型反映之一。故体表病理现象的推理，也是经络学说形成的依据之一。

综上所述，经络学说的形成，既来源于对经气的传导和腧穴功效的总结，又与病理现象的推理密切相关。它们与当时所能观察到的人体解剖、生理知识结合起来，四者共同构成了经络学说形成的基础。

二、经络系统的组成

经络作为运行气血的通道，以十二经脉为主，其内属于脏腑，外络于肢节，将人体内外连通起来，成为一个有机的整体。十二经别，是十二经脉在胸、腹及头部的重要支脉，沟通脏腑，加强表里经络的联系。十五络脉，是十二经脉在四肢部以及躯干前、后、侧三部的重要支脉，起沟通表里和渗灌气血的作用。奇经八脉，是具有特殊作用的经脉，对其余经络起统率、联络和调节气血盛衰的作用。此外，经络的外部的筋肉也受经络支配，分为十二经筋；皮肤也按经络的分布分为十二皮部（图 2-6-1）。

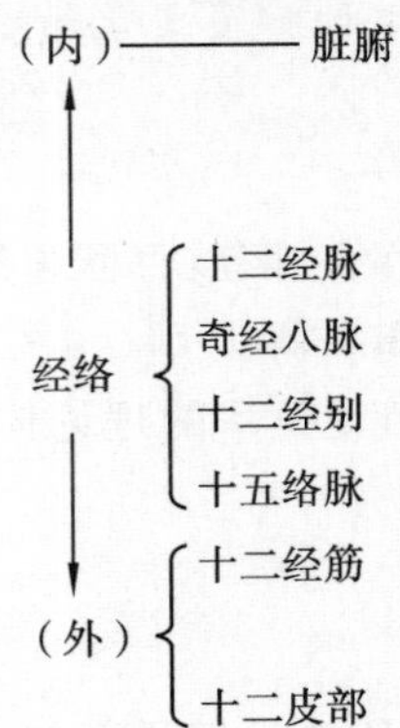

图 2-6-1　经络系统简图

经脉、络脉、经别、经筋，以及奇经八脉，均可分为阴阳两类；其中十二经脉，据其所属脏腑又可分为五行。经络系统阴阳五行对合关系如图 2-6-2 所示。

（一）十二经脉

十二经脉是十二经脉所属的经脉，是经络系统的主体，包括手太阴肺经、手阳明大肠经、足阳明胃经、足太阴脾经、手少阴心经、手太阳小肠经、足太阳膀胱经、足少阴肾经、手厥阴心包经、手少阳三焦经、足少阳胆经和足厥阴肝经，故又称为十二"正经"。

1. 十二经脉的名称　由手足、阴阳、脏腑三部分组成。手足，表示经脉在上、下肢分布的不同，手经表示其外行路线分布于上肢，足经表示其外行路线分布于下肢。脏腑，表示经脉的脏腑属性，如肺经表示该经脉属肺脏，胃经表示该经脉属胃脏。阴阳，表示经脉的阴阳属性及阴阳气的多少。一阴一阳衍化为三阴三阳，以区分阴阳气的盛衰。首先将十二经脉分为手六经和足六经；凡属六脏并且循行于肢体内侧的经脉为阴经，凡属六腑并且循行于肢体外侧的经脉为阳经；再根据阴阳消长变化规律，把阴阳划分为三阴三阳，三阴为太阴、少阴、厥阴，三阳为阳明、太阳、少阳。按照上述命名规律，十二经脉的名称分别为手太阴肺经、手少阴心经、手厥阴心包经、手阳明大肠经、手太阳小肠经、手少阳三焦经、足太阴脾经、足少阴肾经、足厥阴肝经、明胃经、足太阳膀胱经、足少阳胆经。

经脉的分布规律　十二经脉是经络系统的主要内容。十二经脉在内属于脏腑，在外联络四干。又因为经脉主运行气血，其循行有一定的方向，即"脉行之逆顺"，后称之为"流注"；各

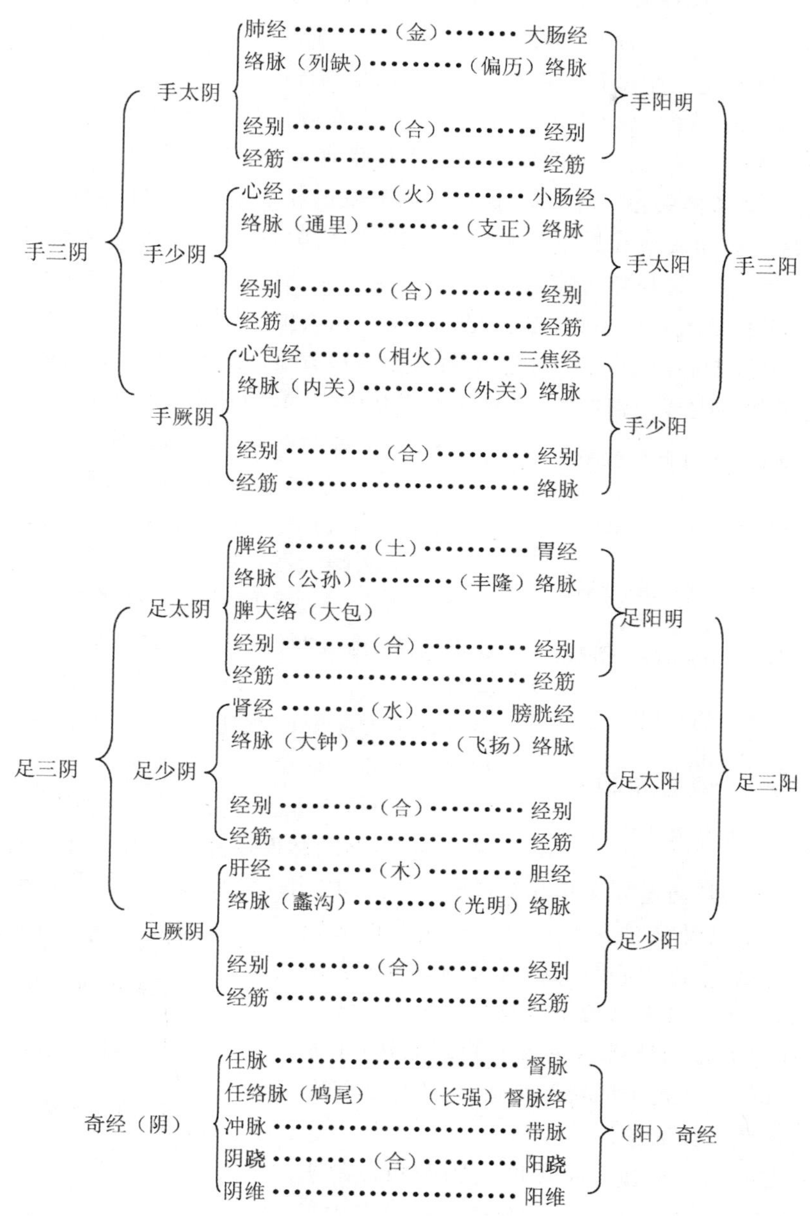

图 2-6-2 经络系统阴阳五行对合表

经脉之间还通过分支相互联系，即“外内之应，皆有表里”。

（1）外形部分：十二经脉左右对称地分布于头面、躯干和四肢，躯干表面及头面的部分，称为“外行线”。“肢”指四肢，“节”一般是指骨节，故十二经脉“外络于肢节”指经脉联络肢体表面。它们是经脉的主要路线，被称之为“有穴通路”。以人体正立、两臂自然下垂、拇指向前、两手掌心相对的体位为准。

①四肢部：上肢的内侧（手掌侧）为阴，外侧（手背侧）为阳。手三阴经在上肢内侧从拇指到小指的体位分布为：手太阴→手厥阴→手少阴。手三阳经在上肢外侧从拇指到小指的体位分布为：手阳明→手少阳→手太阳。

足三阴经、足三阳经在下肢的分布与上肢基本一致，但足三阴经的排列略有不同。足厥阴、足太阴经脉在内踝上 8 寸的位置前后交叉，所以在内踝上 8 寸以下，足三阴经从前到后的排列为：足厥阴→足太阴→足少阴；而在内踝上 8 寸以上的排列则为：足太阴→足厥阴→足少阴。

十二经脉在四肢的分布规律是：太阴、阳明在前，厥阴、少阳在中（侧），少阴、太阳在后。在小腿下半部及足部，足厥阴有例外的曲折、交叉情况。

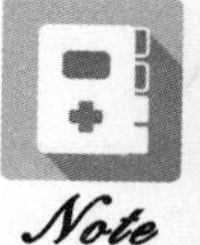

②头面和躯干部：十二经脉在头面和躯干部的分布，大致是手三阴经分布到胸，足三阴经分布到腹与胸；手足三阳经均到达头面，故称"头为诸阳之会"。足三阳经从头到足，分布范围最广，足阳明经行于身前，足少阳经行于身侧，足太阳经行于身后，在头部也是如此。

(2) 内行部分：十二经脉的内行部分指经脉进入到胸腹腔内的部分，称为"内行线"。由于没有穴位分布，所以又被称为"无穴通路"。这部分的作用主要是联属相关的脏腑及组织。

3. 十二经脉的表里络属关系 十二经脉在体内与脏腑相连属，由于脏腑有表里相合的关系，所以阴经与阳经也有明确的脏腑属络和表里关系。阴经属脏，络腑，主表，一脏配一腑，一阴配一阳，形成了六组表里络属关系。即手太阴肺经属肺络大肠，与手阳明大肠经相表里；足阳明胃经属胃络脾，与足太阴脾经相表里；手少阴心经属心络小肠，与手太阳小肠经相表里；足太阳膀胱经属膀胱络肾，与足少阴肾经相表里；手厥阴心包经属心包络三焦，与手少阳三焦经相表里；足少阳胆经属胆络肝，与足厥阴肝经相表里。互为表里的经脉在生理上密切联系，病变时相互影响，治疗时相互作用。

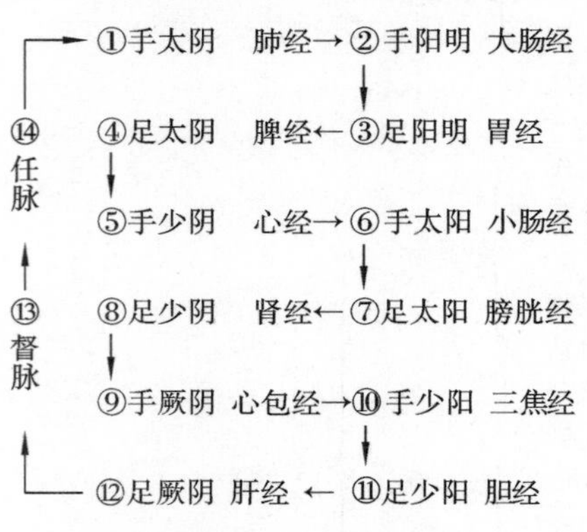

图 2-6-3 十二经脉流注表

4. 十二经脉的循行交接规律

(1) 十二经脉的走向和流注：十二经脉的循行有一定的方向，或上行，或下行，形成"脉行之逆顺"。其走向规律是：手三阴经从胸走手，手三阳经从手走足，足三阳经从头走足，足三阴经从足走腹(胸)。有了逆顺，十二经脉之间就可连贯起来，构成"如环无端"的气血流注关系。十二经脉主运行气血，营气行于脉中，卫气行于脉外。营气的运行顺序也就是十二经脉的顺序，而且与前后正中的督脉和任脉也相通。流注关系如图 2-6-3 所示。

(2) 十二经脉的交接：十二经脉正常的流注，除有逆顺之走向外，各经脉尚需相互交接。十二经脉之间的交接，除了两经直接相连外，有的是通过分支相互交接的。手足、阴阳经通过以下三种形式相互交接。

①阴经与阳经在手足部交接。手太阴肺经在食指桡侧端与手阳明大肠经交接；手少阴心经在小指尺侧端与手太阳小肠经交接；手厥阴心包经在无名指尺侧端与手少阳三焦经交接；足阳明胃经在足大趾内侧端与足太阴脾经交接；足太阳膀胱经在足小趾外侧端与足少阴肾经交接；足少阳胆经在足大趾外侧端与足厥阴肝经交接。

②阳经与阳经在头面部交接。手阳明大肠经和足阳明胃经在鼻旁交接；手太阳小肠经与足太阳膀胱经在目内眦交接；手少阳三焦经和足少阳胆经在目外眦交接。

③阴经与阴经在胸部交接。足太阴脾经与手少阴心经交接于心中；足少阴肾经与手厥阴心包经交接于胸中；足厥阴肝经与手太阴肺经交接于肺中。其相互交接情况如图 2-6-4 所示。

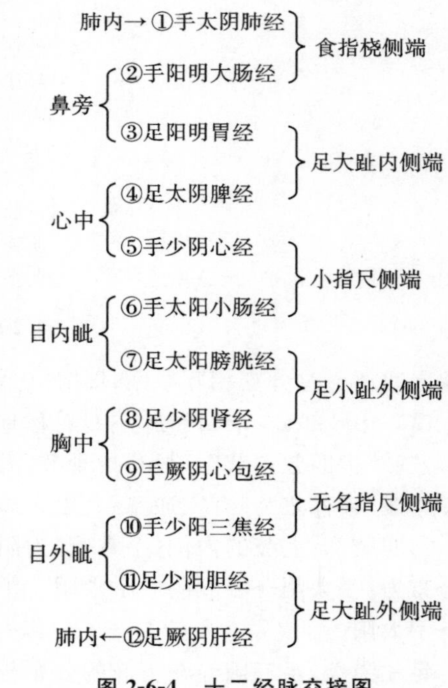

图 2-6-4 十二经脉交接图

5. 十二经脉的气血运行 人秉水谷之气化生气血精微，五脏六腑皆受其气而生，清者为营，浊者为卫，十二经脉就是运行气血的通道。营在脉中，卫在脉外，营周不休，五十而复大会。营气的运行顺序即十二经脉气血的运行顺序。营气运行从太阴出，注入手阳明大肠经，沿手阳明大肠经上行注足阳明胃经，沿经脉下行至足大趾，与足太阴脾经相合，沿足太阴脾经从脾注心中，循手少阴心经，合手太阳小肠经，上行注目内眦，上颠顶，下项，合足太阳膀胱经，沿足少阳胆经循行线，循足心注入足少阴肾经，从肾注心，外散胸中，循手厥阴心包经之脉出腋，下臂出两经之间，入掌中，注入小指次指，合于

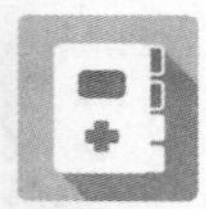

手少阳三焦经，沿手少阳三焦经上行，注入口中，散于三焦，从三焦注入胆，出胁肋，注入足少阳胆经，下行至足跗上，注足大趾间，合足厥阴肝经，上行至肝，从肝上注肺。另有一条支脉沿着督脉循行线，在脐中注入任脉，从任脉，入缺盆，下注肺中，复出太阴(图 2-6-5)。

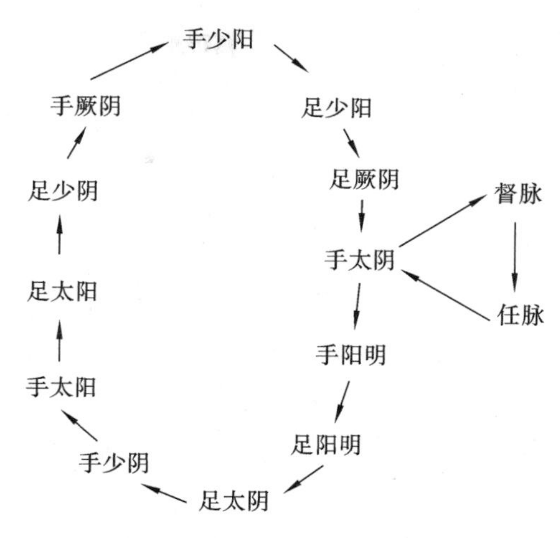

图 2-6-5　十二经脉气血运行图

(二) 奇经八脉

奇经八脉是督脉、任脉、冲脉、带脉、阴维脉、阳维脉、阴跷脉、阳跷脉的总称，共八条。因其“别道奇行”，故称奇经八脉。奇经八脉与十二经脉不同，既不直接隶属于十二脏腑，也无表里配合关系，但与奇恒之腑(脑、髓、骨、脉、胆、女子胞)联系密切，故称“奇经”。

奇经八脉除带脉横向循行外，均为纵向循行，纵横交错地循行分布于十二经之间，其主要作用体现于两方面：其一，沟通了十二经脉之间的联系，将部位相近、功能相似的经脉联系起来，达到统摄有关经脉气血、协调阴阳的作用；其二，对十二经脉气血有着蓄积和渗灌的调节作用，当十二经脉及脏腑气血旺盛时，奇经八脉能加以蓄积，当人体功能活动需要时，奇经八脉又能渗灌供应。

(三) 其他

1. 十二经别　从十二经脉另行分出，深入体腔，以加强表里相合关系的支脉，又称“别行之正经”。它是循行于胸腹及头部的重要支脉。其作用是加强十二经脉表里经络与体内的联系，同时加强十二经脉和头面部的联系，从而补充十二经脉循行的不足，并扩大经穴的主治范围。

2. 十二经筋　与十二经脉相应的筋肉部分，其分布范围与十二经脉大体一致。它是筋附着于骨骼的部分。全身经筋按经络分布部位同样分成手、足三阴、三阳，即十二经筋。十二经筋各起于四肢末端，结聚于骨骼和关节部，有的进入胸腹腔，但不像经脉那样属络脏腑。手足三阳之筋都到达头目，手三阴之筋到胸膈，足三阴之筋到阴部。经筋的作用是约束骨骼，活动关节，保持人体正常的运动功能，维持人体正常的体位姿势。

3. 十二皮部　十二经脉相应的皮肤部分，属十二经脉及其络脉布散的部位。体表的皮肤按十二经脉分布划分为十二个区域，就形成了十二皮部。皮部位于人体的最外层，正常情况下有抗御外邪、保护机体、反映病候及协助诊断的作用。

4. 十五络脉　十二经脉在四肢部各分出一络，再加躯干部的任脉络(身前)、督脉络(身后)及脾之大络(身侧)，称为十五络脉。十二经脉在四肢部的络脉从相应的络穴分出，与相表里的经脉连接，主要起沟通表里两经和补充经脉循行不足的作用。躯干部的三络，分布于身前、身后和身侧，起渗灌气血的作用。它们分别以其发出处的腧穴(络穴)名称命名。

三、腧穴

(一) 概述

腧穴是人体脏腑经络之气输注于体表的特殊部位。“腧”即转输、输注，言经气转输之义；“穴”即孔隙、空窍的意思。

腧穴又名“气穴”“气府”“骨空”“穴道”“孔穴”等。腧穴并不是孤立于体表的，而是与深部组织器官有着密切联系、沟通脏腑与体表、疏通气血的特殊反应点。腧穴与经络、脏腑、气血密切相关。经穴分别归属于各经脉，经脉又隶属各脏腑，故腧穴、经脉、脏腑之间形成了不可分割的联系。腧穴既是疾病的反应点，又是针灸的施术部位。通过刺激这些部位，可以疏通经脉、调理气血，达到调整阴阳、治疗疾病的目的。

1. 腧穴的分类　腧穴的发展，经历了不断提高、完善的漫长过程，内容不断充实。在天人相应、阴

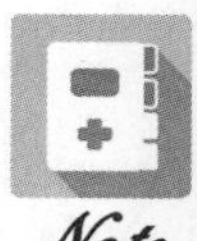

阳五行、脏腑经络等中医理论的影响下，从无定位、无定名的“以痛为输”阶段到定位、定名的第二阶段，再到定位、定名、归经的成熟阶段。历代医家对腧穴进行系统的总结、分类，充实、完善了腧穴理论。归纳起来，腧穴可分为十四经穴、经外奇穴、阿是穴三类。

（1）十四经穴：凡归属于十二经脉和任、督二脉的腧穴，称为“十四经穴”，简称“经穴”，是腧穴体系中的主体。经穴的特点是腧穴有固定的名称，有固定的位置，有特定的经脉归属关系。不仅具有主治本经病证的作用，而且能反映十四经及其所属脏腑的病证。

（2）经外奇穴：尚未纳入十四经穴范围，但有固定的名称、位置和主治内容的腧穴，简称“奇穴”。有明确的位置。这类腧穴的主治范围比较单纯，多数对某些病证具有特殊疗效。

（3）阿是穴：又称“天应穴”“压痛点”“不定穴”等，是指无固定名称和位置，以病痛局部或与病痛有关的压痛（敏感）点或其他反应点作为针灸施术部位的腧穴。患者会发出“阿”的一声，故名为“阿是”。阿是穴无一定数目。

2. 腧穴的生理功能　腧穴与经络关系密切，经络是气血运行于周身的通道，腧穴则是经络气血转输汇聚的特殊部位，腧穴借助经络系统沟通体表与体内脏腑的关系，故其生理功能为输注气血、濡养周身、疏通经络、调和阴阳。

（1）输注气血，濡养周身。人体脏腑及皮肉脉筋骨、四肢百骸之所以能维持其正常的生理功能，是因为气血的濡润滋养。经络系统是气血转输的主要通道，腧穴具有转输、渗灌气血的作用，即经脉是气血运行的主干，络脉是气血输布的路径，腧穴是脏腑经络气血转输出入体表的特殊部位。

（2）疏通经络，调和阴阳。经络与腧穴关系密切，经络是气血运行于周身的通道，腧穴位于经络在体表的循行线上，是人体内外相通的重要的特殊部位，且为脏腑经络之气转输、汇聚之处，因此腧穴可通过输注气血达到调和阴阳、协调脏腑的功能。故经络之气顺畅取决于腧穴气机调达。

3. 腧穴的主治规律　腧穴主治范围较广，与其所属经脉和所在部位有直接关系，主要有分经主治和分部主治两大规律。

（1）分经主治规律：某一经所属腧穴均可治疗本经循行部位及其相应脏腑的病证。各经有其主要治疗病证，邻近的经又有类似主治作用，或两经相同，或三经相同，这是“三阴”“三阳”在治疗作用上的共性。

（2）分部主治规律：身体某一部位腧穴均可治疗本部位及某类病证。腧穴分部主治与位置特点密切相关，又与四海、气街的功能相关。

4. 腧穴的临床应用　腧穴作为脏腑经络气血输注于体表的特殊部位，既为脏腑经络气血变化的反应点，又是治疗疾病的刺激点，临床上主要应用于诊断和治疗两方面。

（1）诊断方面：人体生理功能异常，导致出现疾病时，相应的腧穴可出现压痛、酸楚、结节、变色等各种反应，这些反应是人体疾病过程中脏腑经络气血失常的结果，因此，通过腧穴的这种变化可辅助诊断疾病。故腧穴有反映病证、协助诊断的作用。

腧穴诊断在临床上有许多优点。腧穴的异常反应比患者的自觉症状或其他体征更敏感，可协助早期诊断亚健康状态，是一种安全、快速且无损伤的检查，又有操作简单、易学易用等特点，对判断疾病疗效、转归和预后也有一定意义。

（2）治疗方面：通过刺激腧穴可防治疾病。腧穴的主治作用主要表现在三个方面，即近治作用、远治作用和特殊作用。

①近治作用：所有腧穴均具有治疗该穴所在部位及邻近组织、器官病证的作用，是一切腧穴主治作用所具有的共同特点。如膝部的阳陵泉、阴陵泉、梁丘等穴均能治疗膝关节病。

②远治作用：腧穴具有治疗本经循行所及的远隔部位的脏腑、组织、器官病证的作用。这是十四经穴主治作用的基本规律。在十四经穴中，尤其是十二经脉在四肢肘、膝关节以下的腧穴，远治作用尤为突出。如合谷穴不仅可治疗上肢病，还可治颈及头面部病证。

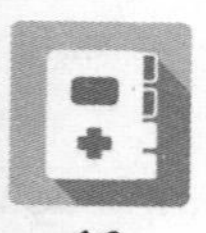

③特殊作用：有些腧穴在临床应用时，具有特殊的作用，亦体现了腧穴的特性。

Note

a. 双向良性调整作用：机体处于不同状态时，针刺同一腧穴可起到双向良性的调整作用。心动过速时，针刺内关穴能减慢心率，心动过缓时，针刺内关穴能加快心率。

b. 相对特异性：不同经脉腧穴其主治作用具有相对特异性，同一经脉不同的腧穴，其主治作用亦具有相对特异性。如二间、三间、合谷穴同属手阳明大肠经，均可治疗牙痛，但以合谷疗效最好。

c. 全身作用：某些腧穴有全身调节作用。针刺某些腧穴，对机体可起整体性的调治作用。如大椎、合谷能退热。

d. 特定腧穴、特定主治：不仅具有一般腧穴的主治特性，还具有独特的主治作用。如背俞穴、原穴可主治五脏病证。

5. 腧穴的定位方法 取穴正确与否，直接影响治疗效果。临床上常用的腧穴定位法包括骨度分寸定位法、体表解剖标志定位法、手指同身寸定位法和简便定位法四种。

(1) 骨度分寸定位法：以体表骨节为主要标志，折量全身各部的长度和宽度，定出分寸，用于腧穴定位的方法。现代采用的骨度分寸是以《灵枢》记载的人体各部位的分寸为基础，结合历代医家创用的折量分寸。不论男女、老幼、高矮、胖瘦，均可按这一标准在其自身测量。主要方法是：将设定的两骨节点之间的长度折量为一定的等份，每 1 等份为 1 寸。常用骨度分寸如表 2-6-1 和图 2-6-6 所示。

表 2-6-1 常用骨度分寸表

部位	起止点	折量寸	度量法	说明
头面部	前发际正中→后发际正中	12	直寸	用于确定头部腧穴的纵向距离
	眉间(印堂)→前发际正中	3	直寸	用于确定前或后发际及头部腧穴的纵向距离
	两额角发际(头维)之间	9	横寸	用于确定头前部腧穴的横向距离
	耳后两乳突(完骨)之间	9	横寸	用于确定头后部腧穴的横向距离
胸腹胁肋部	胸骨上窝(天突)→胸剑联合中点(歧骨)	9	直寸	用于确定胸部任脉腧穴的纵向距离
	胸剑联合中点(歧骨)→脐中	8	直寸	用于确定上腹部腧穴的纵向距离
	脐中→耻骨联合上缘(曲骨)	5	直寸	用于确定下腹部腧穴的纵向距离
	两肩胛骨喙突内侧缘之间	12	横寸	用于确定胸部腧穴的横向距离
	两乳头之间	8	横寸	用于确定胸腹部腧穴的横向距离
背腰部	肩胛骨内侧缘→后正中线	3	横寸	用于确定背腰部腧穴的横向距离
	大椎以下→尾骶	21 椎	直寸	用于确定背腰部腧穴的纵向距离
上肢部	腋前、后纹头→肘横纹(平尺骨鹰嘴)	9	直寸	用于确定上臂部腧穴的纵向距离
	肘横纹(平尺骨鹰嘴)→腕掌(背)侧远端横纹	12	直寸	用于确定前臂部腧穴的纵向距离
下肢部	耻骨联合上缘→髌底	18	直寸	用于确定大腿内侧部腧穴的纵向距离
	髌底→髌尖	2	直寸	用于确定大腿部腧穴的纵向距离
	髌尖(膝中)→内踝尖	15	直寸	用于确定小腿内侧部腧穴的纵向距离
	胫骨内侧髁下方阴陵泉→内踝尖	13	直寸	
	胫骨大转子→腘横纹(平髌尖)	19	直寸	用于确定大腿前外侧部腧穴的纵向距离
	臀沟→腘横纹	14	直寸	用于确定大腿后部腧穴的纵向距离
	腘横纹(平髌尖)→外踝尖	16	直寸	用于确定小腿外侧部腧穴的纵向距离
	内踝尖→足底	3	直寸	用于确定足内侧部腧穴的纵向距离

(2) 体表解剖标志定位法：以人体解剖学的各种体表标志为依据来确定经穴定位的方法，又称自然标志定位法。人体体表解剖标志有两种：一种是固定标志，即不受人体活动影响而固定不移的标志，如骨节肌肉的突起和凹陷、五官、发际、指(趾)甲、乳头、肚脐等。有些腧穴可以根据这些固定标志来定位，如：两眉之间是印堂，两乳中间取膻中，眉头定攒竹等。另一种是活动标志，即人体各部的关节、肌肉、肌腱、皮肤随着活动而出现的空隙、凹陷、皱纹等，是在活动姿势下才会出现的标志。如：握拳在掌后横纹头取后溪，张口在耳前凹陷中取听宫等。

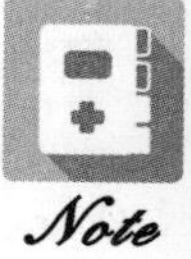
Note

(3) 手指同身寸定位法：以患者的手指所规定的分寸来量取腧穴的方法。为用尺寸折量标准来量取腧穴的方法，又称“指寸法”。常用的手指同身寸有以下 3 种。

①中指同身寸：以患者中指中节桡侧两端纹头之间的距离为 1 寸。可用于四肢的直寸定穴和背、腰、骶部的横寸定穴(图 2-6-7)。

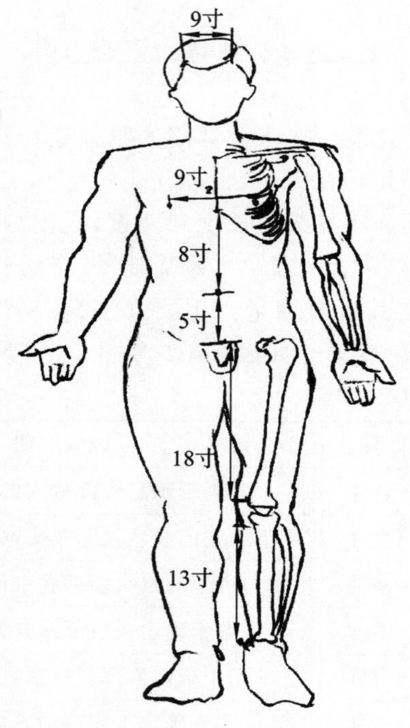

图 2-6-6　骨度折量定位法

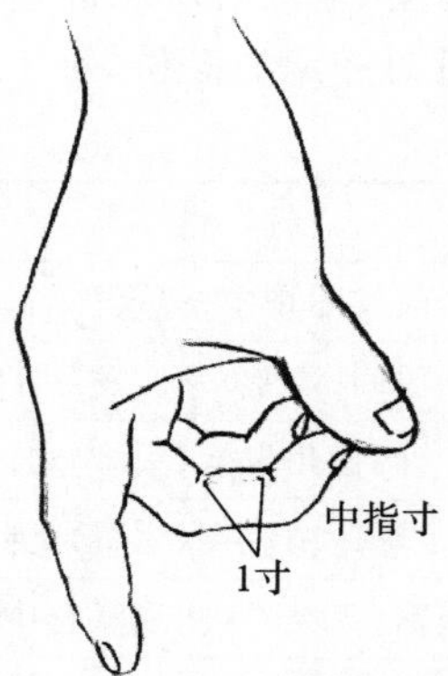

图 2-6-7　中指同身寸

②拇指同身寸：以患者拇指指间关节的宽度作为 1 寸。适用于四肢的直寸定穴(图 2-6-8)。

③横指同身寸：又名“一夫法”，是令患者将食指、中指、无名指、小指四指并拢，以中指中节横纹为标准，其四指宽度作为 3 寸。适用于下肢、上肢的直寸定穴和背部的横寸定穴(图 2-6-9)。

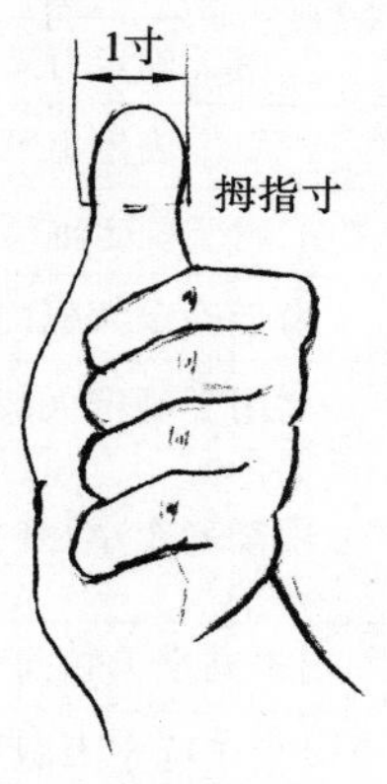

图 2-6-8　拇指同身寸

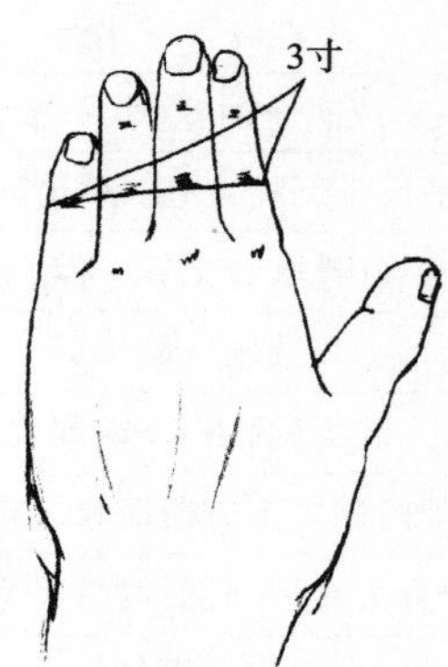

图 2-6-9　3 寸横指同身寸

(4) 简便定位法：临床中一种简便易行的腧穴定位方法。如立正姿势，手臂自然下垂，中指指端在下肢所触及之处取风市；两手虎口自然平直交叉，一手食指压在另一手腕后高骨的上方，其食指尽端处取列缺等。此法是一种辅助取穴方法。

(二) 常用腧穴

腧穴是针灸治疗护理疾病的特殊部位，为了更好地护理患者，减轻患者病痛，促进康复，护理工作者应掌握常用腧穴的定位和主治，并熟悉其操作方法。

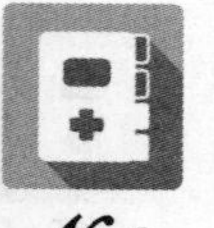
Note

1. 十二经脉常用腧穴

1）手太阴肺经　本经起于中焦，属肺络大肠，通过膈肌，从肺系横行至胸部外上方，出腋下，循上肢内侧前缘，沿鱼际，至于拇指桡侧端；分支从腕后分出，止于食指桡侧端。手太阴肺经左右各 11 穴，主治肺系疾病和头面、经脉循行部位的其他病证。

（1）尺泽：

［定位］ 在肘横纹中，肱二头肌腱桡侧凹陷处。

［主治］ 急性吐泻、中暑、小儿惊风、咳嗽、气喘、咯血、肘臂挛痛。

［操作］ 直刺 0.8～1.2 寸；或点刺出血。可灸。

（2）孔最：

［定位］ 前臂内侧，尺泽与太渊连线上，腕横纹上 7 寸。

［主治］ 咳嗽、气喘、咯血、咽喉肿痛、失音、肘臂挛痛。

［操作］ 直刺 0.5～1 寸。

（3）列缺：

［定位］ 桡骨茎突上方，腕横纹上 1.5 寸，肱桡肌与拇长展肌腱之间。简便取穴：两手虎口自然平直交叉，一手食指按在另一手桡骨茎突上，指尖尽处凹陷中是穴。

［主治］ 咳嗽、气喘、咽喉肿痛、头疼、牙疼、颈项痛、口眼㖞斜、半身不遂。

［操作］ 向上斜刺 0.3～0.8 寸。

（4）太渊：

［定位］ 腕掌侧横纹桡侧端，桡动脉的桡侧凹陷中。

［主治］ 咳嗽、气喘、咯血、咽喉肿痛、胸痹、无脉症、手腕疼痛。

［操作］ 避开动脉，直刺 0.3～0.5 寸。

（5）鱼际：

［定位］ 手外侧，第 1 掌骨桡侧中点赤白肉际处。

［主治］ 发热、咽干、咽喉肿痛、失音、咳嗽、咯血。

［操作］ 直刺 0.5～0.8 寸。可灸。

2）手阳明大肠经　本经起于食指桡侧端，经手臂，循上肢外侧前缘，上肩，入锁骨上窝，络肺属大肠；分支从锁骨上窝经颈入下齿，过人中沟，止于对侧鼻旁。手阳明大肠经左右各 20 穴，主治头面五官病、热病、肠胃病、皮肤病、神志病以及经脉循行部位的其他病证。

（1）合谷：

［定位］ 手背，第 1、2 掌骨之间，约平第 2 掌骨中点处。

［主治］ 头疼、目赤肿痛、鼻衄、面肿、口眼㖞斜、耳聋；发热恶寒、热病无汗或多汗；腹痛、便秘、经闭、滞产等。

［操作］ 直刺 0.5～1 寸（孕妇忌针），针刺时手呈半握拳状。

（2）手三里：

［定位］ 在阳溪与曲池连线上，肘横纹下 2 寸。

［主治］ 齿痛、颊痛；上肢无力麻痹；腹痛、腹泻、消化不良等。

［操作］ 直刺 0.8～1.2 寸。

（3）商阳：

［定位］ 在食指末节桡侧，指甲根角侧上方 0.1 寸。

［主治］ 咽喉肿痛、齿痛；热病、昏迷、手指麻木。

［操作］ 浅刺 0.1～0.2 寸；或点刺出血。可灸。

（4）阳溪：

［定位］ 腕区，腕背侧远端横纹桡侧，桡骨茎突远端。

［主治］ 手腕及手指肿痛；头疼、目赤、齿痛等头面五官病证。

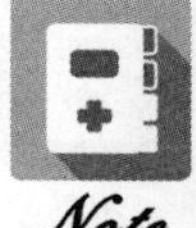

[操作] 直刺 0.5～0.8 寸。可灸。

(5) 曲池:

[定位] 肘区,尺泽与肱骨外上髁连线的中点。

[主治] 肘臂痹痛,上肢不遂;热病;腹痛、吐泻等胃肠病证;头疼、目赤、咽喉肿痛等头面五官病证;湿疹、瘰疬等。

[操作] 直刺 1～1.5 寸。可灸。

3) 足阳明胃经 本经起于鼻旁,上行鼻根至承泣,直下入上齿,挟口角,交会承浆,沿下颌、耳前至额角;主干线从颈下胸,内行部分入锁骨上窝,属胃络脾,外行部分循胸沿乳中线下行,挟脐两旁(旁开 2 寸),抵腹股沟处,经下肢外侧前缘,沿足背,止于第 2 趾外侧端;分支从膝下 3 寸和足背分出,分别到中趾和足大趾。足阳明胃经左右各 45 穴,主治胃肠病、头面五官病、热病、神志病及经脉循行部位的其他病证。

(1) 颊车:

[定位] 下颌角前上方约 1 横指凹陷中,咀嚼时咬肌隆起的最高点处。

[主治] 齿痛、颊肿、口眼㖞斜、口噤不语等。

[操作] 直刺 0.3～0.5 寸,或向地仓方向平刺 0.5～1 寸。

(2) 天枢:

[定位] 脐中旁开 2 寸。

[主治] 腹痛、腹胀、泄泻、便秘;痛经、月经不调等。

[操作] 直刺 1～1.5 寸。孕妇不可灸。

(3) 四白:

[定位] 面部眶下孔处。

[主治] 目赤肿痛、目翳、眼睑瞤动、迎风流泪等;口眼㖞斜、面痛、面肌痉挛;头痛、眩晕。

[操作] 直刺或微向外上斜刺 0.3～0.5 寸。不宜灸。

(4) 足三里:

[定位] 犊鼻下 3 寸,胫骨前嵴外 1 横指处。

[主治] 胃痛、呕吐、腹胀、便秘、泄泻;下肢痿痹。

[操作] 直刺 1～2 寸。

(5) 上巨虚:

[定位] 足三里下 3 寸。

[主治] 腹痛、肠鸣、腹泻、便秘;下肢痿痹等。

[操作] 直刺 1～2 寸。

(6) 下关:

[定位] 面部,颧弓下缘中央与下颌切迹之间凹陷中。

[主治] 下颌关节痛、面痛、齿痛;口眼㖞斜;耳聋、耳鸣。

[操作] 直刺 0.5～1.2 寸。留针时不宜做大幅度的张口动作,以免弯针、折针。不宜灸。

4) 足太阴脾经 本经起于足大趾内侧端,沿足内侧赤白肉际,经内踝前,循小腿内侧正中线上行,至内踝上 8 寸处交出于足厥阴肝经之前,经膝股内侧前缘入腹,属脾络胃,向上穿过膈肌,沿食道两旁,止于舌。其中一分支从胃别出注心中;另一分支分布于胸腹部第 3 侧线,经锁骨下,止于腋下。足太阴脾经左右各 21 穴,主治脾胃病、妇科病、前阴病及经脉循行部位的其他病证。

(1) 隐白:

[定位] 足大趾内侧趾甲根角旁 0.1 寸。

[主治] 崩漏、月经过多、便血、尿血;腹胀、癫狂、惊风等。

[操作] 浅刺 0.1 寸或点刺出血。

(2) 三阴交:

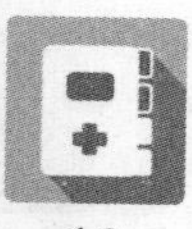

［定位］ 小腿内侧，内踝尖上 3 寸，胫骨内侧缘后际。

［主治］ 腹胀、肠鸣、泄泻；带下、阴挺、月经不调、遗精、阳痿、早泄、遗尿；心悸、失眠；脚气、下肢痿痹，阴虚诸证。

［操作］ 直刺 1～1.5 寸。孕妇禁针。

（3）阴陵泉：

［定位］ 小腿内侧、胫骨内侧髁下方凹陷处。

［主治］ 腹胀、水肿、小便不利、黄疸、月经不调、带下以及膝关节肿痛等。

［操作］ 直刺 1～2 寸。

（4）血海：

［定位］ 大腿内侧，髌骨内侧端上 2 寸。简便取穴法：患者屈膝，医者以左手掌心按于患者右膝髌骨上缘，第 2～5 指向上伸直，拇指与其余 4 指成 45°斜置，拇指指尖下便是穴。

［主治］ 崩漏、月经不调、闭经；瘾疹、湿疮；股内侧痛、阴部瘙痒、贫血等。

［操作］ 直刺 1～1.5 寸。

（5）太白：

［定位］ 跖区，第 1 跖趾关节近端赤白肉际凹陷中。

［主治］ 肠鸣、腹胀、泄泻、呕吐、胃痛、便秘等脾胃病证；崩漏、带下、经闭、月经不调、乳汁缺乏等妇科病证；足痛、足肿；虚劳、脱证、咳嗽、心痛脉缓、胸胁胀痛等。

［操作］ 直刺 0.5～1 寸。可灸。

5）手少阴心经　本经起于心中，属心络小肠，从肺部浅出腋下，循上肢内侧后缘，经掌后，入掌内，止于小指桡侧端。手少阴心经左右各 9 穴，主治心、胸、神志病及经脉循行部位的其他病证。

（1）极泉：

［定位］ 腋区、腋窝中央，腋动脉搏动处。

［主治］ 心痛、心悸；胸闷气短、胁肋疼痛、肩臂疼痛、上肢不遂；瘰疬。

［操作］ 上臂外展，避开腋动脉，直刺或斜刺 0.5～0.8 寸。慎灸。

（2）少海：

［定位］ 屈肘，当肘横纹内侧端与肱骨内上髁连线中点。

［主治］ 心痛；癔症、癫痫、瘰疬；腋胁痛、肘臂挛痛。

［操作］ 直刺 0.5～1 寸。

（3）神门：

［定位］ 腕横纹尺侧端，尺侧腕屈肌腱的桡侧凹陷中。

［主治］ 惊悸、怔忡、心痛、心烦、健忘、不寐、癫狂痫、痴呆、高血压。

［操作］ 直刺 0.3～0.5 寸。

（4）少冲：

［定位］ 小指桡侧指甲角旁约 0.1 寸。

［主治］ 心痛、心悸、胸胁痛；癫狂、热病、昏迷等。

［操作］ 浅刺 0.1 寸或点刺出血。

（5）通里：

［定位］ 前臂前区，腕掌侧远端横纹上 1 寸，尺侧腕屈肌腱的桡侧缘。

［主治］ 舌强不语；心痛、惊悸；腕臂痛。

［操作］ 直刺 0.3～0.5 寸。不宜深刺，以免伤及血管和神经。留针时，不宜做屈腕动作。可灸。

6）手太阳小肠经　本经起于小指尺侧端，经手背尺侧，沿上肢外侧后缘，至肩关节后方，绕行肩胛部。内行线从锁骨上窝进入，下行络心，属小肠；上行线从锁骨上窝抵目外眦、耳，分支从面颊至鼻，止于目内眦。手太阳小肠经左右各 19 穴，主治头面五官病、热病、神志病及经脉循行部位的其他病证。

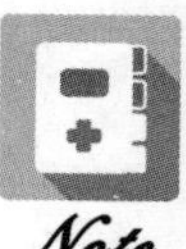

(1) 少泽：

[定位] 小指尺侧指甲根角旁约 0.1 寸。

[主治] 乳汁不通、乳痈；热病、昏迷；头痛、咽喉肿痛；耳鸣、耳聋等。

[操作] 浅刺 0.1 寸或点刺出血。孕妇慎用。

(2) 后溪：

[定位] 握拳，第 5 掌指关节后尺侧，横纹头赤白肉际。

[主治] 头项强直、急性腰扭伤；耳鸣、耳聋、目赤；疟疾等。

[操作] 直刺 0.5～1 寸。

(3) 听宫：

[定位] 耳屏前，下颌骨髁状突后缘，张口呈凹陷处。

[主治] 耳鸣、耳聋、聤耳、齿痛；癫狂痫等。

[操作] 张口，直刺 1～1.5 寸。留针时保持张口姿势。

(4) 腕骨：

[定位] 腕区，第 5 掌骨底与三角骨之间的赤白肉际凹陷中。

[主治] 头项强痛、耳鸣；黄疸、消渴、热病、疟疾；指挛、腕痛。

[操作] 直刺 0.3～0.5 寸。可灸。

(5) 颧髎：

[定位] 面部，颧骨下缘，目外眦直下凹陷中。

[主治] 口眼㖞斜、眼睑瞤动、齿痛、面痛、颊肿。

[操作] 直刺 0.3～0.5 寸，斜刺或平刺 0.5～1 寸。可灸。

7) 足太阳膀胱经　本经起于目内眦，循额上行至头顶并入络脑；分支抵耳上角；主干从头顶下到枕骨，沿脊柱两侧(脊柱旁开 1.5 寸)下行至臀，入内属膀胱络肾，再向下沿大腿后面止于腘窝；枕部分支向下沿脊柱旁开 3 寸线走行，至腘窝处相会并经小腿后面，过外踝，止于小趾外侧端。足太阳膀胱经左右各 67 穴，主治头面五官病，项、背、腰、臀、下肢病及神志病。背部循行路线上的背俞穴主治相应脏腑病证和有关的组织器官病证。

(1) 睛明：

[定位] 目内眦角稍内上方凹陷中。

[主治] 目赤肿痛、流泪、视物不清、目眩、近视、夜盲、色盲等。

[操作] 嘱患者闭眼，医生左手轻推眼球向外侧固定，右手缓慢进针，紧靠眶缘直刺 0.5～1 寸，不捻转提插，出针后按压针孔片刻，以防出血。本穴禁灸。

(2) 攒竹：

[定位] 眉毛凹陷中，目内眦直上。

[主治] 头痛、眉棱骨痛、目赤肿痛、目视不明、眼睑瞤动。

[操作] 向下及向眉中平刺或斜刺 0.5～0.8 寸。禁灸。

(3) 肺俞：

[定位] 第 3 胸椎棘突下，旁开 1.5 寸。

[主治] 咳嗽、气喘、咳血、骨蒸潮热、盗汗等。

[操作] 斜刺 0.5～0.8 寸。

(4) 心俞：

[定位] 第 5 胸椎棘突下，旁开 1.5 寸。

[主治] 心痛、惊悸、失眠、健忘、癫痫、咳嗽、吐血等。

[操作] 斜刺 0.5～0.8 寸。

(5) 肝俞：

[定位] 第 9 胸椎棘突下，旁开 1.5 寸。

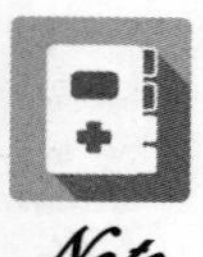

［主治］ 胁痛；黄疸、目赤、目视不明、夜盲；腰背痛；癫狂痫等。

［操作］ 斜刺 0.5～0.8 寸。

(6) 脾俞：

［定位］ 第 11 胸椎棘突下，旁开 1.5 寸。

［主治］ 腹胀、呕吐、泄泻、痢疾；水肿、黄疸；背痛等。

［操作］ 斜刺 0.5～0.8 寸。

(7) 肾俞：

［定位］ 第 2 腰椎棘突下，旁开 1.5 寸。

［主治］ 遗精、阳痿、月经不调、带下；头晕耳鸣、腰痛等。

［操作］ 直刺 0.5～1 寸。

(8) 大肠俞：

［定位］ 第 4 腰椎棘突下，旁开 1.5 寸。

［主治］ 肠鸣、腹泻、腹胀、腹痛、便秘、痔疮、腰腿痛。

［操作］ 直刺 0.8～1.2 寸。

(9) 膀胱俞：

［定位］ 第 2 骶椎棘突下，旁开 1.5 寸。

［主治］ 小便不利、遗尿、尿闭、淋浊、腰骶痛、泄泻、便秘等。

［操作］ 直刺或斜刺 0.8～1.2 寸。

(10) 委中：

［定位］ 腘横纹中央。

［主治］ 腰腿痛、下肢痿痹、急性吐泻、腹痛、丹毒等。

［操作］ 直刺 1～1.5 寸或用三棱针在腘静脉上点刺出血。

(11) 昆仑：

［定位］ 外踝尖与跟腱之间的凹陷处。

［主治］ 后头痛、项强、腰骶疼痛、足踝疼痛、癫痫等。

［操作］ 直刺 0.5～0.8 寸。孕妇禁用，经期慎用。

(12) 秩边：

［定位］ 骶区，横平第 4 骶后孔，骶正中嵴旁开 3 寸。

［主治］ 腰骶痛、下肢痿痹；痔疾、便秘、小便不利。

［操作］ 直刺 1.5～3 寸。可灸。

8) 足少阴肾经　本经起于足小趾下，斜行足心，经舟骨粗隆下、内踝后，沿下肢内侧后缘上行，穿过脊柱至腰部，属肾络膀胱；另有分支向上循腹正中线旁开 0.5 寸，胸正中线旁开 2 寸上行，止于锁骨下端。肾部直行脉向上穿过肝和膈肌，进入肺，沿喉咙，止于舌根两旁；肺部支脉，络心，流注于胸中。足少阴肾经左右各 27 穴，主治妇科病、前阴病、肾脏病以及心、肺、脑病及经脉循行部位的其他病证。

(1) 涌泉：

［定位］ 足趾跖屈时，足底(去趾)前 1/3 凹陷处。

［主治］ 小儿惊风、癫狂痫、昏厥；头痛、头晕、目眩；咽痛、喉痹；小便不利、大便难、足心热等。

［操作］ 直刺 0.5～1 寸。

(2) 太溪：

［定位］ 踝区，内踝尖与跟腱之间的凹陷中。

［主治］ 月经不调、遗精、阳痿、小便频数；头痛、目眩、失眠、健忘、耳鸣、耳聋、咽喉肿痛、齿痛；咳嗽、气喘、咯血；消渴、泄泻；腰脊痛、下肢痹痛厥冷、下肢不遂。

［操作］ 直刺 0.5～1 寸。可灸。

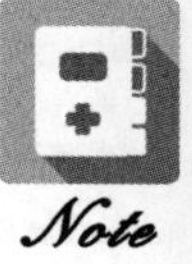

（3）照海：

［定位］ 内踝高点下缘凹陷中。

［主治］ 失眠、癫痫；月经不调、带下、小便频数、癃闭；便秘、咽喉干痛等。

［操作］ 直刺 0.5～0.8 寸。

（4）俞府：

［定位］ 胸部，锁骨下缘，前正中线旁开 2 寸。

［主治］ 咳嗽、气喘、胸痛；呕吐。

［操作］ 斜刺或平刺 0.5～0.8 寸。可灸。

9）手厥阴心包经　本经起于胸中，属心包联络三焦；外行支从胸中出，上行腋窝，循上肢内侧中间，入掌中，止于中指尖端；掌中分支止于无名指末端。手厥阴心包经左右各 9 穴，主治心、心包、胸、胃、神志病及经脉循行部位的其他病证。

（1）曲泽：

［定位］ 肘横纹中，肱二头肌腱尺侧缘。

［主治］ 心痛、心悸、烦热、口干、肘臂挛痛、胃痛、呕吐、呕血等。

［操作］ 直刺 0.5～1 寸，或点刺出血。

（2）间使：

［定位］ 腕横纹上 3 寸，掌长肌腱与桡侧腕屈肌腱之间。

［主治］ 心痛、心悸、胃痛、呕吐、热病、疟疾、癫狂痫等。

［操作］ 直刺 0.5～1 寸。

（3）内关：

［定位］ 腕横纹上 2 寸，掌长肌腱与桡侧腕屈肌腱之间。

［主治］ 心痛、心悸、胸闷、失眠、癫狂痫、胃痛、呕吐、呃逆、晕车、晕船、耳源性眩晕、肘臂挛痛等。

［操作］ 直刺 0.5～1 寸。

（4）大陵：

［定位］ 腕前区，腕掌侧远端横纹中，掌长肌腱与桡侧腕屈肌腱之间。

［主治］ 心痛、心悸；喜笑悲恐、癫狂痫；胃痛、呕吐；胸胁满痛；臂、手腕痛等。

［操作］ 直刺 0.3～0.5 寸。可灸。

（5）中冲：

［定位］ 中指尖端的中央。

［主治］ 昏迷、舌强不语、热病、心痛、中暑、小儿夜啼等。

［操作］ 浅刺 0.1 寸或点刺出血。

10）手少阳三焦经　本经起于无名指尺侧端，沿手背第 4、5 掌骨间上行，循上肢外侧中间，至肩部上颈，联系耳前、耳后、耳内、面颊、目眶下、目外眦等部位；体腔支从锁骨上窝进入胸中，络心包，穿膈肌，依次属上、中、下三焦。手少阳三焦经左右各 23 穴，主治头、耳、目、咽喉、胸胁、热病及经脉循行部位的其他病证。

（1）外关：

［定位］ 腕背横纹上 2 寸，桡骨与尺骨之间。

［主治］ 头疼、颊痛、耳聋、耳鸣、目赤肿痛、热病、上肢痿痹不遂、胁肋痛等。

［操作］ 直刺 0.5～1 寸。

（2）支沟：

［定位］ 腕背横纹上 3 寸，桡骨与尺骨之间。

［主治］ 耳鸣、耳聋、便秘、暴喑、胁肋痛、肩背痛、热病等。

［操作］ 直刺 0.5～1 寸。

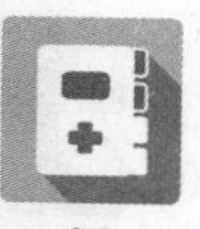

Note

(3) 肩髎:

[定位] 肩峰后下方,当上臂外展时呈现的凹陷处。

[主治] 肩臂头疼不举。

[操作] 直刺 1～1.5 寸。

(4) 翳风:

[定位] 乳突前下方,平耳垂后下缘的凹陷中。

[主治] 耳鸣、耳聋、口眼㖞斜、颊肿、齿痛等。

[操作] 直刺 0.5～1 寸。

(5) 丝竹空:

[定位] 面部,眉梢凹陷中。

[主治] 头痛、眩晕、目赤肿痛、眼睑瞤动、口㖞;癫痫。

[操作] 平刺 0.3～0.5 寸。可灸。

11) 足少阳胆经　本经起于目外眦,上至额角,绕耳后,折后前额,向后至风池穴,下颈至肩上,入锁骨上窝。耳部支脉从耳后进入耳中,经过耳前到达目外眦后方;外眦部支脉,从外眦部下行至下颌部,再向上到目眶下,往下经下颌部、颈部与前脉会合于锁骨上窝;从锁骨上窝发出内行支进入胸中,穿过膈肌,属胆络肝,经胁肋内,下达腹股沟动脉部,再经过外阴毛际,横向至髋关节;外行支下经腋、侧胸、季肋与前脉在髋关节会合,再循下肢外侧下行至足背,止于第 4 趾外侧端;还有一条足背分支止于足大趾。足少阳胆经左右各 44 穴,主治肝胆病,侧头、耳、目、咽喉、胸胁病及经脉循行部位的其他病证。

(1) 听会:

[定位] 面部,耳屏间切迹与下颌骨髁状突之间凹陷中。

[主治] 耳鸣、耳聋、聤耳;齿痛、口㖞、面痛。

[操作] 微张口,直刺 0.5～0.8 寸。可灸。

(2) 阳白:

[定位] 头部,眉上 1 寸,瞳孔直上。

[主治] 头痛、眩晕;视物模糊、目痛、眼睑下垂、面瘫。

[操作] 平刺 0.5～0.8 寸。可灸。

(3) 肩井:

[定位] 大椎穴与肩峰连线的中点。

[主治] 颈项强痛、肩背疼痛、臂不举;乳痈、难产、瘰疬等。

[操作] 直刺 0.5～0.8 寸,不可深刺,以免损伤肺脏。孕妇禁针。

(4) 环跳:

[定位] 侧卧屈股。股骨大转子高点与骶管裂孔连线的外 1/3 与内 2/3 交界处。

[主治] 坐骨神经痛、下肢痿痹、半身不遂、脚跟麻木等。

[操作] 直刺 2～3 寸。

(5) 阳陵泉:

[定位] 小腿外侧,腓骨小头前下方凹陷中。

[主治] 胁痛、黄疸;口苦、呕吐、吞酸;膝痛、下肢痿痹麻木等。

[操作] 直刺 1～1.5 寸。

12) 足厥阴肝经　本经起于足大趾外侧,循足背,经内踝前上行,至内踝上 8 寸处交出于足太阴之后,循下肢内侧中间,绕阴器,至小腹,属肝络胆,挟胃两旁,穿过膈肌,分布于胁肋,经咽喉上连目系,出额与督脉会于头顶。目系支脉往下经颊里,环绕唇内;肝部支脉穿过膈肌,注入肺中。足厥阴肝经左右各 14 穴,主治肝胆病、脾胃病、妇科病、前阴病及经脉循行部位的其他病证。

(1) 行间:

[定位] 足背,当第 1、2 趾间趾蹼缘上方纹头处。

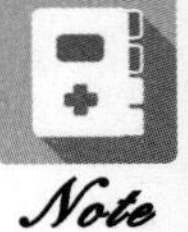

［主治］ 头痛、目眩、目赤肿痛；癫痫、口㖞；胁痛、疝气、小便不利；月经不调、痛经、闭经等。

［操作］ 直刺 0.5～0.8 寸。

(2) 太冲：

［定位］ 足背，第 1、2 跖骨结合部之前的凹陷处。

［主治］ 中风、癫狂痫；头痛、眩晕；月经不调、痛经、崩漏；黄疸、胁痛、足跗肿痛等。

［操作］ 直刺 0.5～0.8 寸。

(3) 蠡沟：

［定位］ 小腿内侧，内踝尖上 5 寸，胫骨内侧面的中央。

［主治］ 月经不调、赤白带下、阴挺、阴痒；小便不利、疝气、睾丸肿痛等。

［操作］ 平刺 0.5～0.8 寸。可灸。

(4) 曲泉：

［定位］ 膝部，腘横纹内侧端，半腱肌腱内缘凹陷中。

［主治］ 月经不调、痛经、带下、阴挺、产后腹痛；头痛、目眩、癫狂；遗精、阳痿、疝气、小便不利等。

［操作］ 直刺 1～1.5 寸。可灸。

2. 奇经八脉常用腧穴

1) 督脉　本经起于小腹内，下出会阴，沿脊柱内部上行，至项后风府穴处进入颅内，络脑，经头顶、前额、鼻部，至上唇系带处。督脉共计 28 穴，主治神志病，热病，腰骶、背、头项局部病证及相应的内脏病证。

(1) 腰阳关：

［定位］ 第 4 腰椎棘突下凹陷中。

［主治］ 腰骶痛、下肢痿痹；月经不调、赤白带下、遗精、阳痿等。

［操作］ 针尖稍向上斜刺 0.5～1 寸。多用灸法。

(2) 大椎：

［定位］ 第 7 颈椎棘突下凹陷中。

［主治］ 热病、疟疾；咳嗽；癫狂痫、头项强痛等。

［操作］ 向上斜刺 0.5～1 寸。

(3) 风府：

［定位］ 后发际正中直上 1 寸。

［主治］ 头痛、颈项强直；咽喉肿痛、目痛、鼻衄、发热；中风、癫狂痫等。

［操作］ 正坐位，头微前倾，向下颌方向缓慢刺入 0.5～1 寸，严禁向上深刺，以免刺入枕骨大孔，伤及延髓。

(4) 百会：

［定位］ 后发际正中直上 7 寸，或头部正中线与两耳尖连线的交点。

［主治］ 头痛、眩晕；耳鸣、中风、失语、失眠、健忘、癫狂痫；脱肛、阴挺、胃下垂等。

［操作］ 沿皮刺 0.5～0.8 寸。升阳举陷用灸法。

(5) 印堂：

［定位］ 头部，两眉毛内侧端中间的凹陷中。

［主治］ 头痛、眩晕、失眠；鼻塞、鼻渊、鼻衄、面赤颊肿；癫狂、项强。

［操作］ 提捏进针，0.5～1 寸。不宜灸。

2) 任脉　本经起于小腹内，下出会阴，沿阴阜，巡腹部和胸部正中线上行，经咽喉，上行环绕口唇，沿面颊，进入目眶下。任脉共计 24 穴，主治腹、胸、颈、咽喉、头面的局部病证及相应的内脏病证，少数腧穴有强壮作用或可治疗神志病。

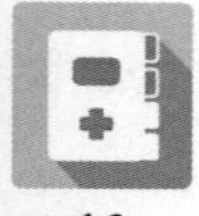

(1) 中极：

［定位］ 下腹部前正中线上，脐中下 4 寸。

［主治］ 遗尿、尿频、尿闭、遗精、阳痿、月经不调、崩漏、阴挺、不孕、产后恶露不尽等。

［操作］ 直刺1～1.5寸，针前嘱患者排便。孕妇慎用。

（2）关元：

［定位］ 前正中线上，脐中下3寸。

［主治］ 中风脱证、虚劳羸瘦、少腹疼痛、疝气、遗精、阳痿、遗尿、尿频、月经不调、带下、不孕、恶露不尽等。

［操作］ 直刺1～1.5寸。孕妇慎用。多用灸法。

（3）气海：

［定位］ 前正中线上，脐中下1.5寸。

［主治］ 虚脱乏力、形体羸瘦、遗精、阳痿、月经不调、崩漏、产后恶露不绝、痛经、不孕；中风脱证、脱肛；腹痛、腹泻、便秘等。

［操作］ 直刺1～1.5寸。孕妇慎用。多用灸法。

（4）神阙：

［定位］ 脐窝正中。

［主治］ 虚脱、中风脱证；腹泻、腹胀、腹痛、脱肛、水肿等。

［操作］ 禁针。多用艾条灸或艾炷隔盐灸。

（5）中脘：

［定位］ 前正中线上，脐中上4寸。

［主治］ 胃脘痛、腹胀、呕吐、吞酸、呃逆、纳差、腹痛、肠鸣、泄泻、黄疸等。

［操作］ 直刺1～1.5寸。孕妇慎用。饮食后不宜深刺。

（6）膻中：

［定位］ 胸骨正中线上，平第4肋间隙。

［主治］ 心悸、胸痛；咳嗽、气喘；乳汁少、乳痈、乳癖等。

［操作］ 平刺0.3～0.5寸。

（7）承浆：

［定位］ 面部，颏唇沟的正中凹陷处。

［主治］ 口㖞、齿龈肿痛、流涎、口舌生疮；癫狂。

［操作］ 斜刺0.3～0.5寸。可灸。

3. 经外奇穴

（1）四神聪：

［定位］ 头顶部，百会穴前后左右各1寸处。

［主治］ 头痛、眩晕；失眠、健忘、癫痫等。

［操作］ 平刺0.5～0.8寸。

（2）鱼腰：

［定位］ 头部，瞳孔直上，眉毛中。

［主治］ 目赤肿痛、目翳、近视；眼睑跳动、眼睑下垂、口眼㖞斜。

［操作］ 平刺0.5～0.8寸。禁灸。

（3）夹脊：

［定位］ 脊柱区，第1胸椎至第5腰椎棘突下两侧，后正中线旁开0.5寸。

［主治］ 上胸部的穴位治疗心肺、上肢疾病；下胸部的穴位治疗胃肠疾病；腰部的穴位治疗腰腹及下肢疾病。

［操作］ 直刺0.3～0.5寸，或用梅花针叩刺。可灸。

（4）外劳宫：

［定位］ 手背，第2、3掌骨间，掌指关节后0.5寸凹陷中。

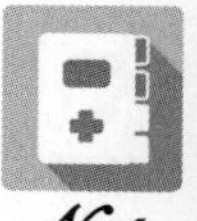

［主治］ 落枕；手指麻木、手指屈伸不利；腹泻、便溏、腹痛、小儿消化不良；小儿急、慢惊风。

［操作］ 直刺 0.5～0.8 寸。可灸。

（5）十宣：

［定位］ 在手十指尖端，距指甲游离缘 0.1 寸，左右共 10 穴。

［主治］ 昏迷、高热、咽喉肿痛、癫痫等。

［操作］ 浅刺 0.1～0.2 寸，或点刺出血。

（6）内踝尖：

［定位］ 踝区，内踝的最突起处。

［主治］ 脚趾拘急、足外廉转筋；脚气；齿痛、小儿重舌。

［操作］ 禁刺。可灸。

（王敏婧）

直通护考
在线答题

Note

第三章　中医护理诊法与辨证

经典中医故事　叶天士奇术治贫

（杜　娟）

叶天士治贫（文本）

叶天士治贫（音频）

PPT 课件

第一节　中医护理四诊

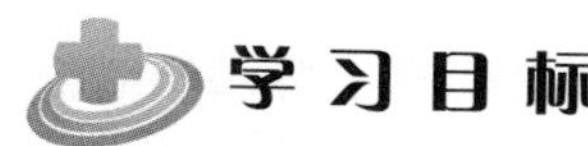

掌握："望、闻、问、切"四种诊法的主要内容、方法及临床意义；八纲辨证的要点。

熟悉：脏腑辨证的要点。

了解：能应用望神、望色、望舌、闻诊、问诊、脉诊的基本方法采集病情，结合八纲辨证、脏腑辨证对患者进行初步临床辨证。

诊法，即"望、闻、问、切"四种诊察疾病的方法，是搜集临床资料的主要方法和获得病情信息的手段，又称为"四诊"，有着悠久的历史。从《黄帝内经》开始，就有"脉诊、面色诊"的技术，历经各代医家的继承和完善，已形成了一门独立的学科。

中医学认为，人体是一个有机的整体，局部的病变可以影响全身，内脏的病变可以从五官、四肢、体表各方面反映出来。所以通过目睹、耳闻、口问、鼻嗅和触摸按压等"以外测内"的诊察方法，就可以求得对疾病的原因、性质、部位及其内在联系的认识，为辨证提供依据。

"望、闻、问、切"四种诊法，各有其独特作用，但又是相互联系，相互补充，不可分割的，因此，在临床运用时，必须将它们有机结合起来，即"四诊合参"，才能全面、系统、真实地了解病情，做出正确的判断。

一、望诊

望诊，即医者运用视觉，对人体全身和局部的一切可见征象以及排出物等进行有目的的观察，以了解健康或疾病状态的诊断方法。

（一）望神

望神，即观察人体的精神、神志、动作等，以目光、面部表情和精神意识活动为重点，是判断临床预后、生命活动的重要环节。分为以下几种情况。

1. 有神　表现为神志清楚，两眼明亮、灵活，语言清晰，动作自如，反应灵敏等，称为有神。表明正气未伤，脏腑功能未衰，病情较轻，预后良好。

2. 少神　表现为精神不振，声低懒言，疲倦无力，动作迟缓，或健忘嗜睡，两目乏神。反映人体精气不足，正气虚损，常介于有神和失神之间，多见于素体正虚或病后恢复期。

Note

3. 失神　表现为精神萎靡、目光晦暗、瞳仁呆滞、反应迟钝、呼吸微弱，甚则神志昏迷、盾衣摸床，或猝倒而目闭口张、手撒遗尿等。表明正气大伤，病情严重，预后较差。

4. 假神　常见于久病、重病、精神极度衰弱的患者。如患者原来神志模糊，突然精神转好，神志清醒；原来面色晦暗，突然两颧泛红如妆；或原来语声低微，时断时续或不言语，突然语声响亮，言语不休等，称假神。提示病情恶化，表明脏腑精气衰竭已极，预后不良。

（二）望色

望色是通过观察皮肤颜色与光泽的变化，来诊察病情的方法。面部气血充盛，皮肤薄嫩，色泽变化易显露；望色重点是观察面部色泽变化。面部颜色变化可反映脏腑病变的性质，光泽变化可反映脏腑精气的盛衰。中国人的正常面色为微黄透红，明润有光泽。病色分为五色，即白、黄、赤、青、黑。

1. 白色　主虚证、寒证、失血。白色为阳气虚衰或耗气失血的证候。如面色㿠白而虚浮，为阳虚水泛；面色淡白而消瘦，为营血亏虚；暴病面色苍白伴冷汗淋漓，多为阳气暴脱。

2. 黄色　主虚证、湿证。黄色为脾虚湿蕴之征象。面色淡黄、枯槁无华为“萎黄”，多是脾胃气虚；面色黄而虚浮为“黄胖”，多是脾虚而夹有湿；如身目俱黄为黄疸，黄色鲜明如橘皮色者，为“阳黄”，属湿热熏蒸；黄色晦暗如烟熏者，为“阴黄”，属寒湿郁阻。

3. 赤色　主热证。赤色为气血充盈脉络所致。满面通红者，多见于实热证：午后两颧红赤者，则见于虚热证。

4. 青色　主寒证、痛证、瘀血、惊风。青色为气血不畅，经脉瘀阻所致。如面色苍白而青，多见于阴寒内盛、心腹疼痛等病证；若面色青灰、口唇青紫，则为气血瘀滞。小儿高热，面部青紫，为惊风先兆。

5. 黑色　主肾虚、水饮、瘀血。黑色为阴寒水盛或气血凝滞所致。颜面周身黧黑者，多属肾阳衰微；面色黑而干焦，为肾精亏耗，火热内炽；黑而肌肤甲错者，为瘀血；眼眶周围发黑，多见于肾虚水饮或寒湿带下。

（三）望形态

望形态，即通过观察患者形体和姿态进行诊断的方法。

1. 望形体　发育良好，形体壮实，表示正气充盛；发育不良，形体消瘦，多为气血虚弱；形体肥胖，气短乏力，为形盛气虚之痰湿体质；形体干瘦，皮肤干焦，多为阴血不足或虚劳。

2. 望姿态　喜动者属阳证，喜静者属阴证。蜷卧而喜加衣被者，多属寒证；面常向外，去衣被者，多属热证；咳喘，坐而仰首，多为痰涎壅盛；坐而俯首，气短不足以息，多是肺虚或肾不纳气证。半身不遂，口眼㖞斜，多是风痰阻络证；颈项强直，角弓反张，四肢抽搐，多是动风之象；关节肿胀，屈伸困难，行动不便，多属痹证；四肢痿弱无力，不能握物或行动，多属痿证。

（四）望头颈、五官

1. 望头颈　头颅过大或过小均为异常，多由先天不足所致。小儿囟门高突，多属实证、热证；囟门下陷，多属虚证；囟门迟闭，多为肾气不足、发育不良。头不自主地摇动或颈项强直，多为风证。头发稀疏易脱，干枯不荣，多属精血不足；突然出现片状脱发，又称“斑秃”，多为血虚受风或肝气郁滞。面肿者，为水湿泛滥，或风邪热毒。腮肿者，多由风温热毒郁阻少阳。

2. 望五官

（1）望眼：观察眼神和眼的外形、颜色及动态等方面的变化。目赤红肿多属热证；眼睑浮肿为水肿；眼窝凹陷，为伤津耗液。白睛发黄为黄疸；目眦淡白，为血虚或失血。两目上视、斜视、直视，均为肝风内动；瞳孔散大，为精气衰竭；瞳孔缩小多为肝胆火炽或中毒。

（2）望耳：观察耳轮色泽、形态及耳的分泌物等的变化。若耳轮红肿或耳内流脓，则为肝胆湿热或热毒上攻；耳轮瘦薄，色淡白，为正气虚；耳轮萎缩或干焦色黑，为肾精亏损。耳轮甲错，色青紫，为久病血瘀。

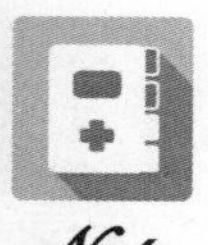
Note

（3）望鼻：观察鼻的外形及分泌物的变化。如鼻流清涕，多为外感风寒；鼻流黄浊涕，属外感风热；久流黄浊涕，有腥臭味，为胆经蕴热。鼻翼扇动，多见于风热痰火或实热壅肺，久病者为肺肾精气衰竭。

（4）望口唇：观察口唇颜色、润燥和形态的变化。若唇色深红，则属热证、实证；唇色淡白，多为寒证、虚证；唇色青紫，多为寒凝或血瘀；口唇干裂，则为燥热伤津；唇舌糜烂，为脾胃虚火旺；口角流涎，多为脾虚湿盛或脾胃有热。

（5）望齿龈：观察齿、龈的色泽、润燥及形态的变化。如齿龈淡白，多属血虚或失血；齿龈红肿，多为胃火上炎；牙龈出血，为胃火、脾不统血，或虚火上炎。牙齿光燥如石，多是胃热盛，津液大伤；牙齿燥如枯骨，多是肾阴枯竭；牙齿稀疏松动，多为肾虚。

（五）望皮肤

1. 望形色 皮肤肿胀，按之有凹痕者，为水湿泛滥；皮肤干瘪枯槁者，是津液耗伤；皮肤甲错，按之涩手者，多为血瘀。皮肤面目俱黄，为黄疸。

2. 望斑疹 观察斑疹的颜色及外形的变化。斑色红或紫，平摊于肌肤，抚之不碍手；形如米粟，稍高出皮肤，扪之有碍手感。斑疹为温热病邪郁于肺胃，内迫营血所致，斑重于疹。斑疹均有顺逆之分，色红润泽，分布均匀，疏密适中为顺证，预后良好；色紫红，稠密，紧束有根，压之不易退色，或色如鸡冠，为逆证，预后不良。

（六）望舌

望舌是通过察看舌质和舌苔的形态、色泽、润燥等方面的变化测知病情变化的一种独具特色的诊法，在中医诊断中占有重要地位。舌质是舌的肌肉和脉络组织，舌苔是附着于舌面的一层苔状物，由胃气上蒸而成。正常舌象是：舌质淡红明润，舌体大小适中，柔软灵活；舌苔均匀薄白，简称“淡红骨，薄白苔”。

人体五脏六腑主要通过经络循行与舌联系起来。脏腑的精气可上营于舌，脏腑的病变则可从舌质与舌苔变化反映出来。舌尖反映心肺的病变，舌边反映肝胆的病变，舌中反映脾胃的病变，舌根反映肾的病变。

注意事项：要求患者取正坐姿势，自然地将舌伸出口外，充分暴露舌体，舌尖略向下，舌面向两侧展平，不要太过用力，以免影响舌质的颜色。光线应以充足而柔和的自然光线为佳。此外，还要注意某些食物或药物可使舌苔着色，称为“染苔”；饮食可使厚苔变薄；吸烟等可使舌苔变厚或腻；刺激性食物可使舌质变红。

1. 望舌质

（1）淡白舌：舌色比正常舌色浅淡为淡白舌，主虚证、寒证。若舌色淡白而舌体胖嫩，多为虚寒证；若舌色淡白而舌体瘦薄，多为气血两虚。

（2）红舌：舌色较正常舌色红，呈鲜红色，为红舌，主热证。若鲜红起芒刺，多属实热证；若舌红少苔或无苔，则为阴虚发热。

（3）绛舌：舌色深红为绛舌。舌色红绛有苔者，多为外感热病热盛期或内伤杂病，脏腑阳热偏盛，为实热证；舌色红绛而少苔或无苔者，多由热病后期阴液受损，胃、肾阴伤，或久病阴虚火旺所致，为虚热证。

（4）紫舌：舌呈紫色为紫舌，主寒证、热证或瘀血。舌淡紫或青紫湿润，多为阴寒内盛。舌绛紫色深，干枯少津，多为邪热炽盛。舌面或舌边见紫色斑点、斑块，称瘀点或瘀斑，属血瘀证。

2. 望舌形

（1）胖大舌：舌体较正常舌大而厚者为胖大舌。若舌体胖嫩、色淡，多属脾肾阳虚。舌体肿胀满口，色深红，多为心脾热盛。舌体肿胀，色青紫而黯，多见于中毒。

（2）瘦薄舌：舌体比正常舌瘦小而薄者为瘦薄舌。舌瘦薄且色淡，属气血两虚。舌瘦薄且色红绛而干，多为阴虚火旺。

（3）裂纹舌：舌面上有各种形状的裂气裂沟为裂纹舌。若舌色红绛而裂者，多属热盛伤津，阴津耗损；舌色浅淡而有裂纹，多属气血不足。

（4）齿痕舌：舌边有齿痕印为齿痕舌。舌质淡白而湿润，边有齿痕，多为寒湿内蕴。舌质淡白、胖嫩而有齿痕，多属脾虚湿盛。

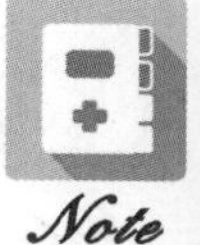

(5) 芒刺舌:舌乳头增生和肥大,高起如刺,称为芒刺舌,多属热盛。根据芒刺所生部位,可辨邪热所在脏腑。如舌尖生芒刺,多为心火亢盛;舌中生芒刺,多属胃火炽盛。

3. 望舌态

(1) 痿软舌:舌体软弱无力,不能随意伸缩回旋者为痿软舌,多为伤阴或气血虚极。

(2) 强硬舌:舌体失其柔和,屈伸不利,或板硬强直,不能转动,称为强硬舌。见于外感热病,多为热入心包,痰浊内阻,或热盛伤津;见于内伤杂病,多为中风先兆。

(3) 颤动舌:舌体不自主地颤动,动摇不定,称为颤动舌。舌色淡白而颤动,多属心脾两虚,气血不足;舌绛紫而颤动,多为热极生风;舌红少苔而颤动,多见于阴虚。

(4) 歪斜舌:伸舌时舌体偏向一侧为歪斜舌,多是中风或中风先兆。

(5) 吐弄舌:舌伸出口外,不即回缩,称为吐舌。舌体反复伸出口唇,旋即缩回,称为弄舌。吐舌多为疫毒攻心或正气已绝,弄舌多见于小儿智力发育不全,或动风先兆。

(6) 短缩舌:舌体紧缩,不能伸长。舌淡或青而湿润,为寒凝经脉;若舌红而干,为热盛伤津;若舌胖苔腻,为痰浊内阻。

4. 望舌苔 望舌苔要注意苔色和苔质两方面的变化。舌苔可反映病邪的深浅、疾病的性质、病势的趋向。

1) 望苔色

(1) 白苔:主表证、寒证。苔薄白而润,为正常舌象。苔白厚,多见于里寒证;苔白厚腻,多为湿浊内停或食积;苔白如积粉,是暑湿秽浊之邪内蕴。

(2) 黄苔:主里证、热证。黄色越深,热邪越重。淡黄为热轻,深黄为热重,焦黄为热极。苔黄腻为湿热或食滞;外感病中舌苔由白转黄,为表邪入里化热。

(3) 灰苔:即浅黑苔,主里证、寒湿证、热证。舌质淡紫,苔灰而湿润,属痰饮内停或寒湿内阻;苔灰而干燥乏津,多属燥热伤津或阴虚内热。

(4) 黑苔:主里证,主热极或寒盛证。苔黑而干燥,为热极;苔黑而润滑,为阴寒内盛。

2) 望苔质

(1) 厚薄:主要反映病邪的浅深和轻重。透过舌苔能隐约见到舌体为薄苔,表示邪气在表,病轻邪浅。不能透过舌苔见到舌体为厚苔,表示邪入脏腑,病较深重。

(2) 润燥:主要反映机体津液盈亏。润苔为体内津液未伤,如寒湿、食滞、瘀血等均可见之。若舌苔干燥乏津,甚则干裂,为燥苔,多见于热盛伤津或阴液亏耗的病证。

知识链接

舌诊原理的继承与创新

中医对舌的形态结构的认识,在明清之前都是侧重感官所能察觉的层面。随着现代中医学的发展,研究者对舌的形态结构的认识明显深入到了现代解剖学的层次。这是对《黄帝内经》理论的创新。对于舌与脏腑经络的关系,《黄帝内经》已经强调了舌体通过经络和经筋与脏腑相联系。经过历代经验的积累,脾胃和心与舌的关系逐渐突出;其理论来源也是《黄帝内经》中的舌为心之苗和舌为脾胃之外候的理论。但是关于舌面脏腑分区和舌苔乃胃气之所熏蒸的观点,则是后世医家在《黄帝内经》舌诊理论的基础上进行的有益创新。

(3) 腐腻:主要反映中焦湿浊及胃气的盛衰情况。苔质颗粒细小,致密,不易刮去,为腻苔,多为湿浊内蕴,阳气被遏所致。若苔质颗粒粗大,苔厚疏松,易于刮脱,为腐苔,多为体内阳热有余,实热蒸化脾胃湿浊所致。

(4) 剥脱:少苔、剥苔或无苔,表示胃气或胃阴亏耗。舌苔剥落不全,剥脱处光滑无苔,余处残存舌苔,界限明显,为花剥苔;舌面光洁如镜,为光剥苔,又叫镜面舌。

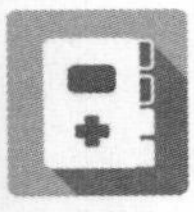

(七) 望排出物

Note

望排出物是通过观察患者的排泄物和分泌物的形、色、质、量的变化来诊察病情的方法。观察排出物变化总的规律是：排泄物色黄、稠浊者，多属实证、热证；色白、质清稀者，多属虚证、寒证。

（八）望小儿指纹

望小儿指纹指通过观察小儿食指掌侧前缘浅表络脉的形色变化来诊察病情的方法。指纹按部位可分为三关，食指第一节为“风关”，第二节为“气关”，第三节为“命关”。

通过观察指纹的浮沉、颜色、长短、形状的变化，推断病情和预后。望指纹仅适用于3岁以内的小儿。

1. 望指纹的手法 抱小儿向光，医者用左手握住小儿食指末端，再用右手拇指沿食指掌内桡侧从指尖向指根部轻推，指纹即可显现。

2. 望指纹的内容 主要观察指纹显现的部位、浮沉、色泽等情况。正常指纹色泽为红黄相兼，隐现于风关之内。

(1) 三关辨轻重：指纹显于风关，表明邪气入络，邪浅病轻；指纹达于气关，示邪气入经，邪深病重；指纹达于命关，则邪入脏腑，病情严重。如果指纹直达指甲端，叫作“透关射甲”，为病属凶险之兆，预后不良。

(2) 浮沉辨表里：指纹浮显者，主病在表，常见于外感表证；指纹沉隐者，主病在里，多见于内伤里证。

(3) 色泽辨病性：色泽鲜红，主外感表证；颜色紫红，主内热；颜色青紫，主风、主惊；颜色紫黑，主血络郁闭，病情危重。指纹色淡而细，多属虚证；指纹色浓而粗大，主邪盛病重。指纹增粗、弯曲、多支，多属热证、实证；指纹变细、单支、斜形，多属虚证、寒证。

二、闻诊

闻诊是运用听觉和嗅觉的手段，通过对患者发出的声音和体内排泄物发出的各种气味的诊察来推断疾病的诊法；听声音是指听患者语言、呼吸、咳嗽、呃逆等各种声响的变化；嗅气味是指嗅患者发出的各种气味，以及分泌物、排泄物等的异常气味。

（一）听声音

1. 语声

(1) 声音：响亮有力，多言而躁动，属实证、热证；语声低微无力，寡言而沉静的，属虚证、寒证。声音重浊，常见于外感风寒，或湿浊阻滞。声音暴哑，属实证，多由外邪袭肺，肺气不宣所致；声音逐渐嘶哑，属虚证，多为肺肾阴虚。

(2) 语言：神识不清，语无伦次，声高有力，为“谵语”，多为热扰心神之实证；神识不清，语言重复，时断时续，话声低弱模糊，为“郑声”，是心气大伤，精神散乱的虚证。精神错乱，语无伦次，狂躁妄动，哭笑无常，为痰火内扰，多见于狂证；精神抑郁而沉闷，自言自语，多为痰气郁闭，见于癫证。

2. 气息

(1) 呼吸：呼吸有力，声高气粗而促，多属实证和热证；呼吸声低，气息微弱而慢，多属虚证和寒证。呼吸急促而气息微弱，为元气大伤的危重证候。

(2) 喘与哮：呼吸困难，短促急迫，甚则鼻翼扇动，或张口抬肩，不能平卧，称为“喘”；若呼吸时有哮鸣声，称为“哮”。喘证若发作较急，喘息气粗声高，呼出为快，属实喘，多因肺有实邪，气机不利所致；若来势较缓，喘声低微息短，呼多吸少，气不得续，吸入为快，属虚喘，由肺肾气虚，摄纳无力所致。哮证有虚实之别，反复难愈。

3. 咳嗽 咳声重浊有力，多属实证；咳声低微无力，多属虚证。咳声阵发，发则连声不绝，甚则呕恶、咳血，为“顿咳”，多因风邪与伏痰搏结，即而化热，阻遏气道所致；咳声如犬吠，多属肝肾阴虚，火毒攻喉所致。

4. 呃逆、嗳气

(1) 呃逆：呃逆从咽喉而出，声短而频，不能自主，呃呃作响。呃声高亢而短，响亮有力，常见于实证；呃声低沉而长，声弱无力，多属虚寒证；久病、重病呃逆不止，呃声低微无力，是胃气衰败的危重证。

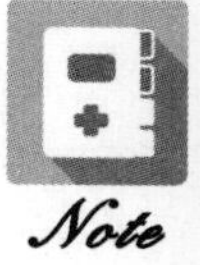

（2）嗳气：嗳气是胃中气体上出咽喉而发出的声音。嗳声响亮，频频发作，嗳气或矢气后，脘腹胀满减轻者，多为肝气犯胃。嗳气低沉，纳谷不香，为脾胃虚弱。

（二）嗅气味

1. 口气 口出臭秽气，多是胃热；口气腐臭，是内有溃腐脓疡；口气酸馊，多是胃有宿食。

2. 排泄物与分泌物 排泄物和分泌物有恶臭者多属实热证；略带腥味，多属虚寒证。如咳吐浊痰脓血，伴腥臭气者，多属肺痈。大便臭秽，多属大肠湿热；大便有腥气者，多为寒证；矢气奇臭，多属宿食停滞。小便黄赤、臊臭者，多为下焦湿热。白带黄稠，有恶臭，多是湿热下注；白带清稀，腥秽者，多属虚寒证。

三、问诊

问诊是指中医采用对话方式，向患者及其知情者查询疾病的发生、发展情况和现在症状、治疗经过等，以诊断疾病的方法。其内容最早见于《素问·征四失论》等篇。《难经》则将望、闻、问、切四种诊法并列。明代张景岳《景岳全书》，较全面地归纳总结了问诊的内容、顺序及其辨证意义。其内容为：一问寒热二问汗，三问头身四问便，五问饮食六问胸，七聋八渴俱当辨，九问旧病十问因，再兼服药参机变；妇女尤必问经期，迟速闭崩皆可见；再添片语告儿科，天花麻疹全占验。

（一）问寒热

寒热是疾病过程中常见的症状。寒有恶寒和畏寒之分，患者自觉怕冷，多加衣被或近火取暖，仍不缓解的，为恶寒；若久病体弱怕冷，加衣被或近火取暖而寒冷有所缓解的，为畏寒。发热，包括体温高于正常的发热和体温正常而患者自觉发热两种情况。

1. 恶寒发热 患者自觉寒冷，同时伴有体温升高。多见于外感病初期，是表证的特征。恶寒重，发热轻，为风寒表证；发热重，恶寒轻，为风热表证；发热轻而恶风自汗，是太阳中风证。

2. 但寒不热 患者只感怕冷而不觉发热的症状。久病体虚，畏寒或肢冷，脉沉迟无力者，为虚寒证；新病出现冷痛剧烈，脉沉迟有力者，为实寒证。

3. 但热不寒 患者只发热而不恶寒，或反恶热的症状，多属里热证。

（1）壮热：患者高热持续不退，不恶寒反恶热，为壮热，属里热实证。常兼有面红目赤、烦渴、大汗出、脉洪大等症。

（2）潮热：发热如潮汐，定时发热或定时热甚。

①阴虚潮热：每当午后或入夜低热，甚至有热从深层向外透发的感觉，兼见颧红、盗汗、五心烦热、口干不欲饮等症，属阴虚证。

②湿温潮热：午后热甚，特点是身热不扬，兼见头身困重、舌苔腻等症，属湿温病。

③阳明潮热：其特点是热势较高，日晡（下午 3～5 点）热甚，兼见口渴饮冷、腹胀、便秘等阳明腑实证。

（3）低热：发热日期较长，而热仅较正常体温稍高，为低热。临床常见于阴虚潮热、气虚发热。

4. 寒热往来 恶寒与发热交替发作，见于少阳病和疟疾。若时冷时热，无时间规律，兼见口苦、咽干、头晕目眩、胸胁苦满、脉弦等，为少阳病；若寒战与壮热交替发作，发有定时，兼见头痛、口渴、多汗等症，常见于疟疾。

（二）问汗

汗是阳气蒸化津液出于腠理而成。问汗主要询问有汗或无汗、出汗时间、出汗部位、汗量的多少及主要兼证。

1. 有汗或无汗

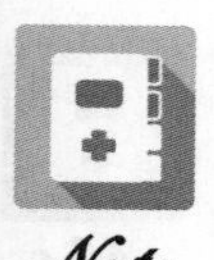

（1）表证有汗：表证有汗，多为中风表虚证，或表热证。兼见发热恶风、脉浮缓者，为表虚证；兼见发热重、恶寒轻、咽红、头痛、脉浮数者，为表热证。

（2）表证无汗：兼见恶寒重，发热轻，头项强痛，脉浮紧，多属表实证。

（3）里证大汗：大量出汗，兼见发热、口渴喜饮、舌红苔黄燥、脉洪数者，属里实热证。若冷汗淋漓，兼见面白肢冷，脉微欲绝，称为绝汗，属亡阳证。

2. 出汗时间

（1）自汗：时时汗出不止，活动后更甚者，为自汗，多见于气虚证或阳虚证。阳气亏虚，不能固护肌表所致。

（2）盗汗：入睡后汗出，醒则汗止，称为盗汗，多属阴虚证。

3. 出汗部位

（1）头汗：患者仅见头部或头颈部出汗较多者。多为上焦热盛或中焦湿热郁蒸所致。头额冷汗不止、面色苍白、四肢厥冷、脉微欲绝者，是亡阳的危证。

（2）半身汗：身体半侧出汗（左侧或右侧，上侧或下侧），而另一侧无汗，多因风痰或痰瘀、风湿阻闭经络，营卫不调或气血不和所致。

（3）手足心汗：手足心出汗过多，伴口咽干燥、五心烦热、脉细数者，多为阴经郁热；手足心汗，兼烦渴饮冷、脉洪数者，多属阳明热盛；若出汗过多，伴头身困重、苔黄腻者，多为湿热郁蒸。

（三）问疼痛

问疼痛，应注意询问了解疼痛的部位、性质、程度、时间、喜恶等。

1. 疼痛的性质

（1）胀痛：疼痛并有胀的感觉，是气滞作痛的特征。

（2）刺痛：疼痛如针刺，固定不移，拒按，为瘀血致病的特征之一。

（3）绞痛：疼痛剧烈如刀绞，为实证的疼痛特征。

（4）隐痛：疼痛不甚剧烈，尚可忍耐，但绵绵不休，为虚证的疼痛特征。

（5）重痛：疼痛并有沉重感，多因湿邪困阻气机所致。

（6）冷痛：疼痛伴有冷感并喜暖，多因寒邪阻络或阳气不足。

（7）灼痛：疼痛有灼热之感，而且喜冷恶热，多为火邪窜络或阴虚火旺。

2. 疼痛的部位

（1）头痛：根据头痛部位，可确定病在何经、何脏。头痛连及颈项者，属太阳经；两侧头痛者，属少阳经；前额连眉棱骨痛者，属阳明经；头顶痛者，属厥阴经。

（2）胸痛：胸部内藏心肺，故心肺的病变可致胸痛。首先应注意分辨胸痛的确切部位，如胸前“虚里”部位作痛，或痛彻臂内，病多在心；前胸作痛，病多在肺。病机多为痰饮内停、气滞血瘀、心阳不振等。

（3）胁痛：胁的一侧或两侧疼痛。因肝胆二经循行于胁部，故胁痛多与肝胆病关系密切。肝气郁结、肝胆湿热、瘀血阻滞、肝阴不足等为胁痛的病机关键。

（4）脘痛：胃脘是指上腹部，脘痛也称胃痛，多因寒、热、食积、气滞等所致。

（5）腹痛：腹部的范围较广，分为大腹、小腹和少腹。横膈以下，脐以上为大腹，属脾胃；脐以下，耻骨毛际以上为小腹，包括肾、膀胱、大小肠及胞宫；小腹两侧为少腹，是肝经循行之处。首先明确疼痛的部位，判断病变所属脏腑；然后结合疼痛的性质，辨别病证虚实。

（6）背痛：背部中央为脊骨，督脉行于脊内，脊背两侧为足太阳膀胱经循行部位，两肩背部又有手三阳经分布。根据疼痛部位及性质不同，辨别其由督脉损伤、邪客于太阳经或风湿阻滞经气所致。

（7）腰痛：腰为肾之府，腰痛多属肾的病变。多由风、寒、湿、瘀血阻滞经络，肾精不足或阴阳虚损所致。

（8）四肢痛：四肢部位疼痛，痛在肌肉、关节或经络、筋脉等。多由风寒湿邪侵袭，或因湿热蕴结，阻滞气机运行引起；亦有脾胃虚弱，水谷精微不能充养四肢而痛者。若独见足跟痛者，多属肾虚。

（四）问饮食

问饮食是询问病理情况下的进食、饮水、口味、呕吐与否，口中有无异常味觉和气味等，以判断胃气有无及脏腑虚实寒热。

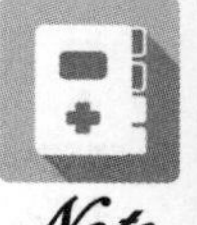

Note

1. 食欲与食量 食欲是指进食的要求和对进食的欣快感觉，食量是指实际的进食量。询问患者的食欲与食量，对判断脾胃功能的盛衰以及疾病的预后转归有重要意义。如食欲减退，为脾失健运；食少纳呆，伴有头身困重，多属湿盛困脾；若久病食欲减退，多属脾胃虚弱；厌食脘胀，嗳腐吞酸，多为食停胃脘；消谷善饥，多属胃火炽盛；饥不欲食，为胃阴不足。喜食异物，多是虫积之证。

2. 口渴与饮水 体内津液的盛衰和输布情况的反映。若病变过程中口不渴，为津液未伤，多见于寒证或没有明显热邪；口渴，多为津液损伤或水湿内停；渴不多饮，或水入即吐者，是营阴耗损或津液输布障碍。若渴喜热饮，饮水不多，多为痰饮内停，或阳气虚弱；口干但欲漱水不欲咽者，多为瘀血之象；多饮多尿，多食易饥者，可见于消渴证。

3. 口味 患者口中有异常味觉或气味。口淡乏味，多为脾胃气虚或寒证。口甜，多属脾胃湿热或外感湿热。口苦，多见于热证。口酸，多为肝胃不和。口咸，多与肾虚及寒水上泛有关。口腻，见于湿浊、痰饮或食积。口臭，多见于胃火炽盛，或肠胃积滞。

（五）问睡眠

1. 失眠 以经常不易入睡，或睡后易醒，不能再睡或睡而易惊醒，甚至彻夜不眠为特征的证候。常见于营血亏虚或邪气扰动心神。

2. 嗜睡 以神疲乏力，睡意很浓，经常不自主入睡为特征。多见于痰湿内盛、阳虚阴盛或气血不足。

（六）问二便

问二便主要询问其性状、颜色、气味、时间、量的多少、排便次数、排便时的感觉以及兼有症状等。

1. 大便

（1）便秘：若大便秘结不通，排出困难，便次减少，或排便时间延长，欲便而艰涩不畅者，为便秘。多因热结肠道，或津液亏少，或阴血不足所致；亦有气虚运化无力，或阳虚寒凝者。

（2）泄泻：便次增多，便质稀薄不成形，甚至便稀如水样者为泄泻。多因内伤饮食、感受外邪、阳气不足、情志失调等原因，以致脾失健运而引起。久泻多属虚证。

2. 小便 尿量过多，畏寒喜暖者，其病在肾，多属虚寒证。如尿量增多，伴口渴、多饮、多食，而且消瘦，属消渴证。小便短少，色赤，多属实热证，热盛津伤或汗下伤津。尿少浮肿，多因肺、脾、肾功能失常，水湿内停。尿频、尿急、淋漓不畅或涩痛，多属下焦湿热。小便频数，量多色清，夜间尤甚，多为肾阳不足。若排尿困难，小便点滴而出，甚则闭塞不通，全日总量明显减少者，为"癃闭"，多因湿热下注，或瘀血、结石阻塞，或肾阳不足、肾阴亏损所致。失禁，多属肾气不固；遗尿，多属肾气不足。

（七）问小儿及妇女

1. 问小儿 问小儿除询问一般内容外，应注意询问其出生前后，以了解小儿的先天情况。如：婴幼儿的喂养、发育情况，预防接种，是否有传染病接触史，是否患过麻疹、水痘，以及兄妹父母健康状况，有无遗传疾病等。此外，应注意询问发病诱因，如有无受寒、受惊、伤食等情况。

2. 问妇女

（1）月经：应问经期、经量、经色、经质、行经有无疼痛等情况，异常情况多属营血亏损或气虚。周期经常错后8天以上，连续发生2次以上者，称为月经后期，多属营血亏损、阳气虚衰或气滞、瘀血阻滞经脉所致。月经或前或后，经期不定，多因肝气郁滞、脾胃虚弱或瘀血内阻所致。

①经量：若经量较以往明显增多，多属血热，或脾虚失摄，或瘀血内阻。经量过少，多因精亏血少或寒凝、血瘀等所致。

②经行异常：a. 崩漏：不在行经期间，阴道内大量出血，或持续下血、淋漓不尽者，为崩漏。多因血热、气虚或阴虚、瘀阻胞宫所致。b. 闭经：停经3个月以上非妊娠者，为闭经，多因气血亏虚、血寒，或寒湿凝滞所致。c. 痛经：正值经期或经期前后，出现周期性小腹疼痛，或痛引腰骶。经前或经期小腹胀痛或刺痛，多属气滞或血瘀；小腹冷痛，遇温则减，多属寒凝或阳虚；经期或经后小腹隐痛，多属气血两虚。

③经色、经质：若经色淡红质稀，为血少不荣；经色深红质稠，为热证；经色紫黯，夹有血块，为血瘀。

（2）带下：带下过多，淋漓不断，或有色、质的改变，或有臭味，均为病理性带下。

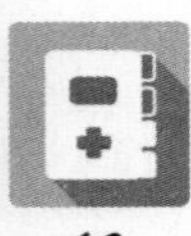
Note

①黄带：带下量过多，色黄，黏稠臭秽，多属湿热证。

②白带：带下量多，色白质稀，无臭味，多属脾肾阳虚，寒湿下注。

③赤白带：白带中混有血液，赤白杂见，多属肝经郁热，或湿热下注。

四、切诊

切诊，就是医生运用手指或手掌的触觉，对患者体表的一定部位进行触、摸、按、压，以了解病情的方法，包括脉诊和按诊两部分。因脉诊有独特的中医特色，故有人也将脉诊称为切诊。

（一）脉诊

脉诊是医生用手指切按患者的脉搏，根据脉动应指的形象，以了解病情，辨别病证的一种诊察方法。

1. 脉诊的部位

现在临床普遍运用"寸口诊法"，寸口又称气口或脉口，在病变时反应较敏感，容易感知，所以从寸口脉象变化既可了解机体正气盛衰和营卫气血运行情况，又可判断病邪对脏腑的影响。"寸口诊法"即切按患者桡骨茎突内侧的一段桡动脉的搏动明显处。通常以腕后高骨（桡骨茎突）为标记，其内侧的部位为关帮，关之前（腕侧）为寸部，关之后（肘侧）为尺部。两手各有寸、关、尺三部，它们分候的脏腑是：寸部候上焦，左寸候心，右寸候肺；关部候中焦，左关候肝胆，右关候脾胃；尺部候下焦，左尺部候肾，右尺部候肾（命门）。

2. 脉诊的方法

脉诊时以环境安静、气血平和为佳。患者前臂平伸，掌心向上，与心脏同高，腕下垫脉枕，医生先用中指按在掌后高骨（桡骨茎突）内侧动脉处，再用食指按在寸部，无名指按在尺部。三指呈弓形，指端平齐，以指目触按脉体。三指的疏密按患者身高做适当调整。小儿寸口部甚短，可用"一指（拇指）定关法"，不细分三部。3 岁以下小儿，可用望指纹代替脉诊。脉诊时常用指法为举、按、寻、总按、单按，即用较轻的指力按在皮肤上为"举"，称浮取；用中等指力按在肌肉上为"寻"，称中取；用重力按至筋骨为"按"，称沉取。根据临床需要，可三指平齐同时用力诊脉，也可用一个手指诊察一部脉象，用举、寻、按反复触按以体察脉象。寸、关、尺三部，每部有浮、中、沉三候，合称三部九候。

3. 正常脉象 正常人在生理条件下出现的脉象称为正常脉象，又称"平脉""常脉"。其基本脉象表现为：寸、关、尺三部均有脉，尺脉沉取有一定力量，一息四五至，节律一致，不浮不沉，不大不小，从容和缓有力。

4. 常见病脉及主病 疾病反映于脉象的变化。不同的病证表现出不同的脉象，所以诊察脉象，可以判断疾病，但临床应用时，必须"四诊合参"。

（1）浮脉：

［脉象］ 脉搏显现部位表浅，轻取即得，重按稍减而不空；举之泛泛有余，按之不足。

［主病］ 主表证。亦可见于虚阳外越证。

（2）沉脉：

［脉象］ 轻取不应，重按始得；举之不足，按之有余，部位深。

［主病］ 主里证。

（3）迟脉：

［脉象］ 脉来迟缓，一息不足四至。特点是较正常脉象缓慢，每分钟脉搏 60 次以下。

［主病］ 主寒证。

（4）数脉：

［脉象］ 脉来急促，一息五至以上。特点是较正常脉象快，每分钟脉搏 90 次以上。

［主病］ 主热证。小儿脉来较成人快，为生理脉象。

（5）虚脉：

［脉象］ 三部脉浮、中、沉按取均无力，即"举之无力，按之空虚"，是一切无力脉的总称。

［主病］ 主虚证。

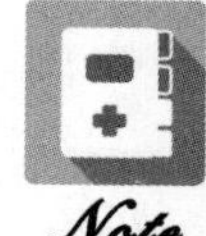

(6) 实脉：

[脉象] 三部脉浮、中、沉按取均有力，来势坚实有力，形大而长，举之有余，按之有力，为有力脉的总称。

[主病] 主实证。

(7) 滑脉：

[脉象] 脉来去流利、应指圆滑，就像珠子在盘中滚动一样。

[主病] 主痰饮、食滞、实热诸证。亦是青壮年的常脉，妇人的孕脉。

(8) 涩脉：

[脉象] 往来艰涩不畅，如轻刀刮竹。

[主病] 主精亏血少、气滞血瘀、痰食内停。

(9) 洪脉：

[脉象] 脉形宽大，来盛去衰，按之来势充实有力，势如波涛汹涌，去则缓。

[主病] 主热盛。

(10) 细脉：

[脉象] 脉来应指极细，状如一线，但应指明显，来去分明。

[主病] 主气血两虚，诸虚劳损；又主湿邪为病。

(11) 濡脉：

[脉象] 轻按浮取即得，浮而细软。

[主病] 主虚证、湿证。

(12) 弦脉：

[脉象] 脉来应指有力，端直而长，如按琴弦。

[主病] 主肝胆病、诸痛、痰饮、疟疾。

(13) 紧脉：

[脉象] 脉来绷急，应指紧张有力，如牵绳转索。

[主病] 主寒证、痛证、宿食。

(14) 代脉：

[脉象] 脉来时而一止，止有定数，良久复来。

[主病] 主脏气衰微、风证、痛证、惊恐、跌仆损伤。

(15) 结脉：

[脉象] 脉来缓而时有一止，止无定数。即脉来迟缓，且有不规则的间歇。

[主病] 阴盛气结、痰食血瘀、癥瘕积聚，阳气虚衰。

(16) 促脉：

[脉象] 脉来数而时有一止，止无定数。即脉来急数，且有不规则的间歇。

[主病] 主脏气虚衰、阳盛实热或邪实阻滞之证。

5. 相兼脉及主病 相兼脉象是指几种脉象同时并见的综合脉象。相兼脉象的主病，往往是各脉象主病的总和。如浮脉主表证，数脉主热证，紧脉主寒证，浮数脉相兼即主表热证；浮紧脉相兼主表寒证。又如沉脉主里证，细脉主虚证，数脉主热证，沉细脉主里虚证；沉细数相兼即主虚热里证。弦脉主肝胆病，数脉主热证，滑脉主痰湿证，弦数滑脉相兼，其主病为肝胆湿热或肝火挟痰。余可类推。

(二) 按诊

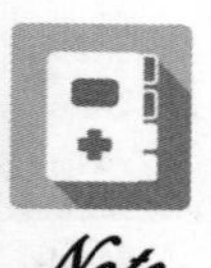

按诊是医生用手直接触摸或按压患者某些部位，以了解局部冷热、润燥、软硬、压痛、肿疡或其他异常变化，从而推断疾病的病位、病性和病情的一种诊病方法。它是切诊的一部分，特别是对于脘腹部的病变，如疼痛、肿胀、痰饮、肿块等的辨证，可提供确切的依据。临床上以按肌肤、手足、脘腹、经络腧穴等为常用的方法。

1. 按肌肤 通过触按某些部位的肌肤，了解肌肤的寒热、润燥及肿胀等不同情况，来分析疾病的寒热虚实及气血阴阳盛衰的诊察方法。

（1）寒热：按肌表的寒热，以辨别邪正的盛衰。一般肌肤灼热者，多为阳证、热证；肌肤寒凉者，多见于阴证、寒证；若手足心灼热者，多属阴虚内热。

（2）润燥：触皮肤的润燥，从而诊察患者有汗、无汗和津液损伤与否。若皮肤润滑，多属津液未伤；皮肤枯槁干燥或皮肤甲错者，多属津液已伤，或有瘀血。

（3）肿胀：按压肌肤肿胀，可用于辨别水肿和气肿。若肌肤肿而发亮，按之凹陷，不能即起者，多为水肿；若肌肤绷紧，按之凹陷，举手即起无痕者，多为气肿。

2. 按手足 按触手足来诊察寒热情况。手背热盛，多属外感；手心热盛，多为内伤。手足俱热，多为阳热证；手足俱冷，多为阴寒证。

3. 按脘腹 通过触按胃脘部及腹部，了解寒热、软硬、胀满、肿块、压痛等情况，以辨别不同脏腑的病变及其寒热虚实的诊察方法。

脘腹疼痛，喜按，局部柔软者，多属虚证；按压后疼痛加剧，并且局部坚硬者，多属实证。腹部胀大，绷急如鼓状者，称为鼓胀，是一种严重疾病。如果包块按之有形，痛有定处，则为癥或积；若包块按之可散，痛无定处，聚散不定，为瘕或聚。如果腹内有块，按之硬，且可移动聚散者，多为虫积。若右下腹部按之疼痛，尤以重按后，突然放手而疼痛剧烈者，多为肠痈初起。

（刘　学）

第二节　中医护理辨证

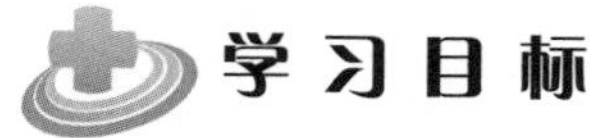

掌握：中医辨证的基本原理、应用注意事项。八纲辨证的概念及八纲各纲证候的含义、临床表现及辨证要点。

熟悉：脏腑辨证、卫气营血辨证各证候的含义、临床表现、辨证要点。

了解：八纲各证候之间的相兼、错杂、真假、转化关系。

辨证是在中医基础理论指导下，对四诊收集到的临床资料（包括病史、症状、体征等）进行分析、综合，对疾病当前病理本质做出判断，并概括为某种证的过程，是中医学认识和诊断疾病的主要过程和方法。“辨”，即辨别、分析的意思；“证”，即证候，是对疾病一定阶段病变本质的概括，反映了个体在疾病过程中特定阶段的病因、病机、病位、病性、病势及邪正盛衰等本质。

辨证与辨病必须相互结合，才能全面准确地认识疾病的本质，进而为治则的确立和方药的运用提供依据，达到提高临床疗效的目的。

中医药学在长期的医疗及护理实践中形成了一套比较完善的辨证体系，包括八纲辨证、脏腑辨证、气血津液辨证、六经辨证、卫气营血辨证及三焦辨证等。其中八纲辨证是各种辨证的总纲，脏腑辨证是各种辨证的核心与基础，而卫气营血辨证是清代医家叶天士所创的温病辨证方法，主要应用于外感温病。这些辨证方法各有其特点，既相互独立，又相互联系，临床应综合运用。本节主要介绍八纲辨证、脏腑辨证和卫气营血辨证。

Note

知识链接

症、证、病的区别

	概　念	特　点
症	即症状，是患者自身感觉到的异常变化及医生通过四诊等诊察手段获得的形体上的异常特征	反映疾病和证候的表象
证	即证候，是疾病发生和发展过程中某一阶段的有机综合，是包含病因、病机、病位、病性、病势等方面的综合概念	反映疾病和症状的本质
病	即疾病，是对机体在致病因素的作用下邪正相争全过程病变特点的概括	包括不同阶段的症状和证候

一、八纲辨证

八纲，即指阴、阳、表、里、寒、热、虚、实八类证候纲领。

八纲辨证是指运用阴、阳、表、里、寒、热、虚、实八纲，对病证进行分析、归纳，从而为治疗提供依据的一种中医诊断基本方法。八纲中，表里辨病位的浅深；寒热辨病证的性质；虚实辨邪正的盛衰；阴阳则是统摄其他六纲的总纲。表、热、实属阳，里、寒、虚属阴。八纲的四对矛盾，既相互对立，又相互联系，在一定条件下还可相互转化。临床上针对错综复杂的证候，都可取其作为分析归纳的基本方法。八纲辨证是中医学各种辨证的总纲。

（一）表里辨证

表里是辨别疾病病位深浅、病情轻重和病势趋向的一对纲领。外邪侵犯人体肌表，病在皮毛、肌腠、经络者为表证；病在脏腑、血脉、骨髓者为里证。

1. 表证　表证是病位较浅，邪客肌表的证候。一般为六淫外邪从皮毛、口鼻侵入机体后，邪留肌表，出现正气拒邪的一系列症状，多为外感病初起阶段。表证具有起病急、病位浅、病情轻和病程短的特点。

临床表现：发热恶寒（或恶风）、舌苔薄白、脉浮，或伴有头身疼痛、鼻塞流涕、咽喉痒痛、咳嗽等症状。

辨证要点：恶寒发热，舌苔薄，脉浮。

2. 里证　里证是病位较深，邪入体内（脏腑、血脉、骨髓等）的证候。里证的形成原因，一是表证进一步发展，表邪不解，内传入里，侵犯脏腑而成；二是外邪直接入侵内脏而发病；三是七情、饮食、劳倦等内伤因素直接引起脏腑机能障碍而成。因此，里证的临床表现复杂多变，凡非表证的一切证候皆属里证。里证具有起病慢、病位深、病情重和病程长的特点。

临床表现：因涉及寒热虚实和五脏六腑，证候表现各异，具体见于脏腑辨证内容。

辨证要点：略，具体见于脏腑证候。

知识链接

表证与里证的鉴别要点

类别	病　史	症　状	舌　象	脉象	病　情
表证	新病，病程短	恶寒发热	常无变化或仅见舌边尖红	浮	轻
里证	久病，病程长	但热不寒或但寒不热	舌苔异常表现	沉	重

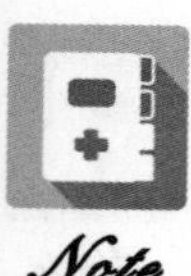

Note

（二）寒热辨证

寒热是辨别疾病性质的两纲，是用以概括机体阴阳盛衰的两类证候。一般地说，寒证是机体阳气不足或感受寒邪所表现的证候，热证是机体阳气偏盛或感受热邪所表现的证候，即所谓的“阳盛则热，阴盛则寒”“阳虚则寒，阴虚则热”。辨别寒热是治疗时使用温热药或寒凉药的依据，从而“寒者热之，热者寒之”。

1. 寒证 因感受寒邪或阳虚阴盛，机体功能活动衰退所表现的证候。

临床表现：恶寒或畏寒喜暖，面色苍白，口淡不渴或渴喜热饮，肢冷蜷卧，痰、涎、涕清稀，小便清长，大便稀溏，舌淡苔白而润滑，脉迟或紧。

辨证要点：恶寒，舌淡苔白，脉迟或紧。

2. 热证 因感受热邪或阳盛阴虚，机体功能活动亢进所表现的证候。

临床表现：发热喜凉，面红目赤，口渴喜冷饮，烦躁不宁，痰、涕黄稠，小便短赤，大便秘结，舌红苔黄而干，脉数。

辨证要点：发热，舌红苔黄，脉数。

知识链接

寒证与热证的鉴别要点

类别	寒热	面色	口渴与否	四肢	二便	舌象	脉象
寒证	畏寒喜热	青、白	口淡不渴	手足厥冷	小便清长 大便稀溏	舌淡苔白	迟、紧
热证	怕热喜冷	红、赤	口渴喜饮	四肢烦热	小便短赤 大便秘结	舌红苔黄	数

（三）虚实辨证

虚实是辨别正气强弱和病邪盛衰的两纲。一般而言，虚指正气不足，虚证便是正气不足所表现的证候；而实指邪气过盛，实证便是邪气偏盛所表现的证候。《素问·通评虚实论》指出：邪气盛则实，精气夺则虚。辨别虚实，是治疗时采用扶正（补虚）或攻邪（泻实）的依据。

1. 虚证 由于正气亏损，脏腑功能活动虚弱而表现出的各类证候。可分为气虚、血虚、阴虚、阳虚四类证候。各类临床表现如下。

（1）气虚证：面白无华，少气懒言，语声低微，神疲乏力，动则诸症加重，舌质淡，脉虚无力。

（2）血虚证：面色苍白或萎黄，唇色淡白，头晕眼花，心悸失眠，手足麻木，妇女月经量少，甚至闭经，舌质淡，脉细无力。

（3）阴虚证：形体消瘦，午后潮热盗汗，两颧红赤，五心烦热，咽干口燥，小便短赤，大便秘结，舌红少苔，脉细数。

（4）阳虚证：形寒肢冷，面色㿠白，神疲乏力，自汗，口淡不渴，小便清长，大便稀溏，舌淡苔白，脉沉迟无力。

辨证要点：病程长，病势缓，气血阴阳亏损，正气不足。

2. 实证 由于邪盛而正未衰，正邪斗争激烈，脏腑功能活动亢盛所表现出的各类证候。

临床表现：壮热，面赤口渴，声高气粗，烦躁不安，甚至神昏谵语，痰涎壅盛，脘腹胀满，疼痛拒按，大便秘结或热痢下重，小便短赤或淋漓涩痛，苔厚腻，脉实有力。

辨证要点：病程短，病势急，痰湿瘀浊停留，邪气偏盛。

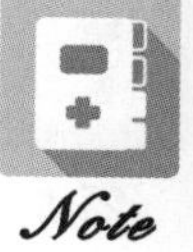

Note

知识链接

虚证与实证的鉴别要点

类别	发病时间	病因	体质	临床症状	舌象	脉象
虚证	旧病、久病，病程长	内伤多见	年老体弱多见	面白萎黄，神疲乏力 声低懒言，隐痛喜按	舌淡苔白或少苔	虚而无力
实证	新病、初病，病程短	外感多见	年轻身壮多见	面红目赤，烦躁谵语 声高气粗，疼痛拒按	舌红，苔黄厚腻	实而有力

（四）阴阳辨证

阴阳是概括病证类别属性的一对纲领，是八纲辨证中的总纲，概括了其他三对纲领，即表、热、实属阳；里、寒、虚属阴。阴证和阳证的具体内容均体现于表里、寒热、虚实六纲之中。

1. 阴证 凡符合"阴"的一般属性的证候，称为阴证。一般而言，临床上凡见抑制、沉静、衰退、晦暗等表现的里证、寒证、虚证，以及症状表现为向内的、向下的、不易发现的、病邪性质为阴邪致病的、病情变化较慢的等，均可归属于阴证。

临床表现：畏寒肢冷，精神萎靡，气短声低，倦怠乏力，口淡不渴，小便清长，大便稀溏，舌淡胖嫩，苔白，脉迟弱。

辨证要点：畏寒肢冷，舌淡胖嫩，苔白，脉迟弱。

2. 阳证 凡符合"阳"的一般属性的证候，称为阳证。一般而言，临床上凡见兴奋、躁动、亢进、明亮等表现的表证、热证、实证，以及症状表现为向外的、向上的、容易发现的、病邪性质为阳邪致病的、病情变化较快的等，均可归属于阳证。

临床表现：身热面赤，精神烦躁，气粗声高，渴喜冷饮，小便短赤，大便秘结，舌红绛，苔黄燥，脉洪滑实。

辨证要点：面赤身热，舌红绛，苔黄燥，脉洪滑实。

知识链接

阴证与阳证的鉴别要点

类别	望诊	闻诊	问诊	切诊
阴证	面色苍白或暗淡，身重蜷卧，倦怠无力，萎靡不振，舌质淡而胖嫩，舌苔白而润滑	语声低微，静而少言，呼吸怯弱，短气	饮食减少，喜温热，口不渴，口淡无味，大便稀溏，小便清长	疼痛喜按，身寒肢冷，脉沉、细、涩、迟、弱、无力
阳证	面色潮红或通红，狂躁不安，口唇燥裂，舌质红绛，舌苔黄厚，甚则燥裂，或黑而生芒刺	语声高亢，烦而多言，甚则狂言，呼吸气粗，喘促痰鸣	恶食或消谷善饥，喜凉，烦渴引饮，大便秘结，小便短赤	疼痛拒按，身热肢暖，脉浮、洪、滑、数、实、有力

3. 亡阴证 体内阴液严重亏损，而表现为阴液衰竭的证候。

临床表现：汗热而黏、如珠如油，面赤身灼，躁妄不安，烦渴欲饮，小便极少，舌红绛而干，脉细、疾数，按之无力。

辨证要点：汗出如油，身灼烦渴，躁妄不安，脉细疾数，按之无力。

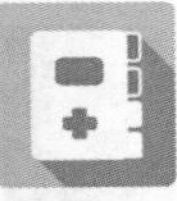
Note

4. 亡阳证 体内阳气极度衰微，而表现为阳气欲脱的证候。

临床表现：冷汗淋漓，面色苍白，肌肤不温，手足厥逆，气息微弱，神识昏迷，口不渴或渴喜热饮，舌淡白滑润，脉微欲绝，或浮而空。

辨证要点：冷汗淋漓，手足厥逆，神识昏迷，脉微欲绝，或浮而空。

知识链接

亡阴证与亡阳证的鉴别要点

类别	汗	四肢	面色	神志	呼吸	口渴	舌象	脉象
亡阴	汗热而黏	温暖畏热	潮红	躁妄不安	喘息气短	渴喜冷饮	红绛而干	细疾数，按之无力
亡阳	冷汗淋漓	厥冷畏寒	苍白	神识昏迷	气息微弱	不渴或喜热饮	淡白滑润	微欲绝，或浮而空

二、脏腑辨证

脏腑辨证是指运用四诊的方法与八纲辨证的原则，结合脏腑经络、气血阴阳等理论，进行分析、归纳，以辨明脏腑病的病位、病性以及邪正盛衰的一种辨证方法。脏腑辨证包括辨脏腑病证和脏腑兼病，是中医临床各科疾病的诊断基础，是辨证体系中的核心组成部分。

（一）肝与胆病证

1. 肝气郁结证 肝失疏泄，气机郁滞所表现的证候。

临床表现：情志抑郁，善太息，或多愁易怒，胸胁或少腹胀痛，或咽部有梗塞感；妇女可见乳房胀痛，月经不调；苔薄，脉弦。

辨证要点：情志抑郁，胸胁或少腹胀痛，脉弦。

2. 肝血虚证 肝血不足，失于濡养所表现的证候。

临床表现：眩晕耳鸣，面白或萎黄，爪甲不荣，目花干涩，肢麻筋挛，月经量少或闭经，舌淡，脉细。

辨证要点：眩晕耳鸣，爪甲不荣，目花干涩，肢麻筋挛，脉细。

3. 肝阴虚证 肝阴不足，虚热内扰所表现的证候。

临床表现：头晕目眩，胁肋灼痛，烦躁失眠，咽干口燥，舌红少津，脉弦细数。

辨证要点：头晕目眩，胁肋灼痛，舌红少津，脉弦细数。

4. 肝阳上亢证 肝肾阴虚阳亢，阴不潜阳，肝阳上扰所表现的证候。

临床表现：头目胀痛，眩晕耳鸣耳聋，面红目赤，口苦咽干，急躁易怒，少寐多梦，腰膝酸软，头重足轻，小便短赤，大便秘结，舌红少津，脉弦细数。

辨证要点：头痛眩晕，腰膝酸软，头重足轻，舌红少津，脉弦细数。

5. 肝火上炎证 肝经气火炽盛而逆冲于上所表现的实热证候。

临床表现：头目胀痛，眩晕耳鸣如潮，面红目赤，口苦咽干，急躁易怒，失眠多梦或噩梦纷纭，甚则狂躁不得眠，或吐血、衄血、咳血，或耳内红肿热痛流脓，小便短赤，大便秘结，舌红苔黄，脉弦数有力。

辨证要点：头痛眩晕，胁肋灼痛，或吐血、衄血、咳血，或耳内红肿热痛流脓，舌红苔黄，脉弦数有力。

6. 寒凝肝脉证 寒邪凝滞于足厥阴肝经循行部位所表现的证候。

临床表现：少腹胀痛，睾丸坠胀，或阴囊挛缩，痛引少腹，遇寒加重，苔白，脉沉弦。

辨证要点：少腹牵引睾丸坠胀冷痛。

7. 肝风内动证 出现眩晕欲仆、抽搐、震颤等具有"动摇"为主要特点的证候。常见有肝阳化风、热极生风、阴虚动风与血虚生风四种证候。

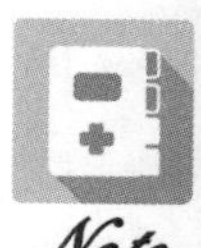

Note

知识链接

肝阳上亢与肝火上炎证的鉴别要点

类　别	共同症状	不同症状
肝阳上亢	头目胀痛，眩晕耳鸣，面红目赤，急躁易怒	腰膝酸软，头重足轻，舌红少津，脉弦细数
肝火上炎	失眠多梦，口苦咽干，小便短赤，大便秘结	胁肋灼痛，或吐血、衄血、咳血，或耳内红肿热痛流脓，舌红苔黄，脉弦数有力

(1) 肝阳化风证：肝阳上亢无制而表现动风的证候。

临床表现：眩晕欲仆，头摇而痛，项强肢颤，语言謇涩，手足麻木，步履不整，或猝然昏倒，不省人事，口眼㖞斜，半身不遂，舌强不语，喉中痰鸣，舌红苔白或腻，脉弦有力。

辨证要点：肝阳上亢兼见动风症状。

(2) 热极生风证：邪热炽盛引起抽搐所表现的动风证候。

临床表现：壮热烦渴，头晕胀痛，两目上视，颈项强直，手足躁扰不安，抽搐瘛疭，甚则角弓反张，神志昏迷，舌红绛，苔黄，脉弦数。

辨证要点：高热兼见动风症状。

(3) 阴虚动风证：阴液亏虚，筋脉失养所表现的动风证候。

临床表现：头晕耳鸣，手足蠕动，两目干涩，五心烦热，潮热盗汗，舌红少津，脉细数或脉细无力。

辨证要点：阴虚兼见动风症状。

(4) 血虚生风证：肝血亏虚，筋脉失养所表现的动风证候。

临床表现：眩晕耳鸣，面色无华，肢体麻木，肌肉跳动，手足震颤，爪甲不荣，夜寐多梦，舌质淡，苔白，脉细。

辨证要点：血虚兼见动风症状。

8. 肝胆湿热证　湿热蕴结于肝胆所表现的证候。

临床表现：胁肋胀痛，腹胀纳呆，口苦呕恶，小便短赤，大便不调，苔黄腻，脉弦数；或发热，身目俱黄，或见阴囊湿疹，睾肿热痛；或见带下黄臭，外阴瘙痒。

辨证要点：胁肋胀痛，腹胀纳呆，身目发黄，阴痒，兼见湿热内蕴症状。

9. 胆郁痰扰证　痰热内扰，胆气不宁所表现的证候。

临床表现：惊悸失眠，口苦呕恶，胸胁胀闷，胆怯，烦躁不安，舌红苔黄腻，脉弦滑。

辨证要点：惊悸失眠，口苦呕恶，苔黄腻。

(二) 心与小肠病证

1. 心气虚证　心脏功能减退，心气不足，鼓动无力所表现的证候。

临床表现：心悸怔忡，胸闷气短，活动后加重，面色淡白或㿠白，或有自汗，舌淡苔白，脉微或虚。

辨证要点：心悸怔忡，兼见气虚症状。

2. 心阳虚证　心脏阳气虚衰所表现的证候。

临床表现：心气虚证基础上兼见畏寒肢冷，心痛，舌淡胖，苔白滑，脉微细。

辨证要点：心悸怔忡，胸闷或心痛，兼见阳虚症状。

3. 心阳暴脱证　阴阳相离，心阳骤越所表现的证候。

临床表现：突然出现面色苍白或胸痛暴作，冷汗淋漓，口唇青紫，四肢厥冷，呼吸微弱，神志昏迷，脉微欲绝。

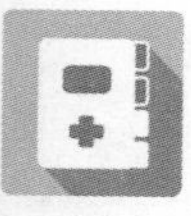

辨证要点：胸痛暴作，兼见亡阳虚脱症状。

Note

4. 心血虚证　心血亏虚，心失濡养所表现的证候。

临床表现:心悸失眠,健忘多梦,面白无华,唇舌色淡,脉细。

辨证要点:心悸失眠,兼见血虚症状。

5. 心阴虚证 心阴亏虚,虚热内扰所表现的证候。

临床表现:心悸失眠,健忘多梦,颧红口干,潮热盗汗,舌红少津,脉细数。

辨证要点:心悸失眠,兼见阴虚症状。

6. 心火亢盛证 心火炽盛,心神受扰,迫血妄行所表现的实热证候。

临床表现:心烦失眠,面赤口渴,小便短赤,大便秘结,舌尖红绛,苔黄脉数;或口舌生疮,糜烂疼痛,或吐血、衄血,甚或狂躁谵语、神志不清等。

辨证要点:神志症状及舌、脉等表现的实热症状。

7. 心脉瘀阻证 瘀、痰、寒、气等痹阻心脉所表现的证候。

临床表现:心悸怔忡,心胸憋闷或刺痛,痛引肩背内臂,时发时止,舌紫黯或见瘀点瘀斑,脉细涩或结代。

辨证要点:心悸怔忡,心胸憋闷疼痛,痛引肩背内臂。

知识链接

心脉痹阻证中血瘀、痰阻、寒凝、气滞四型疼痛的特点

疼痛类型	特点
血瘀	痛如针刺,痛处不移
痰阻	心胸闷痛
寒凝	遇寒痛剧,得温痛减
气滞	疼痛而胀

8. 痰蒙心神证 痰浊蒙蔽心神所表现的证候。

临床表现:面色晦暗,喉有痰鸣,脘闷呕恶,语言不清,意识模糊,甚则昏迷,苔白腻,脉滑;或精神抑郁,神志痴呆,喃喃自语,举止失常。

辨证要点:意识模糊,胸闷痰多,苔白腻,脉滑而无热象。

9. 痰火扰心证 痰浊火热之邪扰乱心神所表现的证候。

临床表现:心烦失眠,面赤气粗,痰黄而稠,甚则神志错乱,语无伦次,哭笑无常,躁狂妄动,打人毁物,舌红苔黄腻,脉滑数。

辨证要点:心烦失眠,痰黄而稠,甚则神志错乱,舌红苔黄腻,脉滑数。

10. 小肠实热证 小肠火热炽盛所表现的证候。

临床表现:心烦口渴,口舌生疮,小便赤涩,尿道灼痛,舌红苔黄,脉数。

辨证要点:口舌生疮,小便赤涩,尿道灼痛。

(三)脾与胃病证

1. 脾气虚证 脾气不足,失于健运所表现的证候。

临床表现:食少纳呆,脘腹胀满,口淡无味,少气懒言,四肢倦怠,形体消瘦,便溏,舌淡苔白,脉缓弱无力。

辨证要点:腹胀,纳呆,便溏,兼见气虚症状。

2. 脾阳虚证 脾阳衰惫,阴寒内盛所表现的证候。

临床表现:腹胀,纳呆,口淡不渴,脘腹冷痛,喜温喜按,或肢体浮肿,或妇女白带清稀量多,大便稀溏,舌质淡胖,苔白滑,脉沉迟弱无力。

辨证要点:腹胀腹痛,纳呆,浮肿,兼见虚寒症状。

3. 脾不统血证 脾气虚损,不能统摄血液所表现的证候。

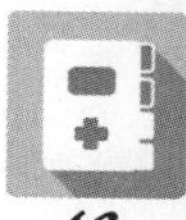

Note

临床表现：齿衄，鼻衄，肌衄，尿血，便血；或妇女月经过多，崩漏等；伴见食少便溏，神疲乏力，少气懒言，面白无华，舌淡，脉芤或细弱。

辨证要点：各种出血，兼见脾气虚损症状。

4. 脾气下陷证 脾气虚损，升举无力所表现的证候。

临床表现：食少纳呆，脘腹坠胀，食后益甚；或内脏下垂；或小便混浊如米泔；或便意频数，肛门坠重；或久痢不止，甚则脱肛；伴见头晕目眩，少气乏力，肢体倦怠，食少便溏，舌淡苔白，脉沉弱无力。

辨证要点：内脏下垂，兼见脾气虚损症状。

知识链接

脾气虚、脾阳虚、脾不统血、脾气下陷证的鉴别要点

类　别	共同症状	不同症状
脾气虚	纳呆，脉弱	腹胀，纳呆，便溏，脉缓弱无力
脾阳虚		食纳减退，脘腹绵绵冷痛，喜暖喜按，形寒肢冷，或肢体浮肿，小便短少，或妇女带下量多而清稀色白，舌淡胖嫩，舌苔白滑，脉沉迟弱无力
脾不统血		便血、尿血、肌衄，妇女月经过多、崩漏，脉芤或细弱
脾气下陷		脘腹坠胀，或便意频数，肛门重坠，或久泄脱肛，或内脏下垂，脉沉弱无力

5. 湿热蕴脾证 湿热蕴结于脾胃所表现的证候。

临床表现：脘腹痞闷，恶心欲吐，口黏而甜，肢体困重，小便短赤不利，大便溏泄不爽，或面目肌肤发黄，或身热起伏，汗出热不解，或皮肤发痒，舌红苔黄腻，脉濡数。

辨证要点：脘腹痞闷，口黏而甜，肢体困重，舌红苔黄腻，脉濡数。

6. 寒湿困脾证 寒湿内盛，脾阳受困所表现的证候。

临床表现：脘腹胀闷，不思饮食，泛恶呕吐，口黏不爽，头身困重或浮肿，腹痛泄泻，苔白，脉沉迟或濡缓。

辨证要点：脘腹胀闷，头身困重或浮肿，腹痛泄泻，苔白，脉沉迟或濡缓。

7. 胃阴不足证 胃阴亏虚所表现的证候。

临床表现：胃脘隐痛，饥不欲食，口燥咽干，大便干结，或胃脘嘈杂，脘痞不舒，干呕呃逆，舌红少津，脉细数。

辨证要点：胃脘隐痛，饥不欲食，兼见阴虚症状。

8. 胃火炽盛证 火热炽盛，壅滞于胃所表现的证候。

临床表现：胃脘灼热疼痛，吞酸嘈杂，或食入即吐，渴喜冷饮，消谷善饥，或牙龈肿痛溃烂，齿衄，口气臭秽，小便短赤，大便秘结，舌红苔黄，脉滑数。

辨证要点：胃脘灼痛，兼见火热症状。

知识链接

胃阴不足、胃火炽盛、食滞胃脘证的鉴别要点

类　别	疼痛性质	呕　吐	食　欲	口味与口渴	大便	舌　象	脉象
胃阴不足	隐痛	干呕	饥不欲食	口干咽燥	干结	舌红少苔	细数
胃火炽盛	灼痛	吞酸	消谷善饥	渴喜冷饮	秘结	舌红苔黄	滑数
食滞胃脘	胀痛	酸腐馊食	纳呆	口腻嗳腐	酸臭	苔厚腻	滑数

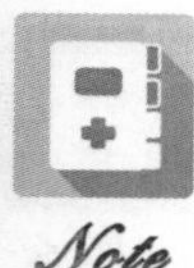

Note

9. 食滞胃脘证 饮食停滞胃脘所表现的证候。

临床表现：脘腹胀满疼痛，嗳腐吞酸，吐后痛减，厌食，矢气酸臭，大便溏泄，泄下物酸腐臭秽，舌苔厚腻，脉滑数。

辨证要点：胃脘胀满疼痛，呕吐酸腐食物。

（四）肺与大肠病证

1. 肺气虚证 肺气亏虚，卫表不固所表现的证候。

临床表现：咳喘无力，咳痰清稀，面白无华，语声低微，倦怠无力，动则气短，或畏风自汗，易于感冒，舌淡，脉虚弱。

辨证要点：咳喘无力，咳痰清稀，兼见气虚症状。

2. 肺阴虚证 肺阴虚损，虚热内生所表现的证候。

临床表现：干咳，口燥咽干，声音嘶哑，颧红盗汗，五心烦热，或无痰，或痰少而黏，或痰中带血，舌红少津，脉细数。

辨证要点：干咳，口燥咽干，盗汗，兼见阴虚症状。

3. 风寒束肺证 外感风寒，肺卫失和所表现的证候。

临床表现：咳嗽，咳痰稀白，恶寒发热，头身疼痛，鼻塞涕清，舌苔薄白，脉浮紧。

辨证要点：咳嗽，咳痰稀白，鼻塞涕清，舌苔薄白，脉浮紧。

4. 风热犯肺证 外感风热，肺卫失和所表现的证候。

临床表现：咳嗽，咳痰黄稠，发热头痛，口渴咽痛，舌边尖红，苔薄黄，脉浮数。

辨证要点：咳嗽，咳痰黄稠，口渴咽痛，舌苔薄黄，脉浮数。

5. 燥邪犯肺证 外感燥邪，肺卫失和所表现的证候。

临床表现：干咳无痰，或痰少而黏，不易咳出，口、鼻、咽喉干燥少津，或发热恶寒，或胸痛咯血，舌红苔薄黄，或舌干苔薄白，脉数或浮数或细数。

辨证要点：干咳无痰，或痰少而黏，口、鼻、咽喉干燥少津。

知识链接

肺阴虚与燥邪犯肺证的鉴别要点

类　别	共同症状	不同症状
肺阴虚	干咳，甚或咳血	属内燥证，兼阴虚内热症状
燥邪犯肺		属外燥证，兼卫表失和症状

6. 痰热壅肺证 痰热互结，壅闭于肺，肺失宣降所表现的证候。

临床表现：咳嗽气喘，呼吸急促，甚则鼻翼扇动，咳痰黄稠，或痰中带血，或咳吐腥臭脓血痰，胸痛，壮热口渴，烦躁不安，小便短赤，大便秘结，舌红苔黄腻，脉滑数。

辨证要点：咳喘、咳痰黄稠，兼见里实热症状。

7. 痰湿阻肺证 痰湿结聚，阻滞于肺，肺失宣降所表现的证候。

临床表现：咳嗽痰多，色白而黏，易于咯出，胸闷，或见气喘，喉中痰鸣，舌淡苔白腻，脉滑。

辨证要点：咳嗽，痰多、色白、易咯，苔白腻，脉滑。

8. 大肠湿热证 湿热蕴结，留滞大肠，传导失司所表现的证候。

临床表现：腹痛泄泻，里急后重，肛门灼热，或下痢脓血，小便短赤，舌红苔黄腻，脉滑数。

辨证要点：泄泻或下痢，兼见湿热症状。

（五）肾与膀胱病证

1. 肾阴虚证 肾阴亏虚，虚热内扰所表现的证候。

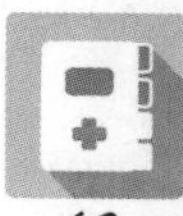

临床表现：腰膝酸软，眩晕耳鸣，口燥咽干，五心烦热，潮热盗汗，失眠多梦，形体消瘦，男子遗精，女

Note

子经闭，不孕，或见崩漏，舌红苔少而干，脉细数。

辨证要点：腰膝酸软，眩晕耳鸣，男子遗精，女子月经不调，兼见阴虚症状。

2. 肾阳虚证 肾阳虚衰，温煦失职，气化失权所表现的证候。

临床表现：腰膝酸软，形寒肢冷，下肢尤甚，面色㿠白，头晕耳鸣，神疲乏力，或尿少浮肿，或五更泄泻，男子阳痿，女子不孕，舌淡胖，脉沉弱。

辨证要点：腰膝酸软，形寒肢冷，生殖功能衰退，兼见阳虚症状。

3. 肾精不足证 肾精虚损，生长发育迟缓，生殖功能低下所表现的证候。

临床表现：性功能衰退，男子精少不育，女子经闭不孕，小儿发育迟缓，囟门迟闭，骨骼痿软，身材矮小，智力偏低，动作迟钝；成人早衰，耳鸣耳聋，齿摇发脱，健忘恍惚，足痿无力。

辨证要点：生长发育迟缓，生殖功能低下，早衰。

知识链接

肾阴虚与肾精不足证的鉴别要点

类　别	共同症状	不同症状
肾阴虚	肾虚症状	兼有阴虚内热之象
肾精不足		无虚热之象

4. 肾气不固证 肾气不足，固摄无权所表现的证候。

临床表现：腰膝酸软，小便频数清长，夜尿频多，遗尿，小便余沥不尽或失禁，男子滑精早泄，女子白带清稀，胎动易滑，舌淡苔白，脉沉弱。

辨证要点：小便频数或失禁，男子滑精早泄，女子白带清稀。

5. 肾不纳气证 肾气虚损，气不归元所表现的证候。

临床表现：久病咳喘，呼多吸少，气不得续，动则喘甚，自汗神疲，声音低怯，腰膝酸软，舌淡苔白，脉沉细无力。

辨证要点：久病咳喘，呼多吸少，动则喘甚。

6. 肾虚水泛证 肾阳虚衰，气化失司，水湿泛滥所表现的证候。

临床表现：全身水肿，腰以下尤甚，按之没指，腹胀满，腰膝酸软，形寒肢冷，小便少，舌淡胖嫩，边有齿痕，苔白滑，脉沉细。

辨证要点：水肿，腰膝酸软，兼见肾阳虚症状。

7. 膀胱湿热证 湿热蕴结于膀胱，膀胱气化失司所表现的证候。

临床表现：尿频，尿急，尿痛，小腹闷胀，或尿血，或尿有砂石；可伴发热、腰痛，舌红苔黄腻，脉数。

辨证要点：尿频、尿急、尿痛。

（六）脏腑兼病

人体五脏六腑，在生理上密切相关，在病理上亦相互影响。凡两个或两个以上脏器相继或同时发病者，即为脏腑兼病。

1. 心肝血虚证 心肝两脏血液亏虚所表现的证候。

临床表现：心悸，失眠多梦，健忘，眩晕耳鸣，面色无华，两目干涩，视物模糊，爪甲不荣，肢体麻木，震颤，妇女月经量少色淡，舌淡苔白，脉细。

辨证要点：心悸眩晕，失眠多梦，目涩肢麻，爪甲不荣。

2. 心脾两虚证 心血不足，脾气亏虚所表现的证候。

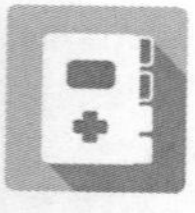

临床表现：心悸怔忡，失眠多梦，健忘，面色萎黄，食欲不振，倦怠乏力，腹胀便溏，或皮下紫斑，妇人月经量多色淡，或经少，经闭，舌淡，脉细弱。

Note

辨证要点：心悸失眠，面色萎黄，食少腹胀，倦怠乏力。

3. 心肺气虚证 心肺两脏气虚所表现的证候。

临床表现：心悸怔忡，久咳不愈，气短而喘，动则尤甚，面白无华，声音低怯，自汗，胸闷，神疲乏力，痰液清稀，舌淡苔白，脉细无力。

辨证要点：心悸怔忡，久咳不愈，气短而喘，神疲乏力。

4. 心肾不交证 心肾水火既济失调所表现的征候。

临床表现：心烦失眠，心悸健忘，头晕耳鸣，口燥咽干，腰膝酸软，多梦遗精，潮热盗汗，小便短赤，舌红少苔，脉细数。

辨证要点：心烦失眠，腰膝酸软，遗精。

5. 肺脾气虚证 肺脾两脏气虚所表现的证候。

临床表现：气短而喘，痰多稀白，食欲不振，腹胀便溏，甚则面部虚浮，下肢微肿，舌淡苔白，脉细弱。

辨证要点：久咳不止，气短而喘，腹胀便溏。

6. 肝脾不调证 肝失疏泄，脾失健运所表现的证候。

临床表现：胸胁胀闷疼痛，善太息，情志抑郁或急躁易怒，食少腹胀，便溏，或腹痛欲泻，泻后痛减，苔白腻，脉弦。

辨证要点：胸胁胀闷疼痛，食少腹胀，腹痛欲泻。

7. 肝胃不和证 肝失疏泄，胃失和降所表现的证候。

临床表现：胸胁、胃脘胀满疼痛，嗳腐吞酸，呃逆，嘈杂，情绪郁闷或烦躁易怒，苔薄黄，脉弦。

辨证要点：胸胁、胃脘胀痛，嗳腐吞酸，情绪郁闷或烦躁易怒。

8. 肝肾阴虚证 肝肾两脏阴液亏损，虚热内扰所表现的证候。

临床表现：头晕目眩，健忘耳鸣，失眠多梦，口燥咽干，腰膝酸软，胁痛，五心烦热，颧红盗汗，男子遗精，女子月经量少或闭经，舌红少苔，脉细数。

辨证要点：头晕目眩，腰膝酸软，胁痛，兼见阴虚症状。

9. 脾肾阳虚证 脾肾阳气亏虚，虚寒内生所表现的证候。

临床表现：形寒肢冷，面色苍白，腰腹冷痛，下利清谷，或五更泄泻，或全身浮肿，小便不利，甚则出现腹水，舌淡胖大，脉沉迟无力。

辨证要点：形寒肢冷，五更泄泻，浮肿，兼见阳虚症状。

三、卫气营血辨证

卫气营血辨证是清代名医叶天士根据《黄帝内经》有关卫气营血的理论，在伤寒六经辨证的基础上发展创立的，是诊治外感温热病的一种辨证方法。

卫气营血辨证，是将外感温热病发生和发展过程中所表现的证候，概括为卫分证、气分证、营分证与血分证四类不同证候，以阐明温热病不同阶段的病位深浅、病情轻重及其变化规律，从而为临床治疗提供依据。其中卫分证主表，邪在肺与皮毛；气分证主里，病在肺、胸膈、胃、肠等脏腑；营分证是邪热深入心营，病在心与包络；血分证则邪已深入心、肝、肾，是温热病发展过程中最为深重的阶段。

（一）卫分证

卫分证是指温热病邪侵犯肌表，肺卫功能失常所表现的证候。

临床表现：发热，微恶风寒，头痛，无汗或少汗，口干微渴，咳嗽，或咽喉肿痛，舌尖边红，苔薄白或薄黄，脉浮数。

辨证要点：发热，微恶风寒，舌尖边红，苔薄白，脉浮数。

（二）气分证

气分证指温热病邪内传脏腑，正盛邪实，邪正剧争，阳热亢盛所表现的里热证候。

临床表现：发热，不恶寒反恶热，口渴，汗出，舌红，苔黄，脉数有力。或兼见咳喘胸痛，咯吐黄稠痰液，汗出而热不解（为邪热壅肺）；或兼见心烦懊恼，坐卧不安（为热扰胸膈）；或兼见高热，汗多，烦渴引饮，苔黄燥，脉洪大而数（为热结阳明）；或兼见大便燥结，腹胀满硬痛而拒按，烦躁谵语；或热结旁流，苔

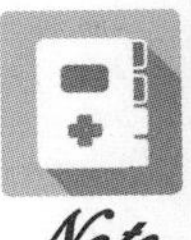

黄燥，脉沉数有力（为热结大肠）。

辨证要点：发热，不恶寒反恶热，舌红苔黄，脉数有力。

（三）营分证

营分证是指温热病邪内陷，营阴受损，心神被扰所表现的证候。

临床表现：身热夜甚，口干不欲饮，心烦不寐，或神昏谵语，斑疹隐现，舌质红绛，脉细数。

辨证要点：身热夜甚，心烦不寐，神昏，舌质红绛，脉细数。

（四）血分证

血分证是指温热病邪深入阴血，导致动血、动风、伤阴所表现的证候。

临床表现：在营分证的基础上，更见高热，躁扰如狂或昏狂、谵妄，斑疹透露，色紫黑，吐血，衄血，便血，尿血，舌深绛或绛紫，脉细数，则为动血；若见颈项强直，四肢抽搐，角弓反张，两目窜视，牙关紧闭，脉弦数，则为动风；若见持续低热，夜热早凉，五心烦热，口咽干燥，舌红少津，脉细数，则为伤阴；甚则可见神倦，耳聋，昏沉欲睡，形瘦，手足蠕动，或时而抽搐等阴虚风动症状。

辨证要点：心、肝、肾的病变为主，以动血、动风、伤阴为证候特点。

八纲辨证是中医学辨证的总纲。指运用表、里、寒、热、虚、实、阴、阳八纲对疾病的病位深浅、病势缓急、虚实属性，以及致病因素与人体抗病能力的强弱对比状态等进行分析辨别的辨证方法。表里辨病位的浅深，寒热辨病证的性质，虚实辨邪正的盛衰，阴阳则是统摄其他六纲的总纲。表、热、实属阳，里、寒、虚属阴。八纲的四对矛盾是相对的，是互相联系并转化的。临床上针对错综复杂的证候，都可取其作为分析归纳的基本方法。通过八纲辨证可以找出疾病的关键，掌握其要领，确定其类别，为治疗指出方向。

脏腑辨证是中医学辨证的核心，是以脏象学说理论为指导，分析判断疾病所在的脏腑病位及其病因、病性及邪正盛衰情况等的辨证方法。以脏腑生理、病理特点为基础，通过四诊八纲，辨别五脏六腑的阴阳、气血、寒热、虚实等变化，为治疗提供依据。一般各种辨证方法最后都要落实到脏腑辨证上，才能准确诊断，使治疗有的放矢。

卫气营血辨证为辨证的基本方法之一，是以外感温热病发展过程中卫分、气分、营分、血分四类不同病理阶段的理论，说明病位深浅、病情轻重和传变规律的辨证方法。

直通护考
在线答题

（杜　娟）

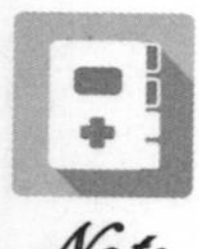

第四章　中医用药护理

经典中医故事　扁鹊四诊合参起死回生

（张英杰）

扁鹊四诊合参起死回生（文本）

扁鹊四诊合参起死回生（音频）

PPT 课件

第一节　中药方剂基本知识

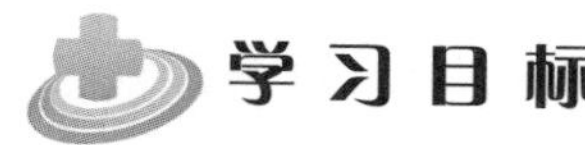

掌握中药的四气五味定义。熟悉中药的疗效以及副作用。了解中药毒性的临床意义。

掌握中药配伍原则；熟悉药物配伍的协同作用、拮抗作用以及配伍禁忌。掌握三类配伍禁忌：十八反，十九畏；妊娠用药禁忌。熟悉服药饮食禁忌。

掌握方剂的基本结构。熟悉常用的剂型。

导学案例

患者，女性，16 岁。以“头晕目眩 3 小时”为主诉于 2004 年 8 月来诊。患者自述 3 小时前于烈日下参加军训，自觉头晕目眩，伴身热汗出，口干舌燥，饮水而不解渴，心烦，急躁，急来就诊。查体：舌质红，苔黄，脉洪大。辨为中暑证，即阳明热盛，予白虎汤（生石膏 50 g、知母 18 g、粳米 9 g、甘草 6 g）治疗，诸症皆消。

请思考：

对于该患者的用药，如何理解生石膏和知母的配伍关系？

一、中药基本知识

（一）中药的性能

中药的性能是对中药作用性质和特征的概括，是依据用药后的机体反应归纳出来的，它以人体为观察对象。各种药物各自具有若干特性和作用，前人称之为药物的偏性。可以药物的偏性纠正疾病所表现的阴阳偏盛或偏衰。清代医家徐灵胎总结说：凡药之用，或取其气，或取其味。各以其所偏胜而即资之疗疾，故能补偏救弊，调和脏腑，深求其理，可自得之。中药的性能是中药理论的核心，主要包括四气、五味、升降浮沉、毒性等。

1. 四气　寒热温凉四种药性。它反映人体阴阳盛衰、寒热变化方面的作用倾向，是说明药物作用性质的重要概念之一。“药有寒热温凉四气”是由《神农本草经》首先提出的。

Note

四气中温热与寒凉属于两类不同的性质。温热属阳，寒凉属阴；温次于热，凉次于寒。药性寒热温凉，是从药物作用于机体所发生的反应概括出来的，是与所治疾病的寒热性质相对应的。能够减轻或消除热证，具有清热泻火、凉血解毒等作用的药物，一般属于寒性或凉性；反之，能够减轻或消除寒证，具有温里散寒、补火助阳、温经通络、回阳救逆等作用的药物，一般属于温性或热性。

2. 五味 药物和食物的真实滋味。辛甘酸苦咸是五种基本的滋味。此外还有淡味和涩味。由于长期以来将涩附于酸，淡附于甘以合五行配伍关系，故习称五味。在古代，最初药食的滋味是通过口尝而得知的。《黄帝内经》根据五行学说，进一步归纳了五味的基本作用：辛散、酸收、甘缓、苦坚、咸软。

(1) 辛：除能散、能行的特点外，还有芳香辟秽、芳香化湿、芳香开窍等作用。

(2) 甘：能补、能缓、能和，即有补益、缓急止痛、调和药性、和中的作用。某些甘味药还具有解药食中毒的作用，如甘草、绿豆等，故又有甘能解毒之说。

(3) 酸：能收、能涩，即有收敛固涩作用。多用于体虚多汗、久泻久痢、肺虚久咳、遗精滑精、尿频遗尿等证。

(4) 涩：能收敛固涩，与酸味药的区别是：酸味药可以生津止渴，而涩味药不具备这个功效。

(5) 苦：能泄、能燥。泄的含义较广，指通泄、清泄。苦能坚阴与苦能清泄直接相关。

(6) 咸：能软、能下，有软坚散结和泻下作用。多用于瘰疬、瘿瘤、痰核、癥瘕等病证。

(7) 淡：能渗、能利，有渗湿利水作用，多用于治疗水肿、小便不利等证。

3. 升降浮沉 反映药物作用的趋向性，是说明药物作用性质的概念之一。升是上升，降是下降，浮表示发散，沉表示收敛固藏和泄利二便。因而沉实际上包含着向内和向下两种作用趋向。升降浮沉之中，升浮属阳，沉降属阴。一般具有升阳发表、发散风寒、涌吐、开窍等功效的药物，都能上行向外，药性都是升浮的；具有泻下、清热、利水渗湿、重镇安神、潜阳息风、消导积滞、降逆止呕、收敛固涩、止咳平喘等功效的药物，则能下行向内，药性都是沉降的。

(1) 升降浮沉与性味的关系：一般来说，药性升浮的，大多具有辛甘之味和温热之性；药性沉降的，大多具有酸苦咸涩之味和寒凉之性。

(2) 升降浮沉与药物质地的关系：前人重视药性升降浮沉与药物质地的关系，认为花、叶、皮、枝等质轻的药物大多是升浮的，而种子、果实、矿物、贝壳等质重者大多是沉降的。这是古人认识的不足。

(3) 影响药性升降浮沉的主要因素：主要是炮制和配伍。例如，酒炒则升，姜汁炒则散，醋炒则收敛，盐水炒则下行。

4. 毒性 药物对机体的损害性。毒性反应与副作用不同，它对人体的危害性较大，甚至可危及生命。为了确保用药安全，必须认识中药的毒性，了解毒性反应产生的原因，掌握中药中毒的解救方法和预防措施。

西汉以前以“毒药”作为一切药物的总称。东汉时代，《神农本草经》提出了“有毒、无毒”的区分。《黄帝内经》七篇大论中，亦有大毒、常毒、小毒等论述。从毒药连称到有毒、无毒的区分，反映了人们对毒性认识的进步。东汉以后的本草著作对有毒药物都标出其毒性。有毒药物的治疗剂量与中毒剂量比较接近或相当。因而治疗用药时安全度小，易引起中毒反应。无毒药物安全度较大，但并非绝对不会引起中毒反应。

有毒药物偏性强，根据以偏纠偏、以毒攻毒的原则，有毒药物有其可利用的一面。古今在利用某些有毒药物治疗恶疮肿毒、疥癣、麻风、瘰疬瘿瘤、癌肿、癥瘕等方面积累了大量经验，获得了肯定疗效。值得注意的是，在古代文献中有关药物毒性的记载大多是正确的，但由于历史条件和个人经验与认识的局限性，其中也有一些错误之处。如《神农本草经》认为丹砂无毒，且列于上品药之首；《本草纲目》认为马钱子无毒等。

(二) 中药的配伍与禁忌

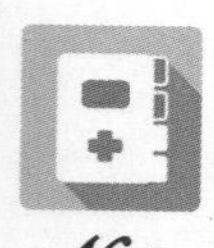
Note

1. 中药的配伍 两种或两种以上的药物配合应用叫作中药的配伍。中药通过配伍，可以对较复杂的病情予以全面照顾，同时又可利用药物间的协同作用和拮抗作用而获得安全及更好的疗效。古代医家经过长期的认识与实践，在药物的配伍关系方面积累了丰富的知识，并将其总结概括为以下六个方面。

(1) 相须:性能相类似的药物相伍为用,可起协同作用,增强疗效。如生石膏、知母合用以增强清热泻火之力。

(2) 相使:性能不相同的药物相伍为用,能互相促进,增强疗效。如补气之黄芪与利水之茯苓合用,能增强补气利水之功。

(3) 相畏:一种药的毒副作用,能被另一种药物减轻或抑制。如半夏和南星的毒性能被生姜减轻或消除,所以说半夏和南星畏生姜。

(4) 相杀:一种药物能减轻或消除另一种药物的毒副作用。如防风杀砒霜的毒,绿豆能解巴豆的毒,所以说防风杀砒霜,绿豆杀巴豆。

(5) 相恶:两种药物合用,能互相牵制而使作用降低,甚至使药效丧失。如人参恶莱菔子。

(6) 相反:两种药物合用后能产生毒性反应或副作用。如乌头反半夏,甘草反芫花。

在古代,以上的配伍关系中,相须、相使能够使药物之间的作用加强,相畏、相杀则会减弱甚至是抵消药物之间的作用,而相恶、相反非但不能治疗疾病,极有可能导致人体死亡。但是,现代很多的实验研究提示,相畏、相杀和相恶、相反之间的关系与古代的认识是不一样的,也就意味着,根据疾病的不同需要,我们的药物配伍有可能会使用到相畏相杀,相恶相反产生的效果进行治疗,因此中医药研究发展到现代,我们应该辩证地看待这些配伍关系,如相恶。用人参治元气虚脱或脾肺气虚之证,配以消积导滞的莱菔子,则人参补气效果降低。但对脾虚食积气滞之证,如单用人参益气,则不利于消除积滞胀满之证;单用莱菔子行气消积,又会加重气虚,两者合用相制相成,故《本草新编》曰:人参得莱菔子,其功更神。所以相恶原则上应当避免,但也有可利用的一面。

实际上中药六方面的配伍加上单行,称为中药的"七情配伍",单行是指不用其他药物辅助,依靠单味药发挥作用。如:人参熬制的独参汤;单用一味黄芩治轻度的肺热咳嗽;现代单用鹤草芽驱除绦虫。

2. 禁忌 中药的用药禁忌主要有三种。

1) 配伍禁忌 即两种药物合用产生毒、副作用或使疗效降低或消除,前人有十八反与十九畏的记述,所谓"反者"即指"相反",所谓畏者即指"相恶"。

(1) 十八反:甘草反甘遂、大戟、海藻、芫花,乌头反贝母、瓜蒌、半夏、白蔹、白及,藜芦反人参、沙参、丹参、玄参、细辛、芍药。

(2) 十九畏:硫磺畏朴硝,水银畏砒霜,狼毒畏密陀僧,巴豆畏牵牛,丁香畏郁金,川乌、草乌畏犀角,牙硝畏三棱,官桂畏石脂,人参畏五灵脂。

2) 妊娠用药禁忌 妊娠期间服用某些药物,轻则胎动不安,重则流产,甚至母子俱亡。妊娠期是孕妇正气比较虚弱的阶段,容易罹患不同的疾病,因此临床用药不可避免。临床中根据药物对胎儿影响程度大小,分禁用药与慎用药两类。

(1) 禁用药:大多毒性较强或药性猛烈。如:剧烈泻下药巴豆、芦荟、番泻叶;逐水药芫花、甘遂、大戟、商陆、牵牛子;催吐药瓜蒂、藜芦;麻醉药闹羊花;破血通经药三棱、莪术、阿魏、水蛭、虻虫;通窍药麝香、蟾酥、穿山甲。其他剧毒药如水银、砒霜、生附子、轻粉等。

(2) 慎用药:大多是烈性或有小毒的药物。如:泻下药大黄、芒硝;活血祛瘀药桃仁、红花、乳香、没药、王不留行、益母草、五灵脂等;通淋利水药冬葵子、薏苡仁;重镇降逆药磁石。其他如半夏、南星、牛黄、贯众等。

凡禁用药都不能使用,慎用药则应根据孕妇病情酌情使用。可用可不用者,都应尽量避免使用,以免发生事故。

3) 服药时的饮食禁忌 饮食禁忌简称食忌,也就是通常所说的禁忌口。传统观点认为服药后不注意饮食的选择,会导致新的疾病产生或者旧病复发。传统的服药饮食禁忌有常山忌葱;地黄、何首乌忌葱、蒜、萝卜;薄荷忌鳖肉;茯苓忌醋;鳖甲忌苋菜;蜂蜜反生葱等。此外,服用发汗药应忌生冷;调理脾胃药应忌油腻;消肿、理气药应忌豆类;止咳平喘药应忌鱼腥;止泻药应忌瓜果。

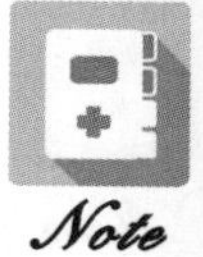

Note

二、方剂基本知识

方剂是中医临床治疗疾病的重要手段，是在辨证审因、确定治法之后，选择合适的药物，酌定用量，按照组方结构的要求，妥善配伍而成的。

（一）方剂的组成与变化

1. 方剂配伍的目的 药物的功用各有所长，也各有所短，只有通过合理的组织，调其偏性，制其毒性，增强或改变原有功能，消除或缓解对人体的不良因素，发挥其相辅相成或相反相成的综合作用，使各具特性的群药组合成一个新的有机整体，才能符合辨证论治的要求。中医药学将这种运用药物的组合过程称为“配伍”。正所谓“药有个性之专长，方有合群之妙用”。药物通过配伍，可起到以下作用。

（1）增强药力。功用相近的药物配伍，能增强治疗作用，如荆芥、防风同用以疏风解表。

（2）产生协同作用。药物之间在某些方面具有一定的协同作用，常相互需求而增强某种疗效。如麻黄和桂枝相配，通过“开腠”和“解肌”协同，比单用麻黄或桂枝方剂的发汗力量明显增强。

（3）控制多功用单味中药的发挥方向。这是方剂配伍中十分重要的一个方面。如桂枝具有解表散寒、调和营卫、温经止痛、平冲降逆等多种功用，但其具体的功用发挥方向往往受复方中包括配伍在内的诸多因素的控制。如前所述，在发汗解表方面，多和麻黄相配；调和营卫、阴阳方面，须与芍药相配；温经止痛方面，常和细辛相配；平冲降逆功用，则多与茯苓、甘草相配。

（4）扩大治疗范围，适应复杂病情。中医药学在长期的发展过程中，产生了许多针对基础病机的基础方剂，如四君子汤、四物汤、二陈汤等。在临床上通过随证配伍，可使这些基础方剂不断扩大治疗范围。如四君子汤具有益气健脾的功用，是主治食少便溏、面色萎黄、倦怠乏力等脾胃气虚证的基础方。若脾虚生湿，阻滞气机，以致胸脘痞闷不舒，则可相应配伍陈皮，即异功散，可益气健脾、行气化滞；若脾虚痰湿停滞，出现恶心呕吐、胸脘痞闷、咳嗽痰多稀白，则再配半夏入方，即六君子汤，功能重在健脾气、化痰湿。

（5）控制药物的毒副作用。通过配伍控制毒副作用，主要是“七情”中“相杀”和“相畏”关系的运用，即一种药物能减轻另一种药物的毒副作用。例如，生姜能减轻和消除半夏的毒性，砂仁能减轻熟地滋腻碍脾的副作用等。

2. 方剂的基本结构 每一首方剂都需要根据病情，在辨证立法的基础上选择合适的药物，妥善配伍。但在组织不同作用和地位的药物时，应符合严密的组方基本结构，即“君、臣、佐、使”的组方形式。

（1）君药：针对主病或主证起主要治疗作用的药物。

（2）臣药：有两种意义：辅助君药加强治疗主病或主证作用的药物；针对重要的兼病或兼证起主要治疗作用的药物。

（3）佐药：有三种意义。佐助药，即协助君、臣药加强治疗作用，或直接治疗次要兼证的药物；佐制药，即消除或减弱君、臣药的毒性，或能制约君、臣药峻烈之性的药物；反佐药，即病重邪甚，可能拒药时，配用与君药性味相反而又能在治疗中起相成作用的药物，以防止药病格拒。

（4）使药：有两种意义。引经药，即能引领方中诸药至特定病所的药物；调和药，即具有调和方中诸药作用的药物。现以麻黄汤为例说明方剂的基本结构：

麻黄汤
- 君药—麻黄，辛温，宣通卫阳以发散风寒，宣通肺气以平喘咳。
- 臣药—桂枝，辛甘温，透营达卫，解肌发汗，助麻黄发汗解表而散风寒，兼温经止咳。
- 佐药—杏仁，苦温，降泄肺气，助麻黄平喘咳。
- 使药—炙甘草，甘温，调和诸药。

3. 方剂的变化形式 方剂的组成虽有严格的组方原则，但同时又有极大的灵活性。在临床应用特别是在选用成方时，应根据病情，患者体质、年龄、性别差异及地域、季节不同而灵活应用，随证加减，做到“师其法而不泥其方，师其方而不泥其药。”

（1）药味加减的变化：主证、基本病机及君药不变，随着次要症状或兼证的不同，改变次要药物，以适应新的病情需要，即“随证加减”。

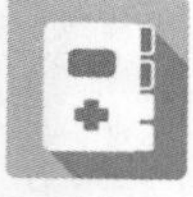

（2）药量增减的变化：方剂中药味不变，根据症状、病机的不同而改变药物的用量比例，或更换药物主次关系，药力的大小和治疗范围会随之发生变化，主治和功用也会有相应改变。

（3）剂型的变化：同一方剂，尽管用药、用量完全相同，若剂型不同，其作用也有区别。但这种变化只是药力大小与作用缓急的区别，在主治的病情上有轻重缓急之分而已。

（二）常用剂型

方剂组成以后，还要根据病情与药物的特点制成一定的形态，称为剂型。每一剂型都有其特点及使用范围。临床可根据不同的病情需要和不同药物的性质，选择合适的剂型。常用剂型如下。

1. 汤剂 药物加水浸泡后，煎煮一定时间，去渣取汁，即成汤剂。主要供内服，亦可外用。如洗浴、熏蒸等。其特点是吸收快、作用迅速、药效强，可根据病情变化随证加减。

2. 散剂 将药物粉碎，混合均匀，制成粉末状制剂，分内服、外用两类。内服散剂量小末细者可直接吞服，量大末粗者以水煎取汁服。外用散剂一般外敷，粉末较细，掺散创面或患病部位。其特点是制作简便，吸收较快，节省药材，便于服用及携带。

3. 丸剂 将药物研成细粉或药材提取物，加水、蜜、酒、醋、药汁等适宜的黏合剂制成球形的固体剂型。其特点是吸收较慢，药效持久，节省药材，便于服用与携带。适用于慢性、虚弱性疾病。芳香不宜煎煮、贵重或药性比较峻猛有毒者，多配成丸剂使用，如安宫牛黄丸、舟车丸等。

4. 膏剂 将药物用水或植物油煎熬去渣而制成的剂型，有内服和外用两种。内服膏剂有滋润补益作用，体积小、含量高、便于服用，一般用于慢性虚弱性患者。外用膏剂，常用作痹症或跌打损伤外贴之用。

5. 酒剂 将药物用白酒或黄酒浸泡，或加温隔水炖煮，去渣取液，供内服或外用。酒有活血通络、易于发散和助长药效的特性，故常在祛风通络和补益剂中使用，如风湿药酒、参茸药酒等。外用酒剂尚可祛风活血、止痛消肿。

6. 丹剂 有内服和外用两种，内服丹剂无固定剂型，有丸剂或散剂，每以药品贵重或药效显著而名之曰丹，如至宝丹、活络丹等。外用丹剂，是以某些矿类药经高温烧炼制成的不同结晶形状的制品。常研粉涂撒创面，治疗疮疡痈疽。

7. 冲剂 将药材提取物加适量赋形剂或部分药物细粉制成的干燥颗粒状或块状制剂，用时以开水冲服。其特点是作用迅速、体积较小、服用方便等。常用的有感冒退热冲剂、板蓝根冲剂等。

知识拓展 1

8. 片剂 将药物细粉或药材提取物与辅料混合压制而成的片状制剂。其特点是用量准确，体积小，服用方便，适于携带。

9. 糖浆剂 将药物煎煮、去渣取汁、浓缩后，加入适量蔗糖溶解制成的浓蔗糖水溶液。其特点是味甜、量小、服用方便、吸收较快等，适于儿童服用，如止咳糖浆、桂皮糖浆等。

直通护考在线答题

10. 口服液 将药物用水或其他溶剂提取，经精制而成的内服液体制剂。具有剂量较少、吸收较快、服用方便、口感适宜等优点。

11. 注射液 亦称针剂，将药物经过提取、精制、配制而成的灭菌溶液、无菌混悬液，供皮下、肌内、静脉、穴位等注射的一种制剂。具有剂量准确、药效迅速、适于急救、不受消化系统影响的特点，对于神志昏迷、难于口服用药的患者尤为适宜，如清开灵注射液、生脉注射液等。

（张志明）

第二节 常用中药与中成药

PPT 课件

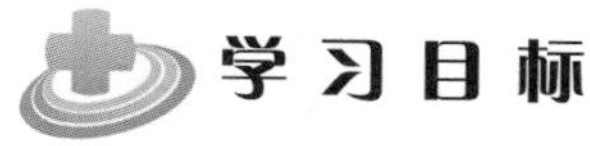

掌握：常用中成药的功效、临床主治范围。

熟悉：常用中药的分类、主治类型。

了解：中成药的剂量及使用方法。

导学案例

姜某，女，54岁，腰膝酸软，头晕目眩，盗汗，骨蒸潮热半年余，近2周伴见手足心热，口燥咽干，遂来就诊。诊见上述症状，查舌红少苔，脉沉细数。

请思考：

患者为何证？使用哪些中药或中成药更为对证？

中药是指在中医学基本理论指导下认识和应用的我国传统药物的统称。主要包括植物药、动物药、矿物药三大类，由于其来源以植物药居多，使用最普遍，故又常把中药称为“本草”。

中成药是指在中医药理论指导下，以中医方剂为依据，以中药饮片为原料，经过药学和临床研究，获得国家药品管理部门的批准，按照规定生产工艺和质量标准制成一定剂型，质量可控，安全有效，可供临床医生辨证使用，或患者根据需要直接购用的一类药品，简称成药，又称为中药成方制剂。中成药是中医药的重要组成部分，有着悠久的历史，应用广泛，在防病治病、保障人民群众健康方面发挥了重要作用。

中成药学是以中医药理论为指导，研究和阐述中成药的基本理论、组方原理、剂型工艺、功用主治、药理毒理及其临床运用的一门学科。中成药学的基本任务是：研究分析中成药的处方组成、配伍理论及制备方法；探讨分析中成药的功能、主治与适应证。培养医者临证应用中成药的能力；并使其学会应用现代科技知识和方法改进传统工艺，研究和开发新剂型、新品种，从而提高产品质量与临床医疗效果。

一、常用中药

（一）解表药

凡以发散表邪、解除表证为主要作用的药物，称解表药，又谓发表药。常用解表药如表4-2-1所示。

表4-2-1 常用解表药

类型	药名	性味归经	功效	临床应用
发散风寒药	麻黄	辛、微苦，温；肺、膀胱	发汗解表，宣肺平喘，利水消肿	①用于风寒表实证；②用于咳喘实证；③用于风水水肿
	桂枝	辛、甘，温；肺、心、膀胱	发汗解肌，温经通脉，通阳化气	①用于外感风寒表证；②用于寒凝血滞的痹证、脘腹冷痛、痛经、经闭等证；③用于胸痹、痰饮、水肿及心动悸，脉结代
	紫苏	辛，温；肺、脾	发汗解表，行气宽中，解鱼蟹毒	①用于外感风寒证；②用于脾胃气滞证；③用于食鱼蟹中毒
	生姜	辛，微温；肺、脾	发汗解表，温中止呕，温肺止咳	①用于外感风寒表证；②用于多种呕吐证；③用于风寒咳嗽
	香薷	辛，微温；肺、胃、脾	发汗解表，化湿和中，利水消肿	①用于阴暑证；②用于水肿
	荆芥	辛，微温；肺、肝	祛风解表，透疹止痒止血	①用于外感表证；②用于麻疹透发不畅、风疹瘙痒；③用于疮疡初起兼有表证；④用于吐、衄、下血
	防风	辛、甘，微温；膀胱、肝、脾	祛风解表，胜湿止痛止痉	①用于外感表证；②用于风寒湿痹证；③用于破伤风
	羌活	辛、苦，温；膀胱、肾	发散风寒，胜湿止痛	①用于外感风寒表证；②用于风寒湿痹证

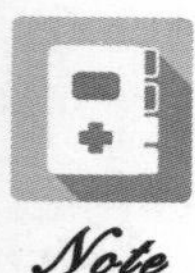

续表

类型	药名	性味归经	功效	临床应用
发散风寒药	藁本	辛，温；膀胱、肝	祛风散寒，胜湿止痛	①用于外感风寒、颠顶头痛；②用于风寒湿痹
	白芷	辛，温；肺、胃	祛风散寒，通窍止痛，消肿排脓，燥湿止带	①用于风寒感冒、头痛、牙痛；②用于鼻塞、鼻渊；③用于疮疡肿毒；④用于寒湿带下
	细辛	辛，温；有小毒，肺、肾、心	祛风解表，散寒止痛，温肺化饮，通窍	①用于外感风寒及阳虚外感证；②用于头痛、痹痛、牙痛等痛证；③用于寒饮咳喘
	苍耳子	辛、苦，温；有小毒，肺	祛风解表，宣通鼻窍，除湿止痛	①用于风寒表证及鼻渊；②用于痹证
	辛夷	辛，温；肺、胃	发散风寒，宣通鼻窍	①用于风寒、头痛、鼻塞；②用于鼻渊、头痛
发散风热药	薄荷	辛，凉；肺、肝	发散风热，清利咽喉，透疹解毒，疏肝解郁	①用于外感风热及温病初起的发热、微恶风寒、头痛者；②用于风热上攻所致头痛目赤、咽喉肿痛；③用于麻疹初起透发不畅，或风疹瘙痒；④用于肝气郁滞，证见胸闷、痛等
	牛蒡子	辛、苦，寒；肺、胃	发散风热，宣肺透疹，利咽散结，解毒消肿	①用于外感风热，证见咳嗽、吐痰不利等；②用于麻疹初起、透发不畅及风热发疹等证；③用于风热或热毒上攻的咽喉肿痛；④用于热毒疮疡及痄腮
	蝉蜕	甘，寒；肺、肝	发散风热，透疹止痒，祛风止痉，退翳明目	①用于外感风热、咽痛喑哑；②用于麻疹初起、疹发不透及风疹瘙痒；③用于惊痫夜啼、破伤风证；④用于风热目赤、目翳、多泪
	桑叶	甘、苦，寒；肺、肝	发散风热，润肺止咳，平肝明目	①用于外感风热、温病初起，证见发热头痛、咽喉肿痛等；②用于肺热或燥热伤肺，症见咳嗽痰少、鼻咽干燥等；③用于肝阳眩晕、目赤昏花
	菊花	辛、甘、苦，微寒；肺、肝	发散风热，清肝明目，平抑肝阳，清热解毒	①用于外感风热、温病初起及发热头痛；②用于目疾；③用于肝阳上亢、头痛眩晕；④用于疔疮中毒
	蔓荆子	辛、苦，微寒；膀胱、肝、胃	发散风热，清利头目	①用于外感风热所致头晕、头痛及偏头痛等证；②用于目赤肿痛、目昏多泪
	柴胡	苦、辛，微寒；肝、胆	疏散退热，疏肝解郁，升举阳气，清胆截疟	①用于少阳证、外感发热；②用于肝郁气滞、胸胁疼痛、月经不调；③用于气虚下陷、久泻脱肛及胃、子宫下垂；④用于疟疾
	升麻	辛、微甘，微寒；肺、脾、胃、大肠	发表透疹，清热解毒，升举阳气	①用于发热头痛、麻疹透发不畅；②用于热毒所致多种病证；③用于中气下陷所致脱肛、子宫脱垂、崩漏不止
	葛根	甘、辛，凉；脾、胃	解肌退热，透发麻疹，生津止渴，升阳举陷	①用于外感发热、头痛项强；②用于麻疹透发不畅；③用于热病烦渴、内热消渴；④用于热泄热痢、脾虚久泻

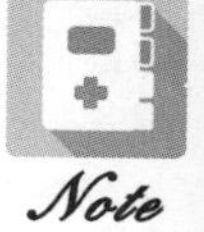

（二）清热药

凡以清解里热为主要作用，用于治里热证的药物，称为清热药。常用清热药如表 4-2-2 所示。

表 4-2-2 常用清热药

类型	药名	性味归经	功效	临床应用
清热泻火药	石膏	辛、甘，大寒；肺、胃	清热泻火，除烦止渴，收敛生肌	①用于气分实热证；②用于肺热咳喘；③用于胃火牙痛；④用于疮疡溃后不敛、湿疹、水火烫伤
	知母	苦、甘，寒；肺、胃、肾	清热泻火，滋阴润燥	①用于气分实热证；②用于肺热咳嗽、阴虚燥咳；③用于阴虚消渴；④用于骨蒸潮热
	芦根	甘，寒；肺、胃	清热生津，除烦止渴，利尿	①用于热病烦渴；②用于肺热呕吐；③用于肺热咳嗽、肺痈咳吐脓血；④用于热淋涩痛
	天花粉	甘、微苦，微寒；肺、胃	清热生津，消肿排脓	①用于热病口渴、内热消渴；②用于肺热咳嗽或燥咳；③用于痈肿疮疡
	竹叶	甘、辛、淡，寒；心、胃、小肠	清热除烦，生津，利尿	①用于热病烦渴；②用于口舌生疮、尿赤涩痛
	淡竹叶	甘、淡，寒；心、胃、小肠	清热除烦，利尿	①用于热病烦渴；②用于口舌生疮、尿赤淋浊
	栀子	苦，寒；心、肝、肺、胃、三焦	泻火除烦，清热利湿，凉血解毒	①用于热病烦闷；②用于湿热黄疸；③用于血热出血；④用于热毒疮疡
	夏枯草	辛、苦，寒；肝、胆	清肝明目，消肿散结	①用于目赤肿痛、头痛眩晕、目珠疼痛；②用于瘰疬、瘿瘤
	决明子	甘、苦、咸，微寒；肝、肾、大肠	清肝明目，润肠通便	①用于目赤肿痛、目暗不明；②用于头痛眩晕；③用于肠燥便秘
清热燥湿药	黄芩	苦，寒；肺、胃、胆、大肠	清热燥湿，泻火解毒，止血，安胎	①用于湿温暑湿、黄疸泻痢、热淋涩痛；②用于肺热咳嗽；③用于热病烦渴、寒热往来；④用于咽喉肿痛、痈肿疮毒；⑤用于血热出血证；⑥用于胎动不安
	黄连	苦，寒；心、肝、胃、大肠	清热燥湿，泻火解毒	①用于湿热中阻、脘痞呕恶、泻痢腹痛；②用于热病高热；③用于心烦失眠、胃热呕吐；④用于痈肿疮毒；⑤用于血热出血证
	黄柏	苦，寒；肾、膀胱、大肠	清热燥湿，泻火解毒	①用于湿热带下、热淋、足膝肿痛、泻痢、黄疸；②用于疮疡肿毒、湿疹湿疮；③用于阴虚发热、遗精盗汗
	龙胆	苦，寒；肝、胆、膀胱	清热燥湿，泻肝火	①用于阴肿阴痒、带下、湿疹、黄疸；②用于肝火头痛、肝热目赤、高热抽搐
	苦参	苦，寒；心、肝、胃、大肠、膀胱	清热燥湿，杀虫，利尿	①用于湿热之泻痢、黄疸、带下；②用于皮肤瘙痒、疥癣、麻风；③用于小便涩痛
	白鲜皮	苦，寒；脾、胃	清热燥湿，解毒，祛风	①用于湿热疮毒、湿疹、疥癣；②用于湿热黄疸；③用于湿热痹痛
清热解毒药	金银花	甘，寒；肺、心、胃	清热解毒，疏散风热	①用于疮痈疔肿；②用于外感风热、温病初起；③用于热毒血痢
	连翘	苦，微寒；肺、心、胆	清热解毒，消痈散结，疏散风热	①用于疮痈肿毒、瘰疬结核；②用于外感风热、温病初起

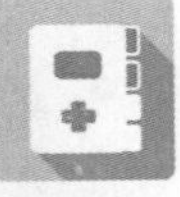

Note

续表

类型	药名	性味归经	功效	临床应用
清热解毒药	大青叶	苦，大寒；心、肺、胃	清热解毒，凉血消斑	①用于疮痈丹毒、口疮、咽痛；②用于外感风热、温病初起；③用于热入营血、高热斑疹
	板蓝根	苦，寒；心、胃	清热解毒，凉血利咽	①用于温病发热、头痛、喉痛或身发斑疹；②用于大头瘟疫、丹毒痄腮
	青黛	咸，寒；肝、肺	清热解毒，凉血消斑，清肝泻火	①用于痄腮喉痹、疮痈丹毒；②用于热毒发斑、吐血衄血；③用于肝热惊痫；④用于咳嗽痰血
	贯众	苦，微寒；有小毒，肝、脾	清热解毒，凉血止血，杀虫	①用于风热感冒、热毒斑疹、痄腮；②用于吐血衄血、便血、崩漏；③用于多种肠道寄生虫病
	蒲公英	苦、甘，寒；肝、胃	清热解毒，利湿	①用于疮痈、乳痈、内痈；②用于热淋、黄疸
	紫花地丁	苦，寒；心、肝	清热解毒，消痈散结	①用于疮痈疔肿、乳痈、肠痈；②用于毒蛇咬伤
	野菊花	苦、辛，微寒；肺、肝	清热解毒	①用于疮痈疔肿；②用于咽喉肿痛、风火赤眼
	鱼腥草	辛，微寒；肺	清热解毒，消痈排脓，利尿通淋	①用于肺痈、肺热咳嗽；②用于热毒疮痈；③用于热淋
	穿心莲	苦，寒；肺、胃、大肠、小肠	清热解毒，燥湿	①用于温病初起、肺热咳嗽、肺痈、咽喉肿痛；②用于痈肿疮毒、毒蛇咬伤；③用于湿热泻痢、湿疹瘙痒、热淋
	白花蛇舌草	苦、甘，寒；胃、大肠、小肠	清热解毒消痈，利湿通淋	①用于疮疡肿毒、咽喉肿痛、毒蛇咬伤；②用于肠痈腹痛；③用于热淋
	败酱草	辛、苦，微寒；肝、胃、大肠	清热解毒，消痈排脓，祛瘀止痛	①用于肠痈、肺痈、疮痈；②用于产后瘀阻腹痛
	土茯苓	甘、淡，平；肝、胃	解毒利咽，通利关节	①用于梅毒；②用于热淋、带下、湿疹
	白蔹	苦、辛，微寒；心、胃	清热解毒，消痈敛疮	①用于疮痈肿痛或溃久不敛；②用于水火烫伤
	白头翁	苦，寒；大肠	清热解毒，凉血止痢	用于热毒血痢
	秦皮	苦、涩，寒；大肠、肝、胆	清热解毒，燥湿止痢，清肝明目	①用于热毒泻痢、湿热带下；②用于目赤肿痛、目生翳障
	射干	苦，寒；肺	清热解毒，利咽祛痰	①用于咽喉肿痛；②用于痰痈咳喘
	山豆根	苦，寒；肺、胃	清热解毒，利咽消肿	①用于热毒壅结之咽喉肿痛；②用于牙龈肿痛
	土牛膝	苦、酸，平；肺、肝	清热解毒，活血散瘀，利水通淋	①用于痛经、经闭、风湿痹痛；②用于热淋
	胖大海	甘，寒；肺、大肠	清热利咽，润肺开音，清热通便	①用于咽喉肿痛、咳嗽失音；②用于燥热便秘
	绿豆	甘，寒；心、胃	清热解毒，消暑，利尿	①用于疮痈肿毒；②用于药食中毒；③用于暑热烦渴、小便短赤

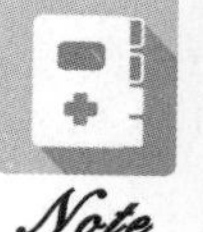

续表

类型	药名	性味归经	功　效	临床应用
清热凉血药	生地黄	甘、苦，寒；心、肝、肾	清热凉血，养阴生津	①用于热入营血证；②用于吐血衄血、便血崩漏、热毒湿疹；③用于热病口渴、内伤消渴、肠燥便秘
	玄参	甘、苦、咸，寒；肺、胃、肾	清热凉血，滋阴解毒	①用于热入营血证；②用于咽喉肿痛、瘰疬痰核、脱疽；③用于劳嗽咳血、阴虚发热、消渴便秘
	牡丹皮	苦、辛，微寒；心、肝、肾	清热凉血，活血散瘀	①用于血热之斑疹、吐衄；②用于虚热证；③用于经闭痛经、癥瘕积聚、跌打损伤；④用于疮痈、肠痈
	赤芍	苦，寒；肝	清热凉血，祛瘀止痛	①用于血热之斑疹、吐衄；②用于经闭痛经、癥瘕积聚、跌打损伤、疮痈肿痛；③用于目赤肿痛
	紫草	甘、咸，寒；心、肝	凉血活血，解表透疹	①用于斑疹紫黑、麻疹不透；②用于痈疽疮疡、湿疹瘙痒、水火烫伤
	水牛角	苦、咸，寒；心、肝、胃	清热凉血，解毒消斑	①用于热入营血证；②用于血热吐衄；③用于疮痈、喉痹
清虚热药	青蒿	苦、辛，寒；肝、胆、肾	清虚热，凉血，解暑，截疟	①用于热病伤阴、夜热早凉；②用于阴虚发热；③用于暑热外感；④用于疟疾
	地骨皮	甘，寒；胃、肝、肾	清虚热，清热凉血，清肺降火	①用于阴虚发热；②用于血热出血；③用于肺热咳嗽，泄热而生津，止烦渴，泄热而泻肾经浮火

（三）泻下药

凡能引起腹泻，或滑润大肠，促进排便的药物，称为泻下药。常用泻下药如表 4-2-3 所示。

表 4-2-3　常用泻下药

类型	药名	性味归经	功　效	临床应用
泻下药	大黄	苦，寒；脾、胃、大肠、肝、心	泻下攻积，清热泻火，止血，解毒，活血祛瘀，清泻湿热	①用于胃肠积滞、大便秘结；②用于血热妄行之出血证；③用于热毒疮疡、丹毒及烧烫伤；④用于瘀血诸证；⑤用于黄疸、淋证
	芒硝	咸、苦，寒；胃、大肠	泻下，软坚，清热	①用于实热积滞、大便燥结；②用于口疮、咽痛、目赤及疮痈肿痛；③外敷尚可回乳
润下药	火麻仁	甘，平；脾、大肠	润肠通便	用于肠燥便秘
	郁李仁	辛、苦、甘，平；大肠、小肠	润肠通便，利水消肿	①用于肠燥便秘；②用于水肿腹满、脚气、浮肿
峻下逐水药	甘遂	苦，寒；有毒，肺、肾、大肠	泻下逐饮，消肿散结	①用于水肿、臌胀、胸胁停饮等证；②用于风痰癫痫；③用于痈肿疮毒
	京大戟	苦、辛，寒；有毒，肺、肾、大肠	泻下逐饮，消肿散结	①用于水肿、臌胀、胸胁停饮；②用于痈疮肿毒、瘰疬痰核
	芫花	辛、苦，温；有毒，肺、肾、大肠	泻水逐饮，祛痰止咳，杀虫疗疮	①用于胸胁停饮、水肿、臌胀；②用于咳嗽痰喘；③用于痈疽肿毒、秃疮、顽癣
	牵牛子	苦，寒；有毒，肺、肾、大肠	泻下，逐水，去积，杀虫	①用于水肿、臌胀；②用于痰壅喘咳；③用于热结便秘、食滞等；④用于虫积腹痛
	巴豆	辛，热；有大毒，胃、大肠、肺	峻下冷积，逐水退肿，祛痰利咽，外用蚀疮	①用于寒邪食积阻滞肠胃、卒然腹满胀痛、大便不通、气急口噤者；②用于腹水臌胀；③用于喉痹痰阻及寒实结胸；④用于痈疽、疥癣、恶疮

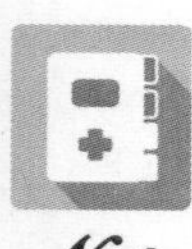

（四）祛风湿药

凡以祛除风湿、解除痹痛为主要作用的药物，称祛风湿药。常用祛风湿药如表 4-2-4 所示。

表 4-2-4　常用祛风湿药

药名	性味归经	功效	临床应用
独活	辛、苦，温；肾、膀胱	祛风湿，止痹痛，解表	①用于风寒湿痹痛；②用于头风头痛，风寒表证及表证夹湿
防己	苦、辛，寒；膀胱、肾、脾	祛风湿，止痛，利水消肿	①用于风湿痹证；②用于水肿，小便不利，脚气肿痛
川乌	辛、苦，热；有大毒，心、脾、肝、肾	祛风除湿，散寒止痛	①用于风寒湿痹，拘急止痛；②用于寒湿诸痛
蚕砂	甘、辛，温；肝、脾、胃	祛风除湿，舒筋活络，化湿和中	①用于风湿痹痛；②用于吐泻转筋
马钱子	苦，温；有大毒，肝、脾	通络止痛，散结消肿	①用于风湿痹痛，跌打肿痛；②用于痈疽肿痛
雷公藤	辛、苦，寒；有大毒，心、肝	祛风除湿，通络止痛，活血止痛，杀虫解毒	①用于风湿顽痹；②用于疔疮肿毒、腰带疮、麻风、顽癣
徐长卿	辛，温；肝、胃	祛风止痛，活血通络，止痒	①用于风湿痹痛及其他各种痛证；②用于跌打损伤；③用于风疹、湿疹、顽癣；④解蛇毒
两面针	辛、苦，平；有小毒，肝、胃	祛风通络，活血散瘀，行气止痛	①用于风湿痹痛、肢体麻木；②用于跌打伤痛；③用于胃痛、牙痛
威灵仙	辛、咸，温；膀胱	祛风湿，通经络，消痰水，治骨鲠	①用于风湿痹痛、拘挛麻木、瘫痪；②用于痰饮积聚；③用于诸骨鲠喉
秦艽	苦、辛，微寒；胃、肝、胆	祛风湿，舒筋络，退虚热，清湿热	①用于风湿痹痛、筋脉拘挛、手足不遂；②用于骨蒸潮热、小儿疳热；③用于湿热黄疸
木瓜	酸，温；肝、脾	舒筋活络，除湿和胃	①用于风湿痹痛、筋脉拘挛、脚气肿痛；②用于吐泻转筋
蕲蛇	甘、咸，温；有毒，肝	祛风通络，定惊止痉	①用于风湿顽痹、口眼㖞斜、半身不遂；②用于麻风、疥癣、皮肤瘙痒等；③用于小儿急慢惊风、破伤风
乌梢蛇	甘，平；肝	祛风通络，定惊止痉	①用于风湿痹痛；②用于麻风、疥癣、皮肤瘙痒；③用于小儿急慢惊风、破伤风
豨莶草	苦、辛，寒；肝、肾	祛风除湿，通经活络，清热解毒	①用于风湿痹痛、肢体麻木、半身不遂；②用于疮痈肿毒、湿疹瘙痒；③降血压
五加皮	辛、苦，温；肝、肾	祛风湿，强筋骨，利尿	①用于风湿痹痛；②用于腰膝软弱、小儿行迟；③用于水肿、脚气浮肿
桑寄生	苦、甘，平；肝、肾	祛风湿，益肝肾，强筋骨，安胎	①用于风湿痹痛、腰膝酸软等；②用于胎漏下血、胎动不安
狗脊	苦、甘，温；肝、肾	祛风湿，补肝肾，强腰膝	①用于风湿腰痛脊强、肾虚腰膝软弱；②用于肾虚尿频、遗尿、白带过多

（五）化湿药

凡气味芳香、性偏温燥、具有化湿运脾作用的药物，称为化湿药。常用化湿药如表 4-2-5 所示。

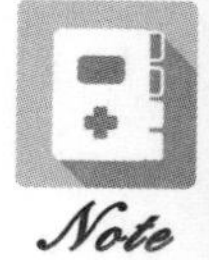

表 4-2-5 常用化湿药

药名	性味归经	功 效	临床应用
广藿香	辛，微温；脾、胃、肺	化湿，解暑，止呕	①用于湿滞中焦证；②用于暑湿证及湿温证初起；③用于呕吐
佩兰	辛，平；脾、胃、肺	化湿，解暑	①用于湿滞中焦证；②用于外感暑湿或湿温初起
苍术	辛、苦，温；脾、胃	燥湿健脾，祛风湿，发表	①用于湿滞中焦证；②用于风湿痹痛；③用于外感表证、夹湿之证
厚朴	苦、辛，温；脾、胃、肺、大肠	燥湿，行气，消积，平喘	①用于湿阻中焦证；②用于肠胃积滞；③用于痰饮喘咳
砂仁	辛，温；脾、胃	化湿开胃，温脾止泻，理气安胎	①用于湿阻中焦、脾胃气滞证；②用于脾胃虚寒、吐泻；③用于妊娠气滞恶阻及胎动不安
白豆蔻	辛，温；肺、脾、胃	化湿行气，温中止呕	①用于湿滞中焦及脾胃气滞证；②用于呕吐
草豆蔻	辛，温；脾、胃	燥湿行气，温中止呕	①用于寒湿中阻、脾胃气滞证；②用于虚寒夹湿久泻
草果	辛，温；脾、胃	燥湿散寒，除痰截疟	①用于寒湿中阻证；②用于疟疾

（六）利水渗湿药

凡能通利水道、渗泄水湿，以治疗水湿内停病证为主要作用的药物，称为利水渗湿药。常用利水渗湿药如表 4-2-6 所示。

表 4-2-6 常用利水渗湿药

类型	药名	性味归经	功 效	临床应用
利水消肿药	茯苓	甘、淡，平；心、脾、胃	利水渗湿，健脾安神	①用于水肿、小便不利；②用于脾虚诸证；③用于心悸、失眠
	猪苓	甘、淡，平；肾、膀胱	利水渗湿	用于水肿、小便不利、泄泻、淋浊、带下
	泽泻	甘、淡，寒；肾、膀胱	利水渗湿，泻热	①用于水肿、小便不利、痰饮、泄泻；②用于湿热带下、淋浊
	薏苡仁	甘、淡，微寒；脾、胃、肺	利水渗湿，健脾止泻，清热排脓，除痹	①用于水肿、小便不利；②用于脾虚泄泻；③用于肺痈、肠痈；④用于湿痹筋脉拘挛
	赤小豆	甘，平；心、小肠	利水消肿，解毒排脓，利湿退黄	①用于水肿、小便不利；②用于痈疮肿毒；③用于黄疸
利尿通淋药	车前子	甘，寒；肾、肝、肺	利尿通淋，渗湿止泻，清肝明目，清肺化痰	①用于热淋、水肿、小便不利；②用于暑湿泄泻；③用于目赤肿痛、目暗昏花；④用于热痰咳嗽
	滑石	甘、淡，寒；膀胱、胃	利尿通淋，清热解暑，祛湿敛疮	①用于热淋、石淋；②用于暑热烦渴、湿温初起；③收湿敛疮
	关木通	苦，寒；心、小肠、膀胱	清热利水通淋，通经下乳	①用于热淋、脚气肿胀；②用于口舌生疮、心烦尿赤；③用于血瘀闭经、乳少；④用于湿热痹痛
	通草	甘、淡，微寒；肺、胃、膀胱	利尿通淋，下乳	①用于湿热淋证；②用于产后乳汁不通或乳少
	瞿麦	苦，寒；心、小肠、膀胱	利尿通淋	用于热淋

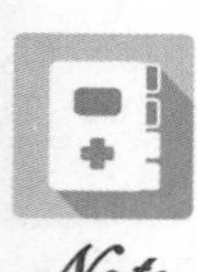

续表

类型	药名	性味归经	功效	临床应用
利尿通淋药	扁蓄	苦，微寒；膀胱	利尿通淋，杀虫止痒	①用于热淋、血淋；②用于湿疹阴痒、虫积腹痛
	地肤子	苦，寒；膀胱	清热利湿，止痒	①用于热淋；②用于湿疹、风疹、皮肤瘙痒、阴痒
	海金沙	甘，寒；膀胱、小肠	利尿通淋	用于各种淋证
	石韦	苦、甘，微寒；肺、膀胱	利尿通淋，清肺止咳，凉血止血	①用于热淋、石淋、血淋；②用于肺热咳喘；③用于血热出血证
	灯心草	甘、淡，微寒；心、肺、小肠	利尿通淋，清心除烦	①用于热淋；②用于心烦失眠、小儿夜啼；③治口舌生疮、咽痛
	萆薢	苦，平；脾、胃、膀胱	利湿浊，祛风湿	①用于膏淋、白浊；②用于风湿痹证
利湿退黄药	茵陈	苦，寒；脾、胃、肝、胆	清利湿热，利胆退黄	①用于黄疸；②用于湿温、湿疮、湿疹
	金钱草	甘、淡，微寒；肝、胆、肾、膀胱	除湿退黄，利尿通淋，解毒消肿	①用于湿热黄疸；②用于石淋、热淋；③用于痈、恶疮肿毒、毒蛇咬伤；④用于烧伤、烫伤
	虎杖	苦，微寒；肝、胆、肺	利胆退黄，清热解毒，活血祛瘀，祛痰止咳	①用于湿热黄疸、淋浊带下；②用于痈疮肿毒、烧烫伤、毒蛇咬伤；③用于血瘀经闭、痛经、跌打损伤、癥瘕；④用于肺热咳嗽
	溪黄草	苦，寒；肝、胆、大肠	清热利湿，利湿退黄，凉血散瘀	①用于湿热黄疸、湿热泻痢；②用于跌打损伤、瘀血肿痛

（七）温里药

凡能温里祛寒，以治疗里寒证为主要作用的药物，称为温里药，又称祛寒药。常用温里药如表 4-2-7 所示。

表 4-2-7　常用温里药

药名	性味归经	功效	临床应用
附子	辛、甘，大热；有毒，心、肾、脾	回阳救逆，补火助阳，散寒止痛	①用于亡阳证；②用于阳虚证；③用于寒痹证
肉桂	辛、甘，热；肾、脾、心、肝	补火助阳，散寒止痛，温经通脉	①用于肾阳虚证；②用于寒凝血滞的脘腹冷痛、寒湿痹痛、胸痹、寒疝腹痛；③用于寒凝血滞的痛经、经闭；④用于阴疽
干姜	辛，热；脾、胃、心、肺	温中散寒，回阳通脉，温肺化饮	①用于脾胃寒证；②用于亡阳证；③用于寒饮伏肺喘咳
吴茱萸	辛、苦，热；有小毒，肝、脾、胃、肾	散寒止痛，疏肝降逆，助阳止泻	①用于寒凝肝脉诸痛；②用于呕吐吞酸；③用于虚寒泄泻证
丁香	辛，温；脾、胃、肾	温中降逆，散寒止痛，温肾助阳	①用于胃寒呕吐、呃逆；②用于脘腹冷痛；③用于肾虚阳痿
小茴香	辛，温；肝、肾、脾、胃	散寒止痛，理气和中	①用于寒疝腹痛、睾丸偏坠胀痛、少腹冷痛、痛经；②用于中寒气滞证

Note

续表

药名	性味归经	功效	临床应用
花椒	辛，热；脾、胃	温中止痛，杀虫止痒	①用于脾胃寒证；②用于湿疹瘙痒、阴痒、蛔虫腹痛
高良姜	辛，热；脾、胃	散寒止痛，温中止呕	①用于胃寒腹痛；②用于胃寒呕吐

（八）理气药

凡以疏理气机、消除气滞或气逆证为主要作用的药物，称理气药，又谓行气药。常用理气药如表4-2-8所示。

表4-2-8 常用理气药

药名	性味归经	功效	临床应用
陈皮	辛、苦，温；脾、肺	理气健脾，燥湿化痰	①用于脾胃气滞证；②用于痰湿壅滞证
橘红	辛、苦，温；脾、肺	散寒，燥湿，利气，化痰	①用于风寒咳嗽、喉痒痰多；②用于食积伤酒、呕恶痞闷
青皮	苦、辛，温；肝、胆、胃	疏肝破气，消积化滞	①用于肝气郁结诸证；②用于食积气滞证；③用于气滞血瘀证
枳实	苦、辛，微寒；脾、胃、大肠	破气消积，化痰除痞	①用于食积气滞、脘腹痞满证；②用于痰浊阻滞、胸脘痞满证
木香	辛、苦，温；脾、胃、大肠、胆	行气，调中，止痛	①用于脾胃气滞诸证；②用于大肠气滞、泻下后重；③用于肝胆气滞证
香附	辛、微苦、微甘，平；肝、三焦	疏肝理气，调经止痛	①用于肝郁气滞诸痛证；②用于月经不调诸证
乌药	辛，温；肺、脾、肾、膀胱	行气止痛，温肾散寒	①用于寒凝气滞所致胸腹诸痛证；②用于下元虚冷之尿频、遗尿证
沉香	辛、苦，温；脾、胃、肾	行气止痛，降逆止呕，温肾纳气	①用于寒凝气滞之胸腹胀痛证；②用于胃寒呕吐；③用于虚喘
檀香	辛，温；脾、胃、肺	理气调中，散寒止痛	用于寒凝气滞、胃脘冷痛、呕吐食少等证
川楝子	苦，寒；有小毒，肝、胃、小肠、膀胱	行气止痛，疏肝泻热，杀虫疗癣	①用于肝郁化火、胁肋胀痛之证；②用于虫积腹痛
玫瑰花	甘、微苦，温；肝、胃	行气解郁，活血止痛	①用于肝胃不和证；②用于气滞血瘀证；③用于外伤肿痛
大腹皮	辛，微温；脾、胃、大肠、小肠	行气导滞，利水消肿	①用于胃肠气滞证；②用于水肿、脚气肿痛

（九）消食药

凡以消积导滞、促进消化，用以治疗饮食积滞证为主要作用的药物，称为消食药，又谓消导药。常用消食药如表4-2-9所示。

表4-2-9 常用消食药

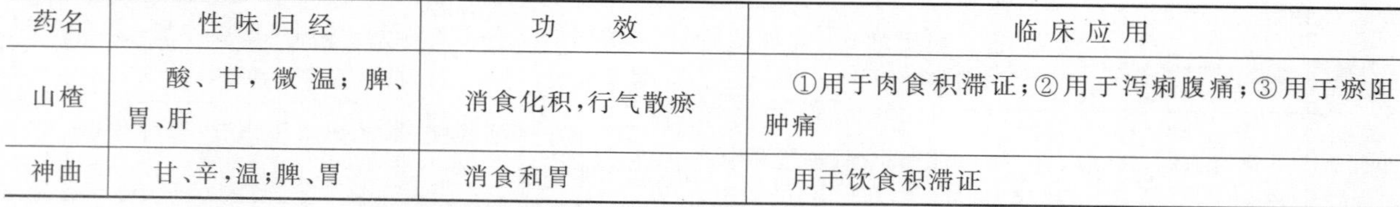

药名	性味归经	功效	临床应用
山楂	酸、甘，微温；脾、胃、肝	消食化积，行气散瘀	①用于肉食积滞证；②用于泻痢腹痛；③用于瘀阻肿痛
神曲	甘、辛，温；脾、胃	消食和胃	用于饮食积滞证

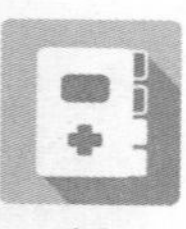

Note

续表

药名	性味归经	功　效	临床应用
麦芽	甘，平；脾、胃、肝	消食和中，回乳消胀	①用于食积不化；②用于妇女断乳、乳汁郁积、乳房胀痛
谷芽	甘，平；脾、胃	消食健胃	用于食积停滞证
莱菔子	辛、甘，平；脾、胃、肺	消食除胀，降气化痰	①用于食积气滞证；②用于痰盛气喘证
鸡内金	甘，平；脾、胃、小肠、膀胱	消食健胃，固精止遗	①用于饮食积滞、小儿疳积；②用于遗精遗尿；③用于结石癥块

（十）驱虫药

凡以驱除或杀灭人体寄生虫为主要作用，用以治疗虫证的药物，称为驱虫药。常用驱虫药如表 4-2-10 所示。

表 4-2-10　常用驱虫药

药名	性味归经	功　效	临床应用
使君子	甘，温；脾、胃	驱虫消积	①用于蛔虫证、蛲虫证；②用于小儿疳积
苦楝皮	苦，寒；有毒，肝、脾、胃	杀虫，疗癣	①用于蛔虫证、蛲虫证、钩虫病；②用于疥癣湿疮
槟榔	苦、辛，温；大肠、胃	驱虫消积，行气利水	①用于多种肠道寄生虫病；②用于食积气滞，泻痢后重，小儿疳积；③用于水肿，脚气肿痛
南瓜子	甘，平；胃、大肠	杀虫	用于绦虫证
鹤草芽	苦、涩，凉；肝、小肠、大肠	杀虫	用于绦虫证
雷丸	苦，寒；有小毒，胃、大肠	杀虫	用于绦虫证、钩虫病、蛔虫证
芜荑	辛、苦，温；脾、胃	杀虫，消积	①用于虫积腹痛；②用于小儿疳积；③外用祛湿杀虫止痒
鹤虱	苦、辛，平；有小毒，脾、胃	杀虫消积	用于虫积腹痛
榧子	甘，平；肺、胃、大肠	杀虫消积，通便，润肺	①用于虫积腹痛；②用于肠燥便秘；③用于肺燥咳嗽

（十一）止血药

凡以制止体内外出血为主要作用，常用以治疗出血证的药物，称为止血药。常用止血药如表 4-2-11 所示。

表 4-2-11　常用止血药

类型	药名	性味归经	功　效	临床应用
凉血止血药	大蓟	苦、甘，凉；心、肝	凉血止血，散瘀解毒消痈	①用于血热出血证；②用于热毒疮痈；③降血压，利胆退黄
	小蓟	苦、甘，凉；心、肝	凉血止血，散瘀解毒消肿	①用于血热妄行出血证；②用于热毒疮痈
	地榆	苦、酸，微寒；肝、胃、大肠	凉血止血，解毒敛疮	①用于各种血热出血证；②用于痈疽肿毒；③用于水火烫伤、湿疹、皮肤溃烂

续表

类型	药名	性味归经	功效	临床应用
凉血止血药	槐花	苦，微寒；肝、大肠	凉血止血，清肝明目	①用于血热出血证；②用于肝火上炎之目赤头痛
	侧柏叶	苦、涩，微寒；肺、肝、大肠	凉血止血，祛痰止咳	①用于各种出血证；②用于咳嗽痰多证；③外敷可治丹毒、痄腮等
	白茅根	甘，寒；肺、胃、大肠	凉血止血，清热利尿	①用于血热出血证；②用于热淋、水肿、小便不利及湿热黄疸
	苎麻根	甘，寒；心、肝	凉血止血，安胎，清热解毒	①用于血热出血证；②用于胎漏下血、胎动不安；③用于热毒疮痈、蛇虫咬伤；④利尿
	荠菜	甘，淡，凉；肝、胃	凉血止血，清肝明目，清热利湿	①用于血热出血证；②用于肝经热甚之头痛目胀、翳障；③用于湿热之泻痢、水肿、淋浊
	景天三七	甘、微酸，平；肝、心	化瘀止血，消肿止痛，宁心安神	①用于各种出血证；②用于跌打损伤；③用于惊悸、失眠
化瘀止血药	三七	甘、微苦，温；肝、胃	化瘀止血，消肿定痛	①用于体内外各种出血证；②用于跌仆瘀肿疼痛
	茜草	苦，寒；肝	凉血止血，活血通经	①用于血热夹瘀之出血证；②用于血瘀经闭、跌打损伤、风湿痹痛
	蒲黄	甘、微辛，平；肝、心	化瘀，止血，利尿	①用于各种内外出血证；②用于瘀滞心腹疼痛；③用于血淋
	五灵脂	苦、甘，温；肝、脾	化瘀止血，活血止痛	①用于瘀血内阻之出血证；②用于瘀血内阻诸痛证；③治小儿疳积
	降香	辛，温；肝、脾	化瘀止血，活血止痛，降气避秽	①用于瘀阻出血证；②用于血瘀气滞所致的胸胁心腹疼痛及跌打损伤疼痛
	花蕊石	酸、涩，平；肝	收敛止血，化瘀	用于各种出血证
收敛止血药	白及	苦、甘、涩，微寒；肺、胃、肝	收敛止血，消肿生肌	①用于体内外出血证；②用于疮疡肿毒、烫伤、肛裂及手足皲裂等
	仙鹤草	苦、涩，平；肺、肝、脾	收敛止血，补虚，止痢，杀虫	①用于多种出血证；②用于泻痢；③用于脱力劳伤；④用于疟疾、滴虫性阴道炎
	棕榈	苦、涩，平；肺、肝、大肠	收敛止血	用于各种出血证
	血余炭	苦、涩，平；肝、胃、大肠	收敛止血，化瘀，利尿	①各种出血证；②用于小便不利、石淋、血淋、瘀阻黄疸
	藕节	甘、涩，平；肝、肺、胃	收敛止血，散瘀	用于各种出血证
温经止血药	艾叶	辛、苦，温；肝、脾、肾	温经止血，散寒止痛，调经安胎，祛湿止痒	①用于虚寒性出血证，尤宜于崩漏；②用于虚寒性腹痛；③用于虚寒性的月经不调及胎动不安；④用于泻痢霍乱、妇女带下、湿疹及疥癣
	炮姜	苦、涩，温；脾、肝	温经止血，温中止痛，温中止泻	①用于虚寒性吐血、便血、崩漏等；②用于虚寒腹痛、腹泻等
	灶心土	辛，温；脾、胃、肝	温中止血，温胃止呕，温脾止泻	①用于脾气虚寒出血；②用于虚寒性呕吐、反胃及妊娠恶阻；③用于脾胃虚寒之脘腹疼痛、久泻不止

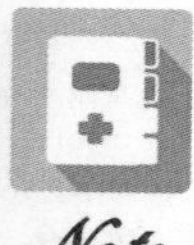

（十二）活血化瘀药

凡能通畅血行、消散瘀血，以治疗瘀血证为主要作用的药物，称为活血化瘀药，又称活血祛瘀药。常用活血化瘀药如表 4-2-12 所示。

表 4-2-12 常用活血化瘀药

药名	性味归经	功效	临床应用
川芎	辛，温；肝、胆、心包	活血行气，祛风止痛	①用于血瘀气滞证；②用于头痛；③用于风湿痹痛、肢体麻木
延胡索	辛、苦，温；心、肝、脾	活血，行气，止痛	用于血瘀气滞诸痛
郁金	辛、苦，寒；肝、心、胆	活血止痛，行气解郁，凉血清心，利胆退黄	①用于血瘀气滞之胸胁腹痛；②用于热病神昏、癫痫等证；③用于肝胆湿热证；④用于肝郁化火、气火上逆、破血妄行之吐血、衄血及妇女倒经等
姜黄	辛、苦，温；肝、脾	破血行气，通络止痛	①用于血瘀气滞诸证；②用于风寒湿痹
乳香	辛、苦，温；心、肝、脾	活血止痛，消肿生肌	①用于血瘀诸痛证；②用于疮疡痈肿、瘰疬
没药	苦、辛，平；心、肝、脾	活血止痛，消肿生肌	用于瘀血阻滞之证
丹参	苦，微寒；心、肝	活血调经，凉血消痈，清心安神	①用于血瘀经闭、痛经、月经不调、产后瘀滞腹痛等证；②用于血瘀之心腹疼痛、癥瘕积聚等证；③用于疮疡痈肿；④用于温热病热入营血、烦躁不安及心悸失眠等证
红花	辛，温；心、肝	活血通经，祛瘀止痛	①用于血瘀痛经、经闭、产后瘀滞腹痛等证；②用于癥瘕积聚、跌打损伤、心腹损伤、心腹瘀阻疼痛等证；③用于血热瘀滞、斑疹紫黯
桃仁	苦、甘，平；有小毒，心、肝、大肠	活血祛瘀，润肠通便，止咳平喘	①用于多种血瘀证；②用于肺痈、肠痈；③用于肠燥便秘；④止咳平喘
益母草	苦、辛，微寒；肝、心、膀胱	活血祛瘀，利水消肿，清热解毒	①用于妇人经产诸证；②用于水肿、小便不利；③用于疮痈肿毒、皮肤瘙痒
牛膝	苦、酸、甘，平；肝、脾	活血通经，补肝肾，强筋骨，引火（血）下行，利尿通淋	①用于血瘀之痛经、经闭、产后腹痛、胞衣不下等证；②用于肝肾不足、腰膝酸软无力；③用于上部火热证；④用于淋证、水肿、小便不利
鸡血藤	苦、甘，温；肝	活血补血，舒筋活络	①用于血瘀或血虚之月经不调、痛经、经闭等证；②用于痹痛、肢体麻木、半身不遂
王不留行	苦，平；肝、脾	活血通经，下乳，消痈，利水通淋	①用于血瘀痛经、经闭等证；②用于产后乳汁不下或乳痈等证；③用于热淋、血淋、石淋等证
土鳖虫	咸，寒；有小毒，肝	破血逐瘀，续筋接骨	①用于跌打损伤、筋骨折伤、瘀肿疼痛；②用于血瘀经闭、产后瘀滞腹痛、癥瘕
自然铜	辛，平；肝	散瘀止痛，接骨疗伤	用于跌打损伤、骨折筋伤、瘀肿疼痛
骨碎补	苦，温；肝、肾	活血续筋，补骨强骨	①用于跌打损伤、筋伤骨折、瘀肿疼痛；②用于肾虚腰痛、足膝痿弱、耳鸣耳聋、牙痛及久泻等证
血竭	甘、咸，平；心、肝	活血化瘀止痛，止血敛疮生肌	①用于跌打损伤、瘀滞心腹刺痛等证；②用于外伤出血及疮疡不敛等
儿茶	苦、涩，凉；心、肺	活血疗伤，止血生肌敛疮	用于外伤瘀肿、出血、湿疮等

续表

药名	性味归经	功　　效	临床应用
刘寄奴	辛、苦，温；心、肝、脾	破血，通经，止痛，止血，消食化积	①用于跌打损伤；②用于血瘀经闭、产后瘀阻腹痛
莪术	辛、苦，温；肝、脾	破血行气，消积止痛	①用于血瘀气滞所致的癥瘕积聚；②用于食积气滞、脘腹胀痛
三棱	苦、辛，平；肝、脾	破血行气，消积止痛	①用于血瘀气滞所致的经闭腹痛、癥瘕积聚；②用于食积气滞、脘腹胀痛
穿山甲	咸，微寒；肝、胃	活血消癥，通经，下乳，消肿排脓	①用于瘀血阻滞之癥瘕积聚、经闭、风湿痹痛；②用于产后乳汁不下；③用于痈肿疮毒、瘰疬等

（十三）化痰止咳平喘药

凡能化痰或祛痰，以治疗痰证为主要作用的药物，称化痰药；以制止或减轻咳嗽喘息为主要作用，用治咳喘证的药物，称止咳平喘药。常用化痰止咳平喘药如表 4-2-13 所示。

表 4-2-13　常用化痰止咳平喘药

类型	药名	性味归经	功　　效	临床应用
温化寒痰药	半夏	辛，温；有毒，脾、胃、肺	燥湿化痰，降逆止呕，消痞散结，外用消肿止痛	①用于湿痰、寒痰证；②用于胃气上逆呕吐；③用于胸痹、结胸、心下痞、梅核气；④用于瘰疬、瘿瘤、痈疽肿毒及毒蛇咬伤等
	天南星	苦、辛，温；有毒，肺、肝、脾	燥湿化痰，祛风解痉；外用消肿止痛	①用于湿痰、寒痰证；②用于风痰所致的眩晕、中风、癫痫及破伤风；③用于痈疽肿痛、瘰疬痰核、毒蛇咬伤
	白附子	辛、甘，温；有毒，胃、肝	燥湿化痰，祛风止痉，解毒散结止痛	①用于风痰所致中风口眼㖞斜、惊风癫痫、破伤风、偏头痛等；②用于瘰疬痰核、痈疽肿毒及毒蛇咬伤
	白芥子	辛，温；肺	温肺化痰，利气散结，通络止痛	①用于寒痰壅肺、悬饮；②用于痰湿阻滞经络之肢体关节肿痛、阴疽流注
	皂荚	辛、咸，温；有小毒，肺、大肠	祛顽痰，开窍通闭，祛风杀虫	①用于顽痰阻肺之咳喘痰多证；②用于痰涎壅盛、关窍闭阻之证
	旋覆花	苦、辛、咸，微温；肺、脾、胃、大肠	降气化痰，降逆止呕	①用于痰饮壅肺或痰饮蓄结证；②用于噫气、呕吐
	白前	辛、苦，微温；肺	降气，消痰，止咳	用于肺气壅实、肺气上逆、咳嗽痰多或咯痰不爽、胸满喘急等
清化热痰药	前胡	苦、辛，微寒；肺	降气化痰，宣散风热	①用于痰热阻肺证；②用于外感风热咳嗽有痰之证
	桔梗	苦、辛，平；肺	开宣肺气，祛痰排脓，利咽	①用于肺气不宣的咳嗽痰多、胸闷不畅；②用于热毒壅肺之肺痈；③用于咽喉肿痛、失音
	川贝母	苦、甘，微寒；肺、心	清化热痰，润肺止咳，散结消肿	①用于肺热、肺燥及阴虚咳嗽；②用于瘰疬及乳痈、肺痈、疮痈等
	浙贝母	苦，寒；肺、心	清热散结，化痰止咳	①用于风热、痰热咳嗽；②用于瘰疬、瘿瘤、疮痈、肺痈等
	瓜蒌	甘、微苦，寒；肺、胃、大肠	清热化痰，利气宽胸，散结消痈，润燥滑肠	①用于痰热咳喘；②用于胸痹、结胸等；③用于肺痈、肠痈、乳痈等；④用于肠燥便秘

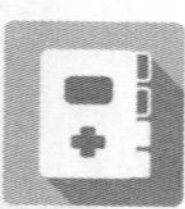

续表

类型	药名	性味归经	功效	临床应用
清化热痰药	竹茹	甘，微寒；肺、胃	清化热痰，开郁除烦，清胃止呕	①用于肺热咳嗽；②用于痰火内扰之心烦失眠；③用于胃热呕吐
	天竺黄	甘，寒；心、肝	清化热痰，清心定惊	用于痰热癫痫、中风痰壅、小儿痰热惊风、热病神昏等
	海藻	咸，寒；肝、胃、肾	消痰软坚，利水消肿	①用于瘿瘤、瘰疬、睾丸肿痛；②用于脚气浮肿等
	昆布	咸，寒；肝、胃、肾	消痰散结，利水消肿	①用于瘿瘤、瘰疬等证；②用于水肿、脚气浮肿等证
止咳平喘药	苦杏仁	苦，微温；有小毒，肺、大肠	止咳平喘，润肠通便	①用于咳喘诸证；②用于肠燥便秘
	苏子	辛，温；肺、大肠	降气化痰，止咳平喘，润肠通便	①用于痰壅气逆咳喘；②用于肠燥便秘
	百部	甘、苦，微温；肺	清肺止咳，杀虫灭虱	①用于新久咳嗽、顿咳、肺痨咳嗽；②用于蛲虫证、阴道滴虫病、头虱及疥癣等
	紫菀	苦、甘，微温；肺	润肺下气，化痰止咳	用于咳嗽有痰
	款冬花	辛，温；肺	润肺下气，止咳化痰	用于多种咳嗽
	马兜铃	苦、微辛，寒；肺、大肠	清肺化痰，止咳平喘	用于肺热咳嗽
	枇杷叶	苦，微寒；肺、胃	清肺化痰，止咳降逆止呕	①用于肺热咳嗽；②用于胃热呕逆
	桑白皮	甘，寒；肺	泻肺平喘，利水消肿	用于肺热咳喘、水肿
	葶苈子	苦、辛，大寒；肺、膀胱	泻肺平喘，利水消肿	①用于痰涎壅盛咳喘；②用于胸腹积水实证
	白果	甘、苦、涩，平；有毒，肺	敛肺平喘，收涩止带，固精缩尿	①用于咳喘咳嗽；②用于带下白浊、小便频数、遗尿等
	罗汉果	甘，凉；肺、大肠	清热润肺，生津止渴，润肠通便	①用于肺热燥咳；②用于邪热伤津、咽痛失音；③用于肠燥便秘

（十四）安神药

凡以安定神志为主要作用，用治神志失常病证的药物，称为安神药。常用安神药如表 4-2-14 所示。

表 4-2-14 常用安神药

类型	药名	性味归经	功效	临床应用
重镇安神药	朱砂	甘，寒；有毒，心	镇心安神，清热解毒	①用于心神不宁、心悸、失眠；②用于惊风、癫痫；③用于疮痈肿毒、咽喉肿痛、口舌生疮
	磁石	咸，寒；心、肝、肾	镇惊安神，平肝潜阳，聪耳明目，纳气定喘	①用于心神不宁、惊悸、癫痫；②用于肝阳眩晕；③用于肝肾亏虚、目暗耳聋；④用于肾虚喘促

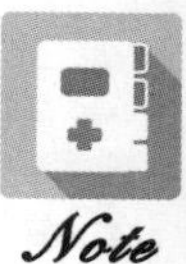

续表

类型	药名	性味归经	功效	临床应用
重镇安神药	龙骨	甘、涩，平；心、肝、肾	镇惊安神，平肝潜阳，收敛固涩	①用于心神不宁、心悸失眠、惊痫癫狂；②用于肝阳眩晕；③用于滑脱诸证；④用于湿疮痒疹、疮疡久溃不愈
	琥珀	甘，平；心、肝、膀胱	镇惊安神，活血散瘀，利尿通淋	①用于心神不宁、心悸失眠、惊风癫痫；②用于瘀血阻滞证；③用于淋证、癃闭
	珍珠	甘、咸，寒；心、肝	镇惊安神，明目祛翳，收敛生肌	①用于心神不宁、心悸失眠；②用于惊风、癫痫；③用于目赤翳障、视物不清；④用于口舌生疮、咽喉溃烂、疮疡久溃不愈
养心安神药	酸枣仁	甘、酸，平；心、肝、胆	养心益肝，安神，敛汗	①用于心悸失眠；②用于体虚多汗
	柏子仁	甘，平；心、肾、大肠	养心安神，润肠通便	①用于心悸失眠；②用于肠燥便秘
	远志	苦、辛，微温；心、肾、肺	宁心安神，祛痰开窍，消散痈肿	①用于惊悸、失眠健忘；②用于痰阻心窍、癫痫发狂；③用于咳嗽痰多；④用于痈疽疮毒、乳房肿痛
	首乌藤	甘，平；心、肝	养心安神，祛风通络	①用于虚烦不眠、多梦等证；②用于血虚身痛、风湿痹痛
	灵芝	甘，平；心、肾、肺	安神补虚，祛痰止咳	①用于心悸失眠、健忘多梦；②用于痰多咳嗽、喘促；③用于虚劳证

（十五）平肝息风药

凡以平肝潜阳、息风止痉为主要作用，主治肝阳上亢或肝风内动病证的药物，称为平肝息风药。常用平肝息风药如表4-2-15所示。

表4-2-15　常用平肝息风药

类型	药名	性味归经	功效	临床应用
平抑肝阳药	石决明	咸，寒；肝	平肝潜阳，清肝明目	①用于肝阳上亢、头晕目眩；②用于目赤、翳障、视物昏花
	珍珠母	咸，寒；肝、心	平肝潜阳，清肝明目，镇心安神	①用于肝阳上亢、头晕目眩；②用于目赤、视物昏花；③用于惊悸失眠、心神不宁
	牡蛎	咸、涩，微寒；肝、肾	平肝潜阳，软坚散结，收敛固涩	①用于肝阳上亢、头晕目眩；②用于痰核、瘰疬、癥瘕积聚等证；③用于滑脱诸证；④用于胃痛泛酸
	赭石	苦，寒；肝、心	平肝潜阳，重镇降逆，凉血止血	①用于肝阳上亢、头晕目眩；②用于呕吐、呃逆、噫气等证；③用于气逆喘息；④用于血热吐衄、崩漏
	蒺藜	苦、辛，平；肝	平肝疏肝，祛风明目	①用于肝阳上亢、头晕目眩；②用于肝郁气滞、胸胁胀痛及乳闭胀痛；③用于风热上攻、目赤翳障；④用于风疹瘙痒、白癜风
	罗布麻	甘、苦，凉；肝	平抑肝阳，清热，利尿	①用于头晕目眩；②用于水肿、小便不利

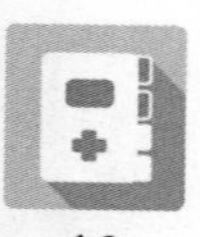

续表

类型	药名	性味归经	功效	临床应用
息风止痉药	羚羊角	咸,寒;肝、心	平肝息风,清肝明目,清热解毒	①用于肝风内动、惊痫抽搐;②用于肝阳上亢、头晕目眩;③用于肝火上炎、目赤头痛;④用于瘟热病壮热神昏、热毒发斑
	牛黄	苦,凉;肝、心	息风止痉,化痰开窍,清热解毒	①用于瘟热病及小儿惊风之壮热神昏、惊厥抽搐;②用于温热病热入心包及中风、惊风、癫痫等痰热蒙蔽心窍所致之神昏、口噤、痰鸣等证;③用于咽喉肿痛、溃烂及痈疽疔毒等热毒壅滞郁结之证
	钩藤	甘,微寒;肝、心包	息风止痉,清热平肝	①用于肝风内动、惊痫抽搐;②用于头痛、眩晕
	天麻	甘,平;肝	息风止痉,平抑肝阳,祛风通络	①用于肝风内动、惊痫抽搐;②用于肝阳上亢、头痛眩晕;③用于肢麻痉挛抽搐、风湿顽痹
	地龙	咸,寒;肝、脾、膀胱	清热息风,通络,平喘,利尿	①用于高热惊痫、癫狂;②用于气虚血滞、半身不遂;③用于痹证;④用于肺热哮喘;⑤用于热结膀胱、小便不利或尿闭不通
	全蝎	辛,平;有毒,肝	息风止痉,攻毒散结,通络止痛	①用于痉挛抽搐;②用于疮疡肿毒、瘰疬结核;③用于风湿顽痹、顽固性偏正头痛
	蜈蚣	辛,温;有毒,肝	息风止痉,攻毒散结,通络止痛	①用于痉挛抽搐;②用于疮疡肿毒、瘰疬、结核;③用于风湿顽痹;④用于顽固性头痛
	僵蚕	咸、辛,平;肝、肺	息风止痉,祛风止痛,化痰散结	①用于惊痫抽搐;②用于风中经络、口眼㖞斜;③用于风热头痛、目赤、咽肿或风疹瘙痒;④用于痰核、瘰疬

(十六)开窍药

凡具辛香走窜之性,以开窍醒神为主要作用,用于治疗闭证神昏病证的药物,称为开窍药。常用开窍药如表 4-2-16 所示。

表 4-2-16 常用开窍药

药名	性味归经	功效	临床应用
麝香	辛,温;心、脾	开窍醒神,活血痛经,止痛,催产	①用于闭证神昏;②用于疮疡肿毒、咽喉肿痛;③用于血瘀经闭、癥瘕、心腹暴痛、跌打损伤、风寒湿痹等证;④用于难产、死胎、胞衣不下
苏合香	辛,温;心、脾	开窍醒神,辟秽止痛	①用于寒闭神昏;②用于胸腹冷痛、满闷
石菖蒲	辛、苦,温;心、胃	开窍宁神,化湿和胃	①用于痰湿蒙蔽清窍之神昏、癫痫、头晕、耳鸣;②用于湿阻中焦、脘腹胀闷、痞塞疼痛
蟾酥	辛,温;心	开窍醒神,止痛,解毒	①用于痧胀腹痛、吐泻、神昏;②用于恶疮、瘰疬、咽喉肿痛及各种牙痛
安息香	辛、苦,平;心、脾	开窍醒神,祛痰辟秽,行气活血,止痛	①用于闭证神昏;②用于心腹疼痛;③用于产后血晕、口噤垂死

(十七)补虚药

凡能补充人体气血阴阳之不足,改善脏腑功能、增强体质,以提高抗病能力,治疗虚证为主的药物,称为补虚药,亦称补养药或补益药。常用补虚药如表 4-2-17 所示。

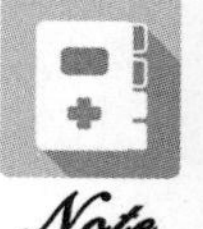

表 4-2-17 常用补虚药

类型	药名	性味归经	功效	临床应用
补气药	人参	甘、微苦，微温；心、肺、脾	大补元气，补脾益肺，生津止渴，安神益智	①用于气虚欲脱、脉微欲绝的危重证候；②用于肺气虚弱的短气喘促、懒言声微、脉虚自汗等证；③用于脾气不足的倦怠乏力、食少便溏等证；④用于热病气津两伤之身热口渴及消渴等证；⑤用于气血亏虚的心悸、失眠、健忘等证
	西洋参	苦、微甘，寒；心、肺、胃	补气养阴，清火生津	①用于阴虚火旺、肺失清肃的喘咳痰血证；②用于热病气阴两伤之烦倦、口渴
	党参	甘，平；脾、肺	补中益气，生津，养血	①用于中气不足的食少便溏、四肢倦怠等证；②用于肺气亏虚的气短咳喘、言语无力、声音低弱等证；③用于热伤气津、气短口渴之证；④用于气血两亏的面色萎黄、头晕心悸等证
	太子参	甘、微苦，平；脾、肺	补气生津	①用于脾气虚弱、胃阴不足的食少倦怠；②用于气虚津伤的肺虚燥咳及心悸不眠、虚热汗多
	黄芪	甘，微温；脾、肺	补气升阳，益卫固表，利水消肿，托疮生肌	①用于脾胃气虚及中气下陷诸证；②用于肺气虚及表虚自汗、气虚外感诸证；③用于气虚水湿失运的浮肿、小便不利；④用于气血不足、疮疡内陷的脓成不溃或溃久不敛；⑤用于气虚血亏的面色萎黄、神倦脉虚等；⑥用于气虚不能摄血的便血、崩漏等；⑦用于气虚血滞不行的关节痹痛、肢体麻木或半身不遂等；⑧用于气虚津亏的消渴证
	白术	苦、甘，温；脾、胃	补气健脾，燥湿利水，固表止汗，安胎	①用于脾胃气虚、运化无力的食少便溏、脘腹胀满、肢软神疲等证；②用于脾虚失运，水湿内停之痰饮、水肿、小便不利等；③用于脾虚气弱、肌表不固而自汗；④用于脾虚气弱、胎动不安之证
	山药	甘，平；脾、肺、肾	益气养阴，补脾肺肾，固精止遗	①用于脾胃虚弱证；②用于肺肾虚弱证；③用于阴虚内热、口渴多饮、小便频数的消渴证
	刺五加	辛、微苦，温；脾、肺、肾	健脾益气，补肾强腰，养心安神，化痰平喘	①用于脾肺气虚证；②用于肾虚腰膝酸软证；③用于心脾两虚证
	白扁豆	甘，微温；脾、胃	健脾化湿，和中消暑，解毒	①用于脾虚湿盛、运化失常之食少便溏或泄泻及脾虚而湿浊下注之白带过多等证；②用于暑湿吐泻；③用于食物中毒
	甘草	甘，平；心、肺、脾、胃	益气补中，清热解毒，祛痰止咳，缓急止痛，调和药性	①用于心气不足的心动悸、脉结代与脾气虚弱的倦怠乏力、食少便溏等；②用于痰多咳嗽；③用于脘腹及四肢挛急作痛；④用于药性峻猛的方剂中；⑤用于热毒疮疡、咽喉肿痛及药物、食物中毒等
	大枣	甘，温；脾、胃	补中益气，养血安神，缓和药性	①用于脾虚食少便溏、倦怠乏力等证；②用于血虚萎黄、妇女脏躁、神志不安等证；③用于药性较峻烈的方剂中，可以减少烈性药的副作用，并保护正气

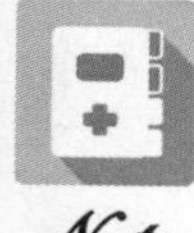
Note

续表

类型	药名	性味归经	功效	临床应用
补气药	饴糖	甘，温；脾、胃、肺	益气补中，缓急止痛，润肺止咳	①用于中虚里急、脘腹疼痛；②用于肺虚干咳少痰
	蜂蜜	甘，平；脾、大肠	补中缓急，润燥，解毒	①用于中虚脘腹疼痛；②用于肺虚燥咳及肠燥便秘；③用于乌头类毒药之解毒
补阳药	鹿茸	甘、咸，温；肾、肝	壮肾阳，益精血，强筋骨，调冲任，固带脉，托疮毒	①用于肾阳不足、精血亏虚的阳痿早泄、宫寒不孕、尿频不禁、头晕耳鸣、腰膝酸痛、肢冷神疲等证；②用于肝肾不足的筋骨痿软，小儿发育不良、囟门过期不合、齿迟、行迟等；③用于冲任虚寒、带脉不固的崩漏不止、带下过多；④用于疮疡久溃不敛、脓出清稀，或阴疽内陷不起
	巴戟天	甘、辛，微温；肾、肝	壮肾阳，益精血，强筋骨，祛风湿	①用于肾阳虚弱的阳痿、不孕、月经不调、少腹冷痛等证；②用于肝肾不足的筋骨痿软、腰膝疼痛，或风湿久痹、步履艰难
	淫羊藿	辛、甘，温；肝、肾	温肾壮阳，强筋骨，祛风湿	①用于肾阳虚的阳痿、不孕及尿频等证；②用于肝肾不足的筋骨痹痛、风湿拘挛麻木等证
	仙茅	辛，热；有毒，肾、肝、脾	温肾壮阳，强筋骨，祛风湿，温脾止泻	①用于肾阳不足，命门火衰的阳痿精冷、遗尿尿频；②用于肾虚腰膝痿软、筋骨冷痛，或寒湿久痹；③用于脾肾阳虚的脘腹冷痛、泄泻等
	补骨脂	辛、苦，温；肾、脾	补肾助阳，固精缩尿，暖脾止泻，纳气平喘	①用于肾阳不足，命门火衰之腰膝冷痛、阳痿、遗精、尿频等证；②用于脾肾阳虚泄泻；③用于肾不纳气的虚喘
	益智	辛，温；肾、脾	补肾助阳，固精缩尿，温脾止泻，开胃摄唾	①用于肾气虚寒之遗精滑精、遗尿尿频等；②用于脾寒泄泻、腹中冷痛、口多涎唾等
	肉苁蓉	甘、咸，温；肾、大肠	补肾阳，益精血，润肠通便	①用于肾阳不足，精血亏虚的阳痿、不孕、腰膝酸软、筋骨无力；②用于肠燥便秘
	冬虫夏草	甘，平；肺、肾	益肾壮阳，补肺平喘，止血化痰	①用于肾虚腰痛、阳痿遗精；②用于肺虚或肺肾两虚之久咳虚喘、劳嗽痰血
	紫河车	甘、咸，温；心、肺、肾	温肾补精，益气养血	①用于肾气不足，精血亏虚的不孕、阳痿、遗精、腰酸、头晕、耳鸣等证；②用于肺肾两虚的喘嗽；③用于气血不足、萎黄消瘦、产后少乳等
	蛤蚧	咸，平；肺、肾	助肾阳，益精血，补肺气，定喘嗽	①用于肾阳不足、精血亏虚的阳痿；②用于肺肾两虚、肾不纳气的虚喘久嗽
	菟丝子	甘，温；肝、肾、脾	补肾固精，养肝明目，止泻，安胎	①用于肾虚腰痛、阳痿遗精、尿频、带下等证；②用于肝肾不足，目失所养而致目昏目暗、视力减退之证；③用于脾肾虚泄；④用于肝肾不足的胎动不安
	沙苑子	甘，温；肝、肾	补肾固精，养肝明目	①用于肾虚阳痿、遗精早泄、小便遗沥、白带过多及腰痛等；②用于肝肾不足的眩晕目昏

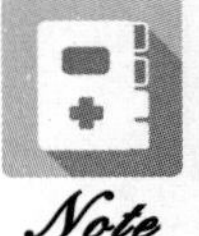

续表

类型	药名	性味归经	功效	临床应用
补阳药	杜仲	甘，温；肝、肾	补肝肾，强筋骨，安胎	①用于肝肾不足的腰膝酸痛、下肢痿软、阳痿、尿频等证；②用于肝肾亏虚，下元虚冷的妊娠下血、胎动不安或习惯性流产等
	续断	苦、甘、辛，微温；肝、肾	补肝肾，强筋骨，止血安胎，疗伤续折	①用于肝肾不足、腰痛脚弱、风湿痹痛、跌打损伤、骨折、肿痛等证；②用于肝肾虚弱、冲任失调的胎动欲坠或崩漏经多等
	韭菜种子	辛、甘，温；肾、肝	温补肝肾，壮阳固精	①用于肾阳虚弱的阳痿遗精、遗尿尿频、白带过多等证；②用于肝肾不足的腰膝酸软冷痛
	核桃仁	甘，温；肾、肺、大肠	补肾益肺，纳气定喘，润肠通便	①用于肺肾两虚的喘咳证；②用于肾阳不足的腰膝酸痛、遗精尿频；③用于肠燥便秘
补血药	当归	甘、辛，温；肝、心、脾	补血，活血，调经，止痛，润肠	①用于血虚诸证；②用于血虚或血虚而兼有瘀滞的月经不调、痛经、经闭等证；③用于血虚、血滞或寒滞，以及跌打损伤、风湿痹阻的疼痛证；④用于痈疽疮痈；⑤用于血虚肠燥便秘
	熟地黄	甘，微温；肝、肾	补血滋阴，益精填髓	①用于血虚萎黄、眩晕、心悸失眠、月经不调、崩漏等证；②用于肾阴不足的潮热骨蒸、盗汗、遗精、消渴等；③用于肝肾精血亏虚的腰膝酸软、眩晕耳鸣、须发早白等
	白芍	苦、酸、甘，微寒；肝、脾	养血调经，平肝止痛，敛阴止汗	①用于血虚或阴虚有热的月经不调、崩漏等证；②用于肝阴不足、肝气不舒或肝阳偏亢的头痛、眩晕、胁肋疼痛、脘腹四肢拘挛作痛等证；③用于阴虚盗汗和营卫不和的表虚自汗证
	制何首乌、生何首乌	甘、涩，微温；肝、肾。 甘、苦，平；心、肝、大肠	补益精血，固肾乌须。 截疟，解毒，润肠通便	①用于血虚而见头晕目眩、心悸失眠、萎黄乏力，肝肾精血亏虚的眩晕耳鸣、腰膝酸软、遗精崩带、须发早白等证；②用于体虚久疟、肠燥便秘及痈疽瘰疬等证
	阿胶	甘，平；肺、肝、肾	补血，止血，滋阴润燥	①用于血虚萎黄、眩晕、心悸等；②用于多种出血证；③用于阴虚证及燥证
	龙眼肉	甘，温；心、脾	补益心脾，养血安神	用于心脾虚损，心血不足的心悸、失眠、健忘等
补阴药	北沙参	甘、微苦，微寒；肺、胃	养阴清肺，益胃生津	①用于肺阴虚的肺热燥咳、干咳少痰，或痨嗽久咳、咽干音哑等；②用于胃阴虚或热伤胃阴，津液不足的口渴咽干、舌质红绛或胃脘隐痛、嘈杂、干呕等
	南沙参	甘，微寒；肺、胃	养阴清肺，祛痰，益气	①用于肺阴虚的燥热咳嗽、干咳少痰，或痰黏不易咯出者；②用于热病后气津不足或脾胃虚弱，而见咽干口燥、舌红少津、食少不饥者
	麦冬	甘、微苦，微寒；心、肺、胃	养阴润肺，益胃生津，清心除烦	①用于肺阴不足而有燥热的干咳痰黏、劳嗽咳血等；②用于胃阴虚或热伤胃阴、口渴咽干、大便燥结等；③用于心阴虚及温病热邪扰及心营、心烦不眠、舌绛而干等

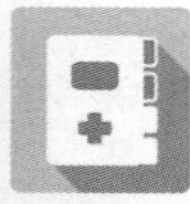

Note

续表

类型	药名	性味归经	功效	临床应用
补阴药	天冬	甘、苦，寒；肺、肾	养阴润燥，清热，生津	①用于阴虚肺热的燥咳或劳嗽咯血；②用于肾阴不足，阴虚火旺的潮热、盗汗、遗精，以及内热消渴、肠燥便秘等
	百合	甘，微寒；肺、心	养阴润肺止咳，清心安神	①用于肺阴虚的燥热咳嗽、劳嗽久咳、痰中带血等；②用于热病余热未清之虚烦惊悸、失眠多梦等
	石斛	甘，微寒；胃、肾	养阴清热，益胃生津	①用于热病伤津之低热烦渴、阴虚虚热不退等证；②用于胃阴不足等证
	玉竹	甘，微寒；肺、胃	养阴润燥，生津止渴	①用于阴虚肺燥的干咳少痰；②用于热病烦渴及消渴等
	黄精	甘，平；脾、肺、肾	滋肾润肺，补脾益气	①用于肺燥干咳少痰、阴虚劳嗽久咳等；②用于脾胃虚弱证；③用于肾虚精亏的头晕、腰膝酸软、须发早白及消渴等
	枸杞子	甘，平；肝、肾	补肝肾，明目，润肺	①用于肝肾不足的腰酸遗精、头晕目眩、视力减退、内障目昏、消渴等；②用于阴虚劳嗽
	桑椹	甘，寒；肝、肾	滋阴补血，生津，润肠	①用于阴血亏虚的头晕耳鸣、目暗昏花、失眠、须发早白、遗精等；②用于津伤口渴、内热消渴及肠燥便秘等
	银耳	甘，平；肺、胃	滋阴润肺，养胃生津	①用于阴虚肺燥或虚劳久咳、干咳痰少、痰中带血等；②用于热病伤津或素体虚弱、胃阴不足、口渴咽干等
	黑芝麻	甘，平；肝、肾、大肠	补肝肾，益精血，润肠燥	①用于肝肾精血不足的头晕眼花、须发早白等；②用于血虚津亏的肠燥便秘
	龟甲	甘、咸，寒；肝、肾、心	滋阴潜阳，益肾健骨，固经止血，养血补心	①用于阴虚内热、阴虚阳亢及热病阴虚风动等证；②用于肾虚骨痿、小儿囟门不合等；③用于治阴虚血热，冲任不固的崩漏、月经过多等；④用于心虚惊悸、失眠、健忘
	鳖甲	咸，寒；肝、肾	滋阴潜阳，软坚散结	①用于阴虚发热、阴虚阳亢、阴虚风动等证；②用于癥瘕积聚、疟母等

（十八）收涩药

凡以收敛固涩为主要作用的药物，称为收涩药，又称固涩药。常用收涩药如表 4-2-18 所示。

表 4-2-18 常用收涩药

类型	药名	性味归经	功效	临床应用
止汗药	麻黄根	甘，平；肺	收敛止汗	用于自汗、盗汗
	浮小麦	甘，凉；心	止汗，益气，除热	①用于自汗、盗汗；②用于骨蒸潮热
	糯稻根须	甘，平；心、肝、肺	止汗退热，益胃生津	①用于自汗、盗汗；②用于虚热不退、骨蒸潮热

续表

类型	药名	性味归经	功效	临床应用
敛肺涩肠药	五味子	酸、甘，温；肺、肾、心	敛肺滋肾，生津敛汗，涩精止泻，宁心安神	①用于久咳虚喘；②用于津伤口渴、消渴；③用于自汗、盗汗；④用于遗精、滑精；⑤用于久泻不止；⑥用于心悸、失眠、多梦
	乌梅	酸、涩，平；肝、脾、肺、大肠	敛肺止咳，涩肠止泻，生津止渴，安蛔止痛	①用于肺虚久咳；②用于久泻久痢；③用于虚热消渴；④用于蛔厥腹痛、呕吐
	五倍子	酸、涩，寒；肺、大肠、肾	敛肺降火，涩肠止泻，固精止遗，敛汗止血	①用于肺虚久咳、肺热咳嗽；②用于久泻、久痢；③用于遗精、滑精；④用于自汗、盗汗；⑤用于崩漏下血、便血、尿血等出血证
	诃子	苦、酸、涩，平；肺、大肠	涩肠止泻，敛肺止咳，利咽开音	①用于久泻、久痢、脱肛；②用于肺虚久咳或久咳失音
	肉豆蔻	辛，温；脾、胃、大肠	涩肠止泻，温中行气	①用于久泻、久痢；②用于胃寒胀痛、食少呕吐
固精缩尿止带药	山茱萸	酸、涩，微温；肝、肾	补益肝肾，收敛固涩	①用于肝肾亏虚之头晕目眩、腰膝酸软、阳痿等证；②用于遗精滑精、遗尿尿频；③用于崩漏下血、月经过多；④用于大汗不止、体虚欲脱证
	覆盆子	甘、酸，微温；肝、肾	固精缩尿，益肾养肝	①用于肾虚不固之遗精滑精、遗尿尿频；②用于肝肾不足、目暗不明
	桑螵蛸	甘、咸，平；肝、肾	固精缩尿，补肾助阳	①用于遗精滑精、遗尿尿频；②用于肾虚阳痿
	莲子	甘、涩，平；脾、肾、心	补脾止泻，固涩止带，益肾固精，养心安神	①用于脾虚泄泻、食欲不振；②用于肾虚遗精、滑精；③用于带下；④用于虚烦、失眠、惊悸
	芡实	甘、涩，平；脾、肾	补脾止泻，益肾固精，除湿止带	①用于脾虚止泻；②用于肾虚遗精滑精、遗尿，白浊；③用于带下
	海螵蛸	咸、涩，微温；肝、肾	固精止带，收敛止血，制酸止痛，收湿敛疮	①用于遗精、带下；②用于崩漏下血、肺胃出血、创伤出血；③用于胃痛吐酸；④湿疮、湿疹、溃疡不敛

（十九）涌吐药

凡以促使呕吐为主要作用的药物，称为涌吐药，又称催吐药。常用涌吐药如表 4-2-19 所示。

表 4-2-19　常用涌吐药

药名	性味归经	功效	临床应用
常山	苦、辛，寒；有毒，肺、心、肝	涌吐痰涎，截疟	①用于胸中痰饮；②用于疟疾
瓜蒂	苦，寒；有毒，胃	涌吐痰湿，祛湿退黄	①用于痰热壅滞、宿食停滞证；②用于湿热黄疸、湿家头痛
胆矾	酸、涩、辛，寒；有毒，肝、胆	涌吐痰涎，解毒收湿，祛腐蚀疮	①用于风痰壅盛、喉痹、癫痫、误食毒物；②用于风眼赤烂、口疮、牙疳；③用于肿毒不溃、胬肉疼痛

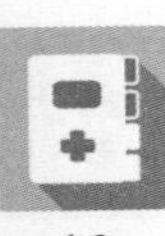

Note

续表

药名	性味归经	功效	临床应用
藜芦	辛、苦，寒；有毒，肺、胃、肝	涌吐风痰，杀虫疗疮	①用于中风、癫痫、喉痹；②用于疥癣秃疮

（二十）杀虫止痒药

凡以攻毒杀虫、燥湿止痒为主要作用的药物，称为杀虫止痒药。常用杀虫止痒药如表 4-2-20 所示。

表 4-2-20 常用杀虫止痒药

药名	性味归经	功效	临床应用
雄黄	辛，温；有毒，心、肝、胃	解毒，杀虫	①用于痈肿疔疮、湿疹、疥癣、虫蛇咬伤；②用于虫积腹痛
硫黄	酸，温；有毒，肾、大肠	外用解毒杀虫止痒；内服补火壮阳通便	①用于疥癣、湿疹、皮肤瘙痒；②用于肾虚寒喘、阳痿、虚冷便秘
蛇床子	辛、苦，温；肾	杀虫止痒，祛风燥湿，温肾壮阳	①用于阴部湿痒、湿疹、疥癣；②用于寒湿带下、湿痹腰痛；③用于阳痿、宫冷不孕
蜂房	甘，平；肝、胃	攻毒杀虫，祛风止痒，祛风止痛	①用于痈疽、瘰疬、癣疮；②用于风湿痹痛、瘾疹瘙痒、牙痛
大蒜	辛，温；脾、胃、肺	解毒杀虫，消肿，止痢	①用于痈肿疮毒、疥癣；②用于肺痨、百日咳、泻痢；③用于钩虫病、蛲虫证
樟脑	辛，热；有毒，心、脾	外用除湿杀虫，温散止痛；内服开窍辟秽	①用于疥癣、湿疮；②用于牙痛、跌打损伤；③用于痧胀腹痛、吐泻、神昏
炉甘石	甘，平；肝、胃	解毒明目退翳，收湿生肌敛疮	①用于目赤翳障、烂弦风眼；②用于溃疡不敛、皮肤湿疮

（二十一）拔毒生肌药

凡以拔毒化腐、生肌敛疮为主要作用的药物，称为拔毒生肌药。常用拔毒生肌药如表 4-2-21 所示。

表 4-2-21 常用拔毒生肌药

药名	性味归经	功效	临床应用
升药	辛，热；有大毒，肺、脾	拔毒化腐	用于痈疽溃后
轻粉	辛，寒；有大毒，大肠、小肠	外用攻毒，杀虫，敛疮；内服利水通便	①用于疥癣、梅毒、疮痈溃烂；②用于水肿臌胀、二便不利
砒石	辛，热；有大毒，肺、肝	外用蚀疮祛腐；内服截疟，截痰平喘	①用于瘰疬、疥癣、牙疳、痔疮、溃疡腐肉不脱；②用于寒痰哮喘；③用于疟疾

二、常用中成药

常用中成药如表 4-2-22 所示。

表 4-2-22 常用中成药

类型	名称	功效	临床主治	用法用量
辛温解表剂	（甲类）感冒清热颗粒	疏风散寒，解表清热	用于风寒感冒，头痛发热，恶寒身痛，鼻流清涕，咳嗽咽干	开水冲服，一次 1 袋，一日 2 次

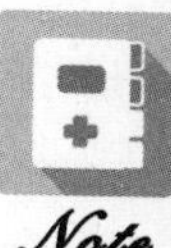

续表

类型	名　称	功　效	临床主治	用法用量
辛温解表剂	（乙类）小儿至宝丸	疏风镇惊，化痰导滞	用于小儿风寒感冒，停食停乳，发热鼻塞，咳嗽痰多，呕吐泄泻，惊惕抽搐	口服，一次 1 丸，一日 2～3 次
辛凉解表剂	（甲类）双黄连合剂	辛凉解表，清热解毒	用于外感风热引起的发热、咳嗽、咽痛	口服，一次 20 mL，一日 3 次
	（乙类）桑菊感冒丸	疏风清热，宣肺止咳	用于风热感冒初起，头痛，咳嗽，口干，咽痛	口服，每次 25～30 粒，一日 2～3 次
	（乙类）双黄连口服液	清热解毒	用于风热感冒发热，咳嗽，咽痛	口服，一次 2 支（共 20 mL），一日 3 次
	银翘解毒合剂	辛凉解表，清热解毒	用于风热感冒，发热头痛，咳嗽，口干，咽喉疼痛	口服，一次 10 mL，一日 3 次，用时摇匀
祛暑剂	（甲类）藿香正气丸	祛暑解表，化湿行气	主治暑湿感冒，发热恶寒，头身疼痛困重，呕吐恶心，胸膈满闷，脘腹胀痛，泄泻，便下清稀，肠鸣腹痛，湿滞中阻，胃呆不饥，口中黏腻，舌苔白腻，脉象濡缓	①水丸剂：9 克/袋，9 克/次，2 次/日。②冲服剂：10 克/袋，10 克/次，2 次/日，开水冲服。③酊水剂：5～10 毫升/次，2 次/日，用时摇匀。④丸剂：一次 8 丸，一日 3 次
泻下剂	（甲类）麻仁润肠丸	润肠通便	用于肠胃积热，胸腹胀满，大便秘结	口服，一次 1～2 丸，一日 2 次
	（乙类）三黄丸	泻火解毒	用于治疗痢疾、吐血、衄血、咯血、便秘、疮痈等症	口服，一次 6～9 g，一日 3 次
	（乙类）通便灵胶囊	泻热导滞，润肠通便	用于热结便秘，长期卧床便秘，一时性腹胀便秘，老年习惯性便秘	口服，一次 5～6 粒，一日 1 次
清热泻火剂	（甲类）黄连上清丸	清热通便，散风止痛	用于上焦风热所致的头昏脑胀，牙龈肿痛，口舌生疮，咽喉红肿，耳痛耳鸣，暴发火眼，大便干燥，小便黄赤	口服，水丸或水蜜丸，一次 3～6 g；大蜜丸，一次 1～2 丸，一日 2 次
	（甲类）牛黄解毒丸	苦寒辛凉，清热解毒	用于头晕目赤，咽干咳嗽，风火牙痛，大便秘结，牙龈肿痛，口舌生疮，目赤肿痛等	温开水送服，大蜜丸：1 丸/次，2～3 次/日
清热解毒剂	（乙类）蓝芩口服液	清热解毒，利咽消肿	用于急性咽炎、肺胃实热证所致的咽痛、咽干、咽部灼热	口服，一次 20 mL，一日 3 次
	（乙类）小儿咽扁颗粒	清热利咽，解毒止痛	用于肺实热引起的咽喉肿痛，咳嗽痰盛，咽炎	开水冲服，1～2 岁，一次 4 g，一日 2 次；3～5 岁，一次 4 g，一日 3 次；6～14 岁，一次 8 g，一日 2～3 次
清肝解毒剂	（甲类）护肝颗粒	疏肝理气，健脾消食	用于慢性肝炎，迁延性肝炎及早期肝硬化等	口服，一次 2.0 g，一日 3 次

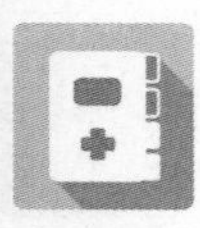

Note

续表

类型	名　　称	功　　效	临床主治	用法用量
清肝解毒剂	益肝灵胶囊	改善肝功能，保护肝细胞膜	用于急慢性肝炎和迁延性肝炎	口服，一次2粒，一日3次，3个月为一个疗程
清肝胆湿热剂	（甲类）龙胆泻肝丸	清肝胆，利湿热	用于肝胆湿热，头晕目赤，耳鸣耳聋，耳肿疼痛，胁痛口苦，尿赤涩痛，湿热带下	口服，一次3～6 g，一日2次
	茵栀黄颗粒	清热解毒，利湿退黄	用于急性、慢性病毒性肝炎所致黄疸及转氨酶升高，属于湿热邪毒内蕴证者	开水冲服，一次2袋，一日3次
清利胃肠湿热剂	（甲类）复方黄连素片	清热燥湿，行气止痛，止痢止泻	用于大肠湿热，赤白下痢，里急后重或暴注下泻，肛门灼热，以及肠炎等病证	口服，一次4片，一日3次
温里剂	（甲类）理中丸	温中散寒，行气止痛	用于急慢性胃肠炎、胃及十二指肠溃疡、胃痉挛、胃下垂、胃扩张、慢性结肠炎等证属脾胃虚寒者	每次9 g，温水送服，每日2～3次
	（乙类）桂附理中丸	补肾助阳，温中健脾	用于肾阳衰弱，脾胃虚寒，脘腹冷痛，呕吐泄泻，四肢厥冷	用姜汤或温开水送服，一次1丸，一日2次
温中除湿剂	（甲类）香砂养胃丸	温中和胃	用于不思饮食，呕吐酸水，胃脘满闷，四肢倦怠	口服，一次9 g，一日3次
理肺止咳剂	（甲类）蛇胆川贝液	祛风止咳，除痰散结	用于肺热咳嗽，痰多，气喘，胸闷，咳痰不爽或久咳不止	小儿每次服5 mL，每日2次。大人每次服10 mL，每日2次
清热化痰剂	（乙类）止咳化痰颗粒	祛痰镇咳	用于小儿支气管炎所致的咳嗽、咯痰	开水冲服。1岁，一次1/2袋；2～5岁，一次1袋；6～10岁，一次1～2袋。一日3次
润肺化痰剂	养阴清肺丸	润肺止咳化痰	用于阴虚肺燥，咽喉干痛，干咳少痰	一次1丸，一日2次
开窍剂	安宫牛黄丸	清热化痰，开窍醒神	用于高热烦躁，热闭神昏，若见面青身冷、寒痰壅塞、寒闭神昏者，不得应用	口服，大丸每次1丸，小丸每次2丸，一日1次，病重者每日2～3次
芳香化痰开窍剂	苏合香丸	芳香开窍，行气止痛	用于中风，中暑，痰厥昏迷，心胃气痛	口服，一次1丸，一日1～2次
扶正剂	（甲类）补中益气丸	调补脾胃，益气升阳，甘温除热	用于脾胃虚弱、中气下陷所致的体倦乏力、食少腹胀、便溏久泻、肛门下坠	口服。一次1袋(6 g)，一日2～3次
	（乙类）黄芪颗粒	补气固表，利尿，托毒排脓，生肌	用于气短心悸，自汗。症见气短心悸，虚脱，自汗，体虚浮肿，慢性肾炎，久泻，脱肛，疮口久不愈合	开水冲服，一次15 g，一日2次

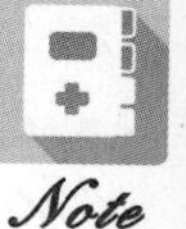

续表

类型	名　称	功　效	临床主治	用法用量
扶正剂	四君子丸	益气健脾	用于脾胃气虚证。症见面色萎白，语声低微，气短乏力，食少便溏，舌淡苔白，脉虚弱	口服，一次3～6 g，一日3次
健脾和胃剂	补脾益肠丸	健脾益气，行气止痛	用于脾虚泄泻，症见腹泻、腹痛、腹胀、肠鸣等症	口服，一次6 g，一日3次；儿童酌减
	健脾丸	健脾开胃	用于脾胃虚弱，脘腹胀满，食少便溏	口服，一次8丸，一日3次
	六君子丸	健脾行气	用于脾胃虚弱，消化不良，腹痛便溏	水丸，口服，一次9 g，一日2次
养血剂	归脾丸	益气健脾，养血安神	用于心脾两虚，气短心悸，失眠多梦，头昏头晕，肢倦乏力，食欲不振，崩漏便血	用温开水或生姜汤送服，水蜜丸，一次6 g，一日3次
	地榆升白片	补血益气	用于白细胞减少症和血小板减少，再生障碍性贫血	口服。一次1或2粒，一日3次
滋阴剂	六味地黄丸	滋阴补肾	用于肾阴虚或者是肝肾阴虚，临床表现为阵阵潮热、盗汗、手脚热、五心烦热，有的患者午后出现两颧发红，或头晕、耳鸣、腰膝酸软等	口服，一次8丸，一日3次
	知柏地黄丸	滋阴降火	用于阴虚火旺，潮热盗汗，口干咽痛，耳鸣遗精，小便短赤	口服。一次8丸，一日3次
	大补阴丸	滋阴降火	用于阴虚火旺证。证见骨蒸潮热，盗汗遗精，咳嗽咯血，心烦易怒，足膝疼热，或消渴易饥，舌红少苔，尺脉数而有力	口服，一次6 g，一日2～3次
	补肾固齿丸	补肾固齿，活血解毒	用于肾虚火旺所致的牙齿酸软、咀嚼无力、松动移位、龈肿齿衄和慢性牙周炎见上述证候者	口服，一次4 g，一日2次
	麦味地黄丸	滋补肺肾，清热滋阴	用于肺肾阴虚证。证见虚烦劳热，咳嗽吐血，潮热盗汗	口服，一次8丸，一日2次
滋补肝肾剂	杞菊地黄丸	滋肾养肝	用于肝肾阴亏，眩晕耳鸣，羞明畏光，迎风流泪，视物昏花	口服。水蜜丸，一次6 g；小蜜丸，一次9 g；大蜜丸，一次1丸。一日2次
	眩晕宁颗粒	健脾利湿，益肝补肾	用于痰湿中阻、肝肾不足引起的头昏、头晕	开水冲服，一次8 g，一日3～4次
温阳剂	金匮肾气丸	温补肾阳，化气行水	用于肾虚水肿，腰膝酸软，小便不利，畏寒肢冷	口服。一次1丸，一日2次
	四神丸	温肾散寒，涩肠止泻	用于慢性腹泻，肠结核，以及属脾肾虚寒的久泻、五更泄泻、腹痛不思饮食、食不消化、腰酸肢冷等	口服。一次9 g，一日1～2次

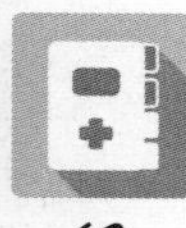

Note

续表

类型	名 称	功 效	临床主治	用法用量
温阳剂	桂附地黄丸	温补肾阳	用于肾阳不足，腰膝酸冷，小便不利或反多，痰饮喘咳	口服。大蜜丸，一次1丸，一日2次
气血双补剂	人参健脾丸	益气补血，健脾养心	用于：①心脾两虚证，症见心悸怔忡、健忘失眠、多梦易惊、食少体倦、面色萎黄、舌淡苔白、脉细弱；②脾不统血症，症见便血、吐血，女子月经不调、量多色淡，崩漏或带下、舌淡、脉细者	口服，一次1丸，一日2次
益气养阴剂	消渴丸	滋肾养阴，益气生津	用于多饮，多尿，多食，消瘦，体倦无力，眠差腰痛，尿糖及血糖升高之气阴两虚型消渴证	口服，每次1.25～2.5 g(5～10丸)，一日3次，初服者饭前半小时温开水送服。根据病情控制情况，从每次1.25 g(约5丸)递增至2.5 g(约10丸)，直到出现疗效时，逐渐减少为每日2次的维持剂量。遵医嘱服
	玉泉丸	养阴生津，止渴除烦，益气和中	用于治疗因胰岛功能减退而引起的糖代谢紊乱，从而导致的血糖升高之消渴证	口服，一次6 g，一日4次；7岁以上小儿一次3 g，3～7岁小儿一次2 g
	参芪降糖颗粒	益气养阴，滋脾补肾	用于消渴证，相当于Ⅱ型糖尿病	一次1 g，一日3次，最大用到每次3 g
益气复脉剂	稳心颗粒	益气养阴，滋脾补肾	用于气阴两虚兼心脉瘀阻所致的心悸不宁，气短乏力，头晕心悸，胸闷胸痛；用于心律失常、室性早搏、房性早搏等属上述证候者	一次1袋，一日3次。4周为一个疗程
安神剂	参松养心胶囊	益气养阴，活血通络，清心安神	用于治疗气阴两虚、心络瘀阻引起的冠心病室性早搏，症见心悸不安、气短乏力，动则加剧，胸部闷痛，失眠多梦，盗汗，神倦懒言等	口服，一次4粒，一日3次
	麝香保心丸	芳香温通，益气强心	用于心肌缺血引起的心绞痛、胸闷及心肌梗死	口服，一次1～2丸，一日3次；或症状发作时服用
	通心络胶囊	益气活血，通络止痛	用于冠心病心绞痛(属心气虚乏、血瘀络阻证)。症见胸部憋闷、刺痛、绞痛且固定不移，心悸自汗，气短乏力，舌质紫黯或有瘀斑，脉细涩或结代。亦用于气虚血瘀络阻型中风，症见半身不遂或偏身麻木，口舌㖞斜，言语不利	口服，一次2～4粒，一日3次，4周为一个疗程

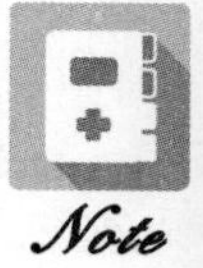

续表

类型	名　称	功　效	临床主治	用法用量
祛瘀通络剂	肾衰宁颗粒	益气健脾，活血化瘀，通腑泄浊	用于脾失运化、瘀浊阻滞、升降失调所引起的腰痛疲倦，面色萎黄，恶心呕吐，食欲不振，小便不利，大便黏滞及多种原因引起的慢性肾功能不全见上述症状者	冲服，一次1袋，一日3～4次，45天为一个疗程，小儿酌减
行气活血剂	复方丹参颗粒	活血化瘀，理气止痛	用于胸中憋闷，心绞痛	一次1 g，一日3次
化瘀宽胸剂	冠心苏合丸	理气宽胸，止痛	用于心绞痛，胸闷憋气	嚼碎服，一次1丸，一日1～3次；或遵医嘱
理气剂	丹栀逍遥丸	舒肝解郁，清热调经	用于肝郁化火，胸胁胀痛，烦闷急躁，颊赤口干，食欲不振或有潮热，以及妇女月经先期，经行不畅，乳房与少腹胀痛	口服，一次6～9 g，一日2次
	逍遥丸	舒肝健脾，养血调经	用于肝气不舒，胸胁胀痛，头晕目眩，食欲减退，月经不调，乳腺增生	口服。一次8丸，一日3次
疏肝和胃剂	木香顺气丸	行气化湿，健脾和胃	用于湿浊阻滞气机证，症见胸膈痞闷，脘腹胀痛，呕吐恶心，嗳气纳呆	口服，一次10 g，一日2～3次
消导剂	保和丸	消食导滞和胃	用于脘腹痞满胀痛，嗳腐吞酸，恶食呕逆，或大便泄泻，舌苔厚腻，脉滑	口服，一次8丸，一日3次
治风剂	镇脑宁胶囊	息风通络	用于内伤头痛，伴有恶心、呕吐、视物不清、肢体麻木、头昏、耳鸣等症，以及高血压动脉硬化、血管神经性头痛	口服，一次4～5粒，一日3次
平肝息风剂	全天麻胶囊	平肝，息风，止痉	用于头痛眩晕，肢体麻木，小儿惊风，癫痫抽搐，破伤风症	口服。每次2～6粒，每日3次
祛风通络剂	复方祛风通络方	祛风化痰通络，养血平肝	用于脑干脱髓鞘病阴虚阳亢，风痰阻络。症见头晕头胀，耳鸣，脸面及右肢发麻，震颤，目睛转动不灵活，舌麻言謇，进食不顺利，右腿不能站立，行动困难	口服。每次2～6粒，每日3次
	通络开痹片	祛风通络，活血散结，消肿止痛	主要用于寒热错杂、瘀血阻络所致的关节疼痛、肿胀、类风湿性关节炎	晚饭后服，一次3片，一日1次；60天为一个疗程
	小活络丸	祛风除湿，活络通痹	用于风寒湿痹，肢体疼痛，麻木拘挛	黄酒或温开水送服，一次1丸，一日2次

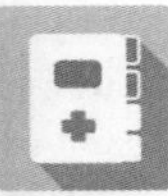

续表

类型	名　称	功　效	临床主治	用法用量
祛湿剂	追风透骨丸	祛风除湿，通经活络，散寒止痛	用于风寒湿痹，肢节疼痛，肢体麻木，或者正中神经损伤	口服，一次 6 g，一日 2 次
化瘀祛湿剂	肾炎四味胶囊	活血化瘀，清热解毒，补肾益气	用于慢性肾炎、尿毒症、肾结石、肾病综合征、肾积水、肾囊肿、急性肾炎	口服。一次 8 粒，一日 3 次
消肿利水剂	尿毒清颗粒	通腑降浊，健脾利湿，活血化瘀	用于慢性肾功能衰竭，氮质血症期和尿毒症早期，中医辨证属脾虚湿浊证和脾虚血瘀证者	每日 4 次，6、12、18 时各服 1 袋，22 时服 2 袋，每日最大量为 8 袋
清热通淋剂	三金胶囊	清热解毒，利湿通淋，益肾	用于下焦湿热，热淋，小便短赤，淋漓涩痛，急、慢性肾盂肾炎，膀胱炎，尿路感染属肾虚湿热下注证者	口服，一次 2 粒，一日 3～4 次。
扶正祛湿剂	尪痹颗粒	补肝肾，强筋骨，祛风湿，通经络	用于久痹体虚，关节疼痛，局部肿大、僵硬畸形，屈伸不利及类风湿性关节炎见有上述证候者	冲服，一次 6 g，一日 3 次
	杜仲颗粒	补肝肾，强筋骨，安胎，降血压	用于肾虚腰痛，腰膝无力，胎动不安，先兆流产，高血压病	一次 5 g(即 1 袋)，一日 2 次

（张英杰）

知识拓展 2

知识拓展 3

直通护考
在线答题

PPT 课件

第三节　中药煎煮法与护理

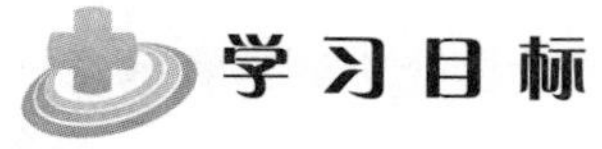

掌握：中药煎煮法；中药给药规则。
熟悉：药物内服法的护理。
了解：药物外治法的护理。

一、中药煎煮法

汤剂是中医学应用最早和最广泛的中药剂型，将饮片制成汤剂的过程需要煎煮，而煎煮的方法影响药效的发挥、用药的安全性等问题。护理人员除了要具备中药的基本知识外，还要掌握正确的中药煎煮方法。

（一）煎煮用具

正确选用煎药用具，可避免中药变性，有利于药物有效成分的煎出。带盖陶瓷砂锅是最佳的煎药容器，因其性质稳定，不易与中药发生化学反应，且受热均匀、易保温。搪瓷类、玻璃器皿次之。煎药忌用铁、铜、铝、锡等金属器具，因这些金属元素容易与药物成分发生化学反应，可能会降低药效，甚至产生毒副作用。

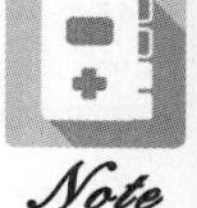

（二）煎煮用水

古代曾用井水、雨水、泉水等煎煮。现在多用自来水、井水等，但以水质洁净新鲜为好。反复煮沸或放置于热水瓶中过久的水，不宜使用。煎药用水量应视药量、药物的吸水性及煎煮时间而定。第一煎用水量以没过药物 3～5 cm 为宜；第二煎以没过药物 2～3 cm 为宜。煎药加水应以一次加足为宜，不可在煎药过程中反复加水，更不能把药煎干再添水重煎。

（三）煎前浸泡

煎前用冷水浸泡药材，有利于有效成分充分溶出，又可缩短煎药时间，避免煎煮时间过长造成的有效成分耗损和破坏。一般复方汤剂浸泡 30～60 分钟，以花、叶、草类为主的药材需浸泡 20～30 分钟；以根、茎、种子、果实类为主的药材需浸泡 60 分钟。

（四）煎药火候及时间

火候指火力的大小与火势急慢，有文、武火之分。文火，是指使温度上升及水液蒸发缓慢的火候；而武火，又称急火，是指使温度上升及水液蒸发迅速的火候。一般药宜先武火后文火，即武火煮沸后用文火煎煮。第一煎于沸后煮 20～30 分钟，第二煎于沸后煮 10～15 分钟。解表药、芳香药，宜武火快煎，不宜久煎，以防药性挥发，第一煎 10～15 分钟，第二煎 10 分钟。滋补调理药，宜煮沸后文火缓煎，第一煎 40～60 分钟，第二煎 30 分钟。有毒性的药物，文火久煎 60～90 分钟。

（五）煎煮次数

一般中药煎煮 2 次，对于质地厚重、滋补的补益药等可煎煮 3 次或多次。煎液去渣滤净混合后分次服用。

（六）特殊煎煮法

1. 先煎 有效成分难溶于水的矿物、贝壳类药物，如磁石、生石膏、龙骨、鳖甲等，应打碎先煎煮 20～30 分钟，再下其他药物同煎，以使有效成分充分析出。毒副作用较强的药物，如附子、乌头等，宜先煎 60 分钟以上，以降低毒性。含泥沙多、质轻量大的药物应先煎，取药汁代水煎煮他药，如灶心土、玉米须等。

2. 后下 气味芳香的药物，久煎易使其有效成分挥发而降低药效，须在其他药物煎沸 5～10 分钟后放入，如薄荷、青蒿、荆芥、木香、砂仁等。此外，有些药物虽不属芳香药，但久煎也能破坏其有效成分，如钩藤、大黄、番泻叶等亦属后下之列。

3. 包煎 对于绒毛类、粉末类药物，为防止煎药后药液混浊，或对消化道、咽喉产生不良刺激，应先用纱布包好，再加入同煎。如滑石、赤石脂、旋覆花、车前子、海金沙等。

4. 另煎 又称另炖，某些贵重药材，为避免有效成分被药渣吸附，造成浪费，可单味煎煮，服时再兑入汤内。如人参、鹿茸、羚羊角等。

5. 溶化 又称烊化，胶质类或黏性大且易溶的药物为防止同煎粘锅煮糊，或黏附于其他药材而影响药效，需单独加温溶化，用煎好的药液兑服，如阿胶、鹿角胶等。

6. 泡服 有效成分易溶于水或久煎易破坏药效的药物，可用刚煮沸的开水浸泡，或用煮好的一部分药液趁热浸泡，取汁服用。如藏红花、肉桂、番泻叶、胖大海等。

7. 冲服 某些芳香类药物，煎煮则有效成分会全部挥发散失，或某些药物，为节省材料，应研末冲服。如三七粉、西洋参、牛黄、沉香等。

二、中药给药规则

口服给药的治疗效果，除受剂型等因素的影响外，还与服药时间、服药量、服药的温度等有关。

（一）服药时间

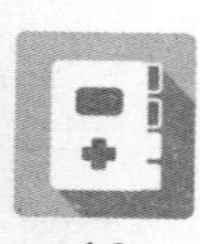
Note

1. 饭前服药 一般来讲，病在胸腹以下，如胃、肝、肾等脏疾病，则宜饭前服药。饭前胃中空虚，药物能迅速进入肠中，充分发挥药效，故多数药都宜饭前服。驱虫药、攻下药、治疗胃肠疾病的药物和补益药均应饭前服。

2. 饭后服药 一般来讲，病在胸膈以上者如眩晕、头痛、目疾、咽痛等宜饭后服药。饭后胃存有较多食物，可减少药物对胃肠道的刺激，故对胃肠道有刺激的药物如抗风湿药、消食药等宜饭后服用。无论饭前还是饭后服，服药与进食都应间隔1小时左右。

另外，治疟疾药宜在疟疾发作前的2小时服用；安神药宜睡前半小时服；治疗慢性病的药定时服；急性病、呕吐、惊厥及咽喉病须煎汤代茶饮者，均可不定时服。

（二）服药量

一般疾病服药，多采用每日1剂，分2次服用，早、晚各服1次；或每日3次，早、中、晚各服1次。临床用药时可根据病情增减，如急性病、热性病可1日2剂，每隔4小时左右服药1次。发汗药、泻下药应中病即止，以得汗、得下为度。呕吐患者服药宜小量频服。

（三）服药冷热

一般汤剂均宜温服。热药治寒证宜热服，真热假寒证宜寒药热服。回阳补益药、发汗解表药、活血化瘀药、透疹药等均宜热服。尤其是发汗解表药，热服后还需加盖衣被以助汗出。寒药治热证宜冷服。真寒假热证宜热药冷服。止血、收敛、清热、解毒、祛暑等汤剂均宜冷服。

（四）其他服药方法

中药剂型种类繁多，丸剂、片剂、胶囊、滴丸等可直接用温开水送服；散剂、粉剂可用蜂蜜加以调和送服，或装入胶囊中吞服，避免直接吞服刺激咽喉；膏剂、冲剂宜用开水冲服，避免直接倒入口中吞咽，以免黏喉引起呕吐；糖浆剂可直接吞服。一般来说，祛寒药宜用姜汤送服，祛风湿药宜用黄酒送服，以助药力。对于昏迷、破伤风等不能进食的患者可采用鼻饲法注入药液。

三、药物内服法的护理

（一）解表类药物服法与护理

1. 服法 解表药多属辛散之品，武火煮沸后不可久煎。宜取汁温服，服药后即卧床加盖衣被休息，并啜热饮，以助药力。发汗应以遍身微汗为宜，即汗出邪去为度。汗出不彻，则病邪不解；汗出太过，则耗气伤津，甚至“亡阳”“伤阴”之变。同时，应及时用干毛巾或热毛巾擦干，注意避风寒。

2. 饮食调护 服用解表剂时，饮食宜清淡、易消化，忌食辛辣、油腻及酸性食物，特别忌食鱼蟹类、狗肉、香菇等毒发之物。风寒表证宜多食温热食物，风热表证宜多食清热食物。

3. 注意事项 服用发汗解表药者，禁用或慎用解热镇痛类西药，以防汗出过多伤阴。密切观察病情变化，尤其是患者体温和汗出情况，随时记录，对老幼及重症患者要注意防止高热抽搐、虚脱等情况的发生。

（二）泻下类药物服法与护理

1. 服法 大黄宜后下或泡服，不宜久煎；芒硝应冲服；番泻叶宜泡服。峻下逐水药多用散剂；润下药多用丸剂。泻下药一般宜空腹服用。攻下药易伤脾胃，得泻则止，对年老体弱、孕妇、产后便秘者宜用润下药。

2. 饮食调护 因病而异，实热证者，宜用清补膳食，忌辛热毒发之物；里寒证者，宜甘温平补膳食，忌寒凉滋腻食品。宜多食富含纤维素的润肠通便之物。

3. 注意事项 通下药多会引起胃肠道反应，如腹痛、大便次数增多等，用药前应对患者做好宣教。服药后对泻下物的形、色、质、量进行观察记录，若呈柏油色或夹有血液，应告知医生停药，并采取相应措施。攻下药、峻下逐水药作用峻猛或有毒性，易伤正气，故年老体虚、脾胃虚弱者慎用，妇女孕期、产后和经期忌用。

（三）清热类药物服法与护理

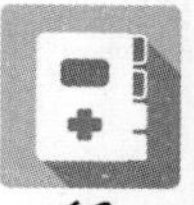

1. 服法 清热之剂，煎煮时间不宜过久，一般沸后10～15分钟，宜凉服或微温服。服用清热剂应

中病即止，以免损伤正气。

2. 饮食调护　患者饮食宜清淡，忌食辛辣、油腻之品。

3. 注意事项　清热类药物寒凉而易伤脾胃，凡脾胃虚弱、食少便溏者慎用。热证易伤津液，苦寒药物又易化燥伤阴，故阴虚患者亦当慎用。病室宜通风、凉爽，配有降温设备。高热不解者可配合物理降温，汗出较多者，应及时更换衣被，避免感受风寒。严密观察发热程度、汗出情况、神志、生命体征变化，并做好记录。

（四）祛湿类药物服法与护理

1. 服法　某些祛湿类药物气味芳香，富含挥发油，入汤剂不宜久煎，一般煎煮 10 分钟即可，以免影响药效。祛湿类药物药性苦寒，易伤脾胃，脾胃虚弱者慎用。

2. 饮食调护　服药期间饮食宜清淡、易消化，忌生冷油腻之物。

3. 注意事项　渗水利湿药有通利小便之功效，故服药后应注意观察尿量变化、水肿消退等情况。

（五）温里类药物服法与护理

1. 服法　使用温里药时，要因人、因时、因地制宜。素体火旺或阴虚火旺者，夏暑季节，南方温热之域，剂量一般宜轻，且中病即止。若在冬季、北方寒冷之域、素体阳虚者，剂量可适当增加。本类方药中肉桂宜后下，附子宜先煎、久煎。真寒假热，阴寒太盛，温药入口即吐者，药液宜冷服。温里药辛热而燥，故热证、阴虚证者禁用或慎用。

2. 饮食调护　服用温里药时宜食温补类食物，如葱、姜、蒜等。忌食生冷瓜果及不易消化的食物。

3. 注意事项　里寒证患者易感外寒，服用温里药时，要注意防寒保暖。应用回阳救逆方药时，应密切观察汗出情况、神志、面色、脉搏、血压等变化。如服药汗止，肢体渐温，脉渐有力则为好转征象；反之为病情恶化，应及时报告医生，采取急救措施。

（六）理气类药物服法与护理

1. 服法　理气类药物多辛温燥烈，宜散剂或丸剂服用，入汤不宜久煎。应用通阳宣痹方药时，宜加入少量白酒，以助药力；调理肝气时，可醋炙以引药归经，加强止痛之功。

2. 饮食调护　服药期间忌生冷寒凉，脾胃虚弱者应注意饮食调护。

3. 注意事项　理气类药物易耗气伤阴，气虚、阴虚者慎用。

（七）消导类药物服法与护理

1. 服法　消导类药物多用于慢性有形积滞，制剂以丸剂为佳，一般宜饭后服。服消导类药物不可与补益剂及收敛剂同服，以免降低药效。

2. 饮食调护　饮食清淡，易消化，少食多餐，忌食生冷、硬固、肥甘厚味之品。

3. 注意事项　积滞多因气机不畅，气机不畅多由情志不舒引起，因此要注意情志调护。并应密切观察腹痛、大便次数和形状。

（八）止血类药物服法与护理

1. 服法　使用止血类药物，应以止血而不留瘀，血止而无复出为原则。故使用凉血止血药和收敛止血药时，中病即止。止血类药物多炒用，炒炭后可增强其止血功效。

2. 饮食调护　饮食宜富含营养，易于消化，忌食辛辣刺激性食物，禁酒烟。呕血者，应禁食 8～24 小时。

3. 注意事项　注意精神调护，消除患者紧张、恐惧心理。注意观察出血部位、量、颜色、次数，按时监测生命体征，大出血时要及时采取急救措施。

（九）活血化瘀类药物服法与护理

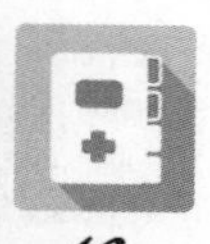

Note

1. 服法　活血止痛类药宜用酒制或醋制，以增强疗效。破血类的虫类药大多有毒，应严格掌握剂量，中病即止，并定期检查肝肾功能，以防对人体造成损害。

2. 饮食调护　活血化瘀类药物宜饭后服用。患者饮食宜选温通类食物，忌食滋腻之品。

3. 注意事项 活血化瘀类药物易耗血动血，出血而无瘀血征象者忌用，妇女经血过多忌用，孕妇忌用或慎用。

（十）化痰止咳平喘类药物服法与护理

1. 服法 化痰药宜饭后温服，平喘药宜在哮喘发作前1～2小时服用，治疗咽喉疾病，宜多次频服，缓慢咽下。

2. 饮食调护 嘱患者宜多饮水，饮食宜清淡，易消化，少食油腻之品，禁食生冷及过甜、过咸、辛辣刺激性食品。

3. 注意事项 服药后应重点观察咳、喘、痰的变化，痰多者可配合体位引流、雾化吸入等护理措施。温肺化痰药和祛风化痰药大多有毒，内服剂量不宜过大，阴虚有热者忌用。攻下逐痰药药性峻猛，非痰积而体壮者，不可轻投。

（十一）平肝息风类药物服法与护理

1. 服法 本类药物多为贝壳类、昆虫类等动物药及矿物药，贝壳类及矿物药多宜打碎先煎；昆虫类药物宜研末冲服。宜饭后服用，并注意保养胃气。

2. 饮食调护 饮食宜清淡，易消化，富含营养。

3. 注意事项 对惊厥、癫痫患者，应注意观察神志及生命体征的变化，出现异常，应及时报告医生，采取急救措施。息风止痉类药物多有毒，且药性峻猛，故不宜久服，以散剂为佳。

（十二）开窍类药物服法与护理

1. 服法 本类药物性质辛香，其有效成分易于挥发，故只入丸剂、散剂服用。可用温开水化服，昏迷者宜用鼻饲，不宜加热煎服。

2. 饮食调护 饮食宜清淡，易消化。昏迷者可鼻饲或静脉输注营养。

3. 注意事项 开窍剂为急救、治标之品，易耗伤正气，故只宜暂服，神志清醒后即刻停药。密切观察生命体征的变化。昏迷患者要保持呼吸道通畅，鼻饲给药后，要注意口腔护理。

（十三）安神类药物服法与护理

1. 服法 安神药多以矿物、贝壳或种子入药。矿物类安神药，入煎剂应打碎先煎、久煎。安神类药宜睡前半小时服用，病室应保持安静。

2. 饮食调护 饮食以清淡、平和食物为宜，忌食辛辣肥甘食物、烈酒、浓茶、咖啡等，晚饭不宜过饱。

3. 注意事项 安神类药物为治标之品，故只宜暂用，不可久服，中病即止。服药期间注意情志护理，特别是睡前消除紧张、激动情绪，保持平常心态，以利于睡眠。

（十四）补益类药物服法与护理

1. 服法 服用补益类药物，须辨明病证，合理用药。虚弱证一般病程较长，故补益类药物宜制成蜜丸、膏剂、片剂、口服液、颗粒剂等以便长期保存和服用。若入汤剂，宜文火久煎。宜饭前空腹服用，以利药物吸收。

2. 饮食调护 服药期间，饮食宜清淡、易消化，忌食辛辣、油腻、生冷之品。忌食萝卜和富含纤维素的食物，以减缓排泄，增加吸收。

3. 注意事项 本类药物需长期服用方能见效，故应鼓励患者坚持用药。服药期间，如遇外感，当停服补益之剂，先解表，表解后再服。补益药易使胃气壅滞，故脾胃虚弱者慎用。

（十五）收涩类药物服法与护理

1. 服法 收涩药为应急之品，治标之物，滑脱病势一旦控制，应服用补虚药，以补助正气。

2. 饮食调护 饮食宜平补，忌生冷寒凉。

3. 注意事项 收涩剂有敛邪之弊，故表邪未解、热病汗出、痰多咳嗽等均非收涩药所宜。

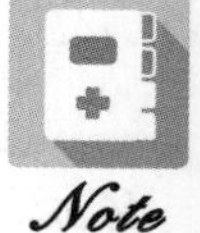
Note

四、药物外治法的护理

（一）膏药的用法与护理

贴膏药，是以膏药敷贴治疗疾病的一种外治法。膏药是按处方将药物置于植物油中煎熬去渣，加入黄丹再煎，凝结后将熬成的药膏摊在布上或纸上而成。

1. 适应范围 膏药具有消肿止痛、活血通络、软坚散结、拔毒透脓、祛腐生新等作用。常用于痈疡疖肿，已成脓未溃，或已溃而脓毒未尽和疮疡、痰核、风湿、跌打损伤等病证。

2. 操作方法 膏药贴敷前应清洁局部皮肤，将膏药放在热源上烘烤加温，使膏药软化后再敷贴患处。若膏药中掺入麝香、冰片、丁香等香窜之品，不宜烘烤过久，防止降低药效。厚贴可用 3～5 天，薄贴则需每天更换。少数患者对膏药产生过敏反应，应停止贴敷。

3. 护理及注意事项 注意观察皮肤反应，如局部出现丘疹、水疱、红肿或瘙痒，应立即取下膏药。除去膏药后，残留在皮肤上的膏药，可用松节油擦拭干净。

（二）熏洗疗法与护理

熏洗疗法，是将药物煎汤或用开水冲泡后，趁热进行全身或局部的浸泡、淋洗、熏蒸、湿敷的方法。药物通过皮肤的吸收和蒸汽渗透的作用，可达到温经通络、活血消肿、祛风除湿、杀虫止痒等作用。

1. 适用范围 本法适用于跌打损伤、肢体关节疼痛、活动不利及各类皮肤疾病等。

2. 操作方法 按医嘱正确配制好药液，药液温度一般以 40～50 ℃为宜，洗浴时要防止烫伤。洗浴时间每次 30～40 分钟，一般先熏后洗。

3. 护理及注意事项 患者坐浴和全身洗浴时，应注意观察病情，若患者出现心慌、气喘、面色苍白、大汗等异常情况，应立即停止。妇女月经期，不宜坐浴。

（三）熨敷疗法与护理

熨敷疗法，是用药物、药液直接加温，或煎汤敷于局部特定部位、穴位上，利用温热和药物的作用，达到治疗目的。熨法有药熨法、盐熨法、醋熨法、坎离砂热熨法和水熨法等。

1. 适用范围 本法具有温通经络、散寒止痛、活血化瘀的作用，用于虚寒性脘腹痛、跌打损伤、寒湿痹痛、泄泻等病证。

2. 操作方法 按医嘱备好熨敷所需用品。熨局部皮肤可先涂上薄荷油或凡士林，以保护皮肤。温度一般不超过 70℃，时间以 30～60 分钟为宜。

3. 护理及注意事项 熨敷应随时观察患者皮肤情况，防止烫伤。阳热实证、肿毒患者不宜使用熨敷疗法。

（四）掺药疗法与护理

掺药疗法，是将药物制成极细粉末直接撒布于创面局部，以达到祛腐生新、清热止痛、生肌收口、促进创面愈合的目的。

1. 适用范围 用于疮疡创面、皮肤溃烂或湿疹、口腔黏膜炎症或口腔溃疡等。

2. 操作方法 清洁创面后，将药粉均匀撒布于创面上，用消毒纱布或油膏纱布覆盖，并予以固定。一般 1～2 天换药 1 次，分泌物较多者，可随时换药。

3. 护理及注意事项 具有祛腐拔毒作用的药末，有时会刺激创面，引起疼痛，操作前告知患者，以便取得合作。换药时要把脓血污物及残留药末清除干净，注意观察创面情况，有恶化情况时及时通知医生，采取相应措施。

（五）灌肠疗法与护理

灌肠疗法是指将汤剂自肛门灌入直肠至结肠，通过肠黏膜吸收达到治疗多种疾病目的的一种方法。包括直肠注入法和直肠滴注法。

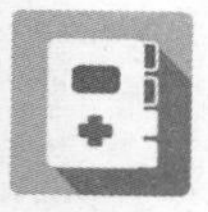

1. 适应范围 本法具有润肠通便止泻、清热解毒等作用，适用于慢性结肠炎、慢性痢疾、慢性盆腔炎及高热不退等病证。

Note

2. 操作方法 操作前，嘱患者排尽大便，必要时可先行清洁灌肠。备好用物，根据病变部位，确定肛管插入深度。一般插管深度为 10～15 cm，药液温度在 40 ℃左右，缓慢地让液体流注于肠内。避免用力过猛，损伤肠管引起疼痛。

3. 护理及注意事项 灌注后应保留 20～30 分钟。对于敏感患者，为了增加保留时间，可用导尿管代替灌肠管，药量一次不超过 150 mL。排便后，要注意观察大便的色、质、量及排便次数，大便若有特殊腥臭或夹有脓液、血液等，应及时报告医生并做好记录。

本节内容我们主要学习了中药煎煮法、中药给药规则、药物内服法的护理和药物外治法的护理。通过学习，掌握正确的中药煎煮方法，中药服用方法，充分发挥中药功效，合理使用中药。

（张艳燕）

直通护考
在线答题

第五章　中医养生与治则治法

经典中医故事　张仲景发明娇耳

张仲景
发明娇耳
(文本)

张仲景
发明娇耳
(音频)

PPT 课件

(郜海霞)

第一节　中医养生总则

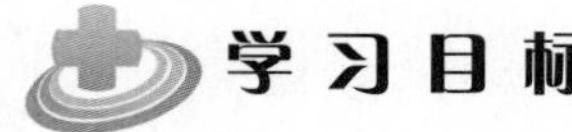

学习目标

掌握：中医养生的基本原则及内容；起居养生的方法，调摄情志的方法；体质的分类；饮食养生和运动养生的原则。

熟悉：养生的含义；情志对健康的影响，起居对健康的影响；饮食养生和运动养生的方法。

了解：体质的分类方法；季节养生的方法。

中医养生是以中医学理论为指导，通过各种方法颐养生命、增强体质、预防疾病，从而延年益寿的一种医事活动。养，即保养、调养、培养、补养、护养之意；生，就是生命、生存、生长之意。养生有广义和狭义之分。广义养生是指用养生的方法来预防疾病、增进健康。而狭义养生，是指调养和静养，是养生具体方法的体现。

一、中医养生基本原则

中医养生在长期的发展过程中，不断吸收、借鉴各学派的精华，在实践的基础上积累出许多宝贵的经验，并逐步发展、完善成为包括生命观、寿夭观、健康观、预防观、和谐观、权衡观等为主的养生观念及以扶正祛邪、天人相应、形神共养、辨因施养、动静相宜、综合调养等能够有效指导养生实践的基本原则。其养生活动具有顺应自然、辨证施养、形神共养、动静适宜等特点。

(一) 扶正祛邪

扶助正气，祛除邪气，《黄帝内经》记有“正气存内，邪不可干。邪之所凑，其气必虚”。人体正气充足，能够抵御外邪侵袭，防止疾病发生，并能够促进疾病康复。如果正气不足，邪气侵袭，正不胜邪，就会导致疾病的发生，影响健康甚至寿命。中医养生十分重视人体的正气，强调脏腑对于维护人体正气的作用，五脏六腑功能正常是维持机体正常活动的基本条件。五脏当中尤以脾肾二者对于维护人体正气最为重要，同时还要注意清静养神和慎避邪气侵袭。

1. 保养肾精　肾为先天之本，主藏精，为元气之本，是一身阴阳生化之根，是五脏六腑精气化生的来源，所藏精气主持着人体的生长、发育和生殖，决定着人的生、长、壮、老、已的自然规律。肾精充足则元气盛，推动人体各项生理功能正常运作，并能抵御外邪，有利于防御疾病，延缓衰老；肾精不足则元气

Note

衰，人体各项生理功能活动变弱，抵御邪气能力及机体自我修复能力降低，易导致疾病的发生或患病后不易康复，进而影响到自然寿命，出现早衰。维护人体正气要固护肾精、肾气，从多方面做起，如节欲惜精、导引按摩、食养食疗、药物调养等。通过调补肾气、肾精，进而协调其他脏腑阴阳平衡，维持脏腑正常功能，促进人体健康。

2. 调理脾胃 脾和胃相为表里，为后天之本，气血生化之源。脾胃的主要功能是吸收、运化、输布水谷精微物质，化生气血津液，滋养脏腑，维持人体生命活动的延续和精气血精液的化生和充实。若脾胃虚衰，饮食水谷不能被消化吸收，人体所需要的营养物质不能得到及时补充，就会影响机体健康，甚至导致疾病和死亡。调理脾胃的方法包括饮食调节、药物调养、运动锻炼、起居劳逸、针灸按摩调摄等。另外，还应注意临床合理用药。大苦大寒之品容易伤阴败胃，要防止过量用药对脾胃造成的损伤。

3. 养心调神 心主神志，有统帅人体生命活动和主宰精神、意识、思维、情志和活动的功能，《素问・移精变气论》记有"得神者昌，失神者亡"，突出了神在生命中的地位，得神和失神关乎生死存亡。养神的重点是调养心神，养心才能调神。关于养心，心静则神安，神安则"精神内守"，脏腑气血和调。养心调神的关键在于节制欲求，要做到对一切声名物欲不过分贪求，减少物质层次的追求，看淡名利，当心境达到一定高度的时候，就能够做到清静养神，而神安则心安，心安则人安，从而健康长寿。

4. 驱避邪气 日常养生要通过发挥人的主观能动性，注意防御一切可能造成机体健康受损的致病因素，防止损伤人体正气。如果已经感受了外邪，要尽早采取正确的方法和手段，尽快祛除邪气，以减少对正气的损伤。

（二）天人相应

人是自然界的产物，属于自然界的一部分，人的生命活动是遵循自然规律的。天人相应，要求人们做到与自然和谐统一，掌握自然规律，主动采取各种养生措施来适应自然界的变化，达到避邪防病、延年益寿的养生目的。人又具有社会性，每个个体都不是孤立存在的，而是与社会有着密切联系。天人相应要求人们也要做到与社会和谐统一。

1. 人与自然和谐统一 人的生命活动受到年节律、季节律、月节律、昼夜节律等自然规律的影响。如果违背了这些规律，就可能产生各种病理变化，因此，养生要做到使人的生理活动和精神活动都顺应自然规律，保持与自然和谐统一，同时要注意对某些疾病变化的预防。

2. 人与社会和谐统一 人和社会环境是辩证统一的，人的生产、生活改变着社会环境，推动着社会发展；社会环境提供人赖以生存的物质生活，社会生活对人的精神、心理、生理均产生着重要的影响。因此，在社会生活中，人们应该发挥主观能动性，主动调适自身的情绪、行为，使其适应社会环境。注重精神养生，提高道德水平，有利于人与社会和谐统一。

（三）形神共养

形，指形体，是人体生命活动的物质基础。神，是指人的精神、意识和思维活动。形和神之间是辩证统一的关系，二者互相依存，相互为用。中医养生通过调神全形，侧重养神，能够达到形神并养、颐养天年的目的。

（四）辨因施养

影响健康的因素很多，如气候、地域、性别、年龄、体质、生活习惯等。辨因施养要求针对影响健康的具体因素具体分析，找出适合个体的养生保健方法，进行有针对性的养生保健。辨因施养的养生法则强调从三因制宜入手，主动采用适宜的方法做到辨时、辨地、辨人施养。

1. 辨时施养 辨时养生，首先要注意顺时养生。只有人体的内外环境保持一致、平衡协调，才能保证人体生理功能的正常。如果自然界气候发生变化，机体不能及时调整以适应外界变化，人体的内外环境的统一性遭到了破坏，便会导致疾病的发生。另外，辨时养生还要审时避邪，人体调控自身以适应外环境变化的能力是有一定限度的，在天气剧变、出现反常气候、超出人体调节适应能力的时候，人就容易感邪发病，所以，必须注意审时避邪。

2. 辨地施养 地势、气候、水质、土质等地域差异，导致长期生活在不同地域的人们，其生活、工作

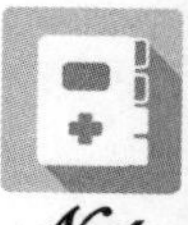
Note

环境和生活习惯与方式各不相同，其生理活动与病理变化各有特点。在养生时，要根据不同的地域环境特点，充分利用有利因素进行养生保健。由于地域环境的不同，某些疾病的发生也与地域密切相关，如地方性甲状腺肿、克山病等，在日常生活中需要避免不利因素，防止地方病发生。

3. 辨人施养 养生需要根据个人的体质、年龄、性别、职业、生活习惯等具体情况，有针对性地选择相应的养生保健方法。如：婴儿、儿童、少年、青年、中年、老年等不同年龄的人，其精神、生理、心理均有其各自的特点；即便是同一个人，在健康、生病中、病后，其身体状态亦有差异；男女有别，如女性特有的月经、带下、孕产、哺乳时期等，其养生的目的和方法也应各有不同。

（五）动静相宜

运动是绝对的，静止是相对的。人体始终处于动静平衡的状态中。运动和静养是中国传统养生原则。传统养生理论认为养生需要将运动和静养有机结合起来，形神共养。只有做到动静兼修，静以养神、动以养形、动静适宜，才能"形与神俱"，达到养生的目的。

（六）综合调养

综合调养是根据机体具体情况的需要，分别采取不完全相同的多种方法进行调养。综合调养的方法很多，包括顺四时、慎起居、调饮食、节情欲、养精神、动形体，以及药物、按摩、针灸、音乐、色彩养生等，只有通过多种方法对机体进行全方位的保养，才能达到机体脏腑阴阳气血的平衡协调，有利于防病延寿。例如，怀孕的妇女最需要保持心情舒畅、合理营养、注意休息、适度运动、慎避外邪以及防止跌仆闪挫等，如果单纯从调养的角度一味强调增加针灸、药物等调养方法，反而会带来不良后果。在养生的过程中还要注意不能调养过度，过犹不及。例如，适度的运动有利于增加人体的新陈代谢，有利于保持气血运行通畅，有利于机体健康。但是过度运动会使机体处于超负荷状态，使新陈代谢失调，肌肉关节受损，结果往往事与愿违。所以，综合调养主张动静结合、劳逸适度、形神共养、有补有泻，以达到养生的目的。

二、常用中医养生方法

中医养生特别注重日常生活起居、情志、饮食、运动、体质等多方面的调护，从而增强体质，提高其对外界环境的适应能力和抗病能力，促进疾病的康复。

（一）起居调摄与四季养生

起居养生是指顺应自然变化的规律，合理安排生活起居和运动锻炼等系列养生措施。其目的是保养和恢复患者机体的正气，增强机体抵御外邪的能力，促进机体内外阴阳达到平衡，以维持健康和促进疾病的康复。人与自然界是统一的整体，人们的生活起居只有适应自然界的客观变化规律才能避邪防病，保健延年。

1. 顺应四时，平衡阴阳 人与自然界是一个整体，人体与自然界是息息相关的，自然界的各种变化，都会影响人的生命活动，在这种"天人相应"的整体自然观指导下，顺应自然规律就成为对疾病护理和养生的不可违背的基本法则。自然界的各种变化，如四时气候的不同、昼夜晨昏的交替、气候、地域和居处等环境的改变等，都会直接或间接地影响人体，从而使之产生相应的生理或病理反应。

四季养生小常识

四时气候的变化对人体的生理活动会产生一定的影响，善于养生者就要顺应四时阴阳寒暑的变化以及四季生长收藏的规律，按照"春夏养阳，秋冬养阴"的原则来适应四时气候变化，保持人与自然的协调统一，从而防止疾病的发生，保持身体健康。

顺应四时阴阳还应顺应一日中阴阳变化，如平旦之时阳气从阴始生，到日中之时则阳气最盛，黄昏时分则阳气渐虚而阴气渐长，深夜之时则阴气最为隆盛，一天中常会出现早晨病情渐轻，中午病情稳定，深夜病情最重的周期性变化。

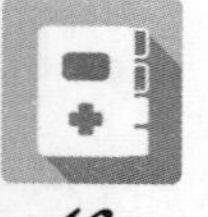

2. 调摄环境，慎避外邪 中医认为人体与自然环境的关系极为密切，当四季气候变化异常时，风、寒、暑、湿、燥、火这六种气候发生太过、不及或与季节时间不符时，六气则变成了致病的六淫，六淫致病多与季节气候、居室环境密切相关。因此，应掌握四时气候变化的规律，做到春防风，夏防暑，长夏防湿，

Note

秋防燥，冬防寒，环境要达到整洁、肃静、安全、舒适、秩序井然、温湿度和光线适宜，创造良好的生活环境，使人感到身心愉悦。

(1) 病室空气流通：病室内常有各种排泄物等秽浊之气，影响患者的食欲和休息，所以应注意经常通风换气，保持室内空气新鲜，这样可使患者神清气爽，肺气宣通，气血通畅，食欲增进，从而有利于疾病的康复。通风应根据四时气候、阴阳消长的变化规律和病证不同而异，适时开窗通风换气，但忌强风对流袭击患者。对身体虚弱或已感受寒邪的患者，要在通风时注意保暖，避免寒邪侵犯。若患者服用发汗解表药后，暂不宜通风换气，待汗出热退以后，先给患者穿衣盖被或遮挡床帘，再通风，以避免重感风寒之邪而加重病情。

(2) 病室光线适宜：一般室内天然的光照、光线明亮、阳光充足，会产生舒适、欢快和明朗的感觉，有利于康复。但不宜让日光直射头面部，午间休息时应拉上淡色窗帘。不同病证对光线要求也不一样，对于感受风寒、风湿及阳虚证、里寒证的患者，室内光线宜充足；对于热证、肝阳上亢、肝风内动、有眼病的患者，室内光线宜暗。

(3) 病室温湿度适宜：病室的温度一般以 18～22 ℃为宜，适宜的室温，可以使患者感到轻松、舒适、安宁。温度过高，使患者感到燥热难耐；室温过低，使患者感到寒冷，易感寒邪。如对于已感受风寒或年老、体弱、阳虚证或寒证患者，室温宜偏高，以 20～26 ℃为宜；对于感受暑热者、青壮年及阴虚或实热证患者，室温宜偏低，以 16～20 ℃为宜。

病室内的相对湿度以 50%～60%为宜，室内湿度适中，使患者感到舒适。湿度过高，使汗液蒸发受阻，导致患者感到胸中憋闷、困倦、乏力，特别是对于风寒湿痹、脾虚湿盛的患者，易加重病情；如果湿度过低，易使患者感到口干唇燥、咽喉干痛，特别是对于阴虚肺热的患者，会因此出现呛咳不止，故室内湿度宜适中。此外，阳虚证多寒而湿，湿度宜低；阴虚证多热而燥，湿度宜高。

(4) 保持安静整洁：安静的环境不但能使患者心情愉悦、身体舒适，还能使患者睡眠充足、饮食增加，有助于患者休养。反之，嘈杂的环境可能会使患者出现心悸心慌、坐卧不安，甚至四肢发抖、全身冷汗等症状；突然的声响可诱发加重病情，例如：治疗车、推车、仪器设备产生的噪音，患者及家属的大声喧哗等。护理人员应设法消除一切给患者造成恶性刺激的因素，保证患者在安静的环境中休养。护理人员应约束自身的言行，做到“四轻”，即说话轻、走路轻、关门轻、操作轻。对胸痹心痛、癫痫的患者，如果条件许可，应安置在单人房间。

病室的陈设要简单、实用、易清洁、易搬动。病室内定期消毒，保持地面、床、桌椅等用品的整洁。便器应放在指定位置，定期消毒，厕所、便池、水池要每日刷洗，以免污浊气味溢进病室，为患者创造一个舒适整洁的休养环境。

(5) 病床安置合理：安排新患者应根据证候性质的不同而定病室，如寒证、阳虚证者，多畏寒怕风，宜安置在阳面病室内，阳光照射使患者感到舒适；热证、阴虚证者多有恶热喜凉之求，应安排在通风凉爽的病室内，使患者感到凉爽、心静，有利于养病。

3. 起居有常，劳逸适度 起居有常主要是指起卧作息和日常生活中的各个方面都有一定的规律并合乎自然界和人体的生理常度。它要求人们生活要有规律，这也是强身健体、延年益寿的重要原则。

(1) 起居有常：首先强调的是在作息时间上一定要有规律，定时作息。白天阳气主事之时人就要劳作，夜间阴气用事之时人就要休息。还强调要按四时生长收藏的规律进行作息。如《素问·四气调神大论》所指出的，春三月要“夜卧早起，广步于庭”；夏三月要“夜卧早起，无厌于日”；秋三月要“早卧早起，与鸡俱兴”；冬三月要“早卧晚起，必待日光”。这些都是在“天人合一”整体观指导下四季不同的作息规律，只有这样顺应天地四时阴阳变化进行起居作息，才能使机体阴阳气血与天地阴阳变化保持一致，做到“顺四时而适寒暑”，从而保持机体的勃勃生机。长久坚持这些合理的作息规律，自然会有益机体健康，而达到延年益寿的目的。

(2) 劳逸适度：应合理地安排各种活动，包括体力活动、精神活动和性生活。适度的活动能促使气血流畅、筋骨结实，提神爽志，增强体魄及加强抗御外邪能力，尤其是脑力劳动者应适当地运动。任何活动均应坚持适中有度的原则，不宜太过和不及。一旦出现太过和不及的因素，就会造成人体阴阳失衡的

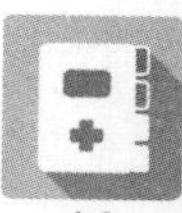

状态，从而导致疾病。

对于住院患者的作息起居，应根据季节变化和个人的具体情况制订符合生理需要的作息制度，合理地安排作息时间，根据病情，适当安排其休息和活动；急性期和重危患者要静卧休息，随病情好转可在床上做适量活动；慢性病或恢复期患者，可做户外活动，如早饭前、晚饭后可进行散步、打太极拳、练气功、做体操等活动，但锻炼和活动应有节制，以不感疲劳为原则；心脏病患者不宜剧烈活动，以免增加心脏负担。

（二）饮食养生

人以水谷为本，饮食是维持人体生命活动必不可少的物质基础，是人体脏腑、四肢百骸得以濡养的源泉。通过饮食，吸收水谷精微营养全身，维持人体正常的生命活动。饮食养生是根据不同食物的性能特点合理摄取食物，注意饮食搭配，以达到增进健康、预防疾病、延缓衰老和延年益寿的养生方法。

饮食调护是指在治疗疾病的过程中，根据辨证施治的原则，进行有针对性的营养和膳食方面的护理和指导，注重调整阴阳，协调脏腑，损有余而补不足，使五脏功能旺盛，气血充实。合理的饮食，不仅能促使疾病早日康复，而且能调治疾病，尤其是对于慢性疾病和重病恢复期的患者，能起到巩固疗效的作用。

1. 食物的性味与功效 食物与药物一样，具有寒、热、温、凉四性，辛、甘、酸、苦、咸五味以及升降浮沉等作用。饮食调护必须根据患者的体质、疾病的性质，选择不同性味的食物进行配膳，做到寒热相宜，五味调和，有益于健康。

(1) 平性食物：性味平和，既没有寒凉之偏性，又没有温热之偏性，具有补益、和中的功效。如豆浆、猪肉、鸡蛋、芝麻、蜂蜜、苹果、葡萄、山药、木耳、竹笋、花生、扁豆、香菇、银耳、胡萝卜、白菜、玉米、红薯等，常用于各类患者，尤其是疾病恢复期患者的调护。

(2) 寒性食物：性味苦寒、甘寒的食物，具有清热、泻火、解毒的功效。如苦瓜、西瓜、丝瓜、冬瓜、绿茶、莲藕、荸荠、梨、葫芦、莴笋、柿子、柚子、香蕉、绿豆及各种动物的胆等，常用于实热证的调护，阳气不足、脾胃虚弱患者应慎用。

(3) 热性食物：性味辛温、辛热的食物，具有温中散寒、益火助阳的功效。如狗肉、生姜、大蒜、花椒、胡椒、辣椒、桂皮、白酒等，常用于各种阴寒内盛的实寒证的调护，热证、阴虚火旺者忌用。

(4) 温性食物：性味甘温的食物，具有温中、补气、通阳、散寒的功效。如羊肉、鸽子肉、鲤鱼、鲫鱼、海参、虾、糯米、南瓜、韭菜、高粱、桂圆、荔枝、山楂、大枣、红糖等，常用于阳气虚弱的虚寒证或实寒证轻证的调护，热证和阴虚火旺者慎用或忌用。

(5) 凉性食物：性味甘凉的食物，具有清热、养阴的功效。如鸭肉、兔肉、甲鱼、豆腐、罗汉果、李子、柠檬、芒果、豆芽、芹菜、菠菜、白菜、茶叶、小麦等，常用于阴虚证和热证的调护，阳虚或脾胃虚弱者应慎用。

饮食种类

2. 饮食调养的原则

(1) 因人因病，辨证配食：由于个体年龄、体质、个性和生活习惯等方面的差异，感受的病邪也不同，即使感受同一种病邪，也会因个体的差异而表现出不同的证候，因而饮食调养时应根据病证的性质，选择相适宜的食物。如外感风寒患者，若是身体强壮的成年人，可选用发散作用较强的食疗方，如姜糖饮、葱白粥等；对于体虚而感风寒的老年患者，食疗时宜搭配补益食品，如人参桂枝粥、木耳粥等。

(2) 因时因地，灵活选食：选择食物时，提倡吃应季的食物，应根据四时气候特点及地域环境之差异，因时因地，灵活选择不同性质、不同功效的食物分别配制膳食。夏季宜选清凉饮料或消暑食物，以清热解暑；秋季宜选润燥养阴的食物，以防燥邪袭肺。此外，各地寒温差异较大，南北生活习惯不同。我国东南沿海地区，气候温暖潮湿，居民易感湿热，宜食清淡除湿的食物；西北高原地区，气候寒冷干燥，居民易受寒伤燥，宜食温阳散寒或生津润燥的食物。

(3) 审证求因，辨证施食：疾病的原因和证候类型错综复杂，要做到合理膳食，必须要根据病因和证候类型选择不同属性的食物，才能达到治病求本的目的。如：燥实痞满便秘者宜用牵牛子粥；气虚便秘者宜用胡桃粥；津亏便秘者宜用鸭梨粥等。寒证患者宜食温性食物，忌食生冷瓜果等凉性食物；热证患者宜食凉性食物，忌食辛辣刺激、热性食物。阳虚者宜温补壮阳，可常食羊肉、韭菜等，忌食生冷寒凉之

Note

品；阴虚者宜滋补养阴，可常食粥、银耳、鸭肉等，忌食温热辛燥之品。实证患者应根据病情之轻重缓急，采取急则治其标、缓则护其本和标本兼治的原则，选择适宜的食物。

3. 饮食调养的基本要求 饮食调养是养生防病的重要环节，必须遵循一定的原则和法度，以达到恢复元气、疗疾祛病、改善机体功能的目的。

(1) 饮食有节：饮食有节是指饮食要适度而有节制，即进食应定量、定时。饮食定量是指进食宜饥饱适中，恰到好处，则脾胃足以承受，使人体可以及时得到营养供应，以保证各种生理活动的正常进行，过饥、过饱均伤害脾胃正常功能。饮食定时是指进食宜有较为固定的时间，有规律地定时进食，可以保证消化、吸收功能有节奏地进行，脾胃可协调配合，有张有弛。饮食应遵守“早餐好，午餐饱，晚餐少”的原则。

(2) 平衡配膳：由于各种食物中所含有的营养成分不同，只有做到各种食物兼而有之，全面搭配，才能使人体得到均衡的营养，满足各种生理活动的基本需要，从而有益于人体的健康。

①种类均衡：食物种类多样化并合理搭配，人体才能摄取各种必需的营养，滋养脏腑、筋骨、气血，维持气血阴阳的平衡。若偏食，则会引起体内各种营养成分失调。

②五味调和：中医将食物归为“酸、苦、甘、辛、咸”五味，五味对人体的作用各不相同，调和五味，荤素搭配，均衡进食，得以补益五脏；五味过之则伤五脏。

③冷热适宜：饮食应冷热适中。过冷的食物，易损伤脾胃阳气，导致胃痛、腹泻等病证，还会影响到肺；过热的食物，易烫伤食道，导致糜破溃疡，日积月累易致癌变。

(3) 饮食宜洁：新鲜清洁的食物，可以补充机体所需要的营养，而腐烂变质的食物不可食，否则易出现腹痛、泄泻、呕吐等中毒症状，重者可出现昏迷或死亡。此外，大部分食物不宜生食，需要经过烹调加热后变成熟食，方可食用。烹调加热一方面使食物更容易被机体消化吸收，另一方面使食物得到清洁、消毒。

(4) 饮食清淡：“清”指不宜进食过多肉类、油腻或辛辣食物及大量饮酒，“淡”指饮食不宜过咸，应少吃盐。清淡饮食应以五谷杂粮为主食，以豆类、瘦肉、植物油和适量的动物脂肪为辅食的饮食。

(5) 合理烹制：合理的烹制方法能防止食物中营养成分的流失，增强食欲，有利于营养的吸收。如淘米时次数尽量减少，蒸饭不可去米汤，煮粥不要加碱，面粉不要加工过细、过精，少做油炸食物等。

(6) 正确进食：

①进食宜愉悦：良好的环境和愉快的心情有利于食物的消化吸收。整洁的环境和愉悦的情绪可使肝气调达，食欲大增，脾胃健旺。

②进食宜和缓：进食时应该从容和缓，细嚼慢咽。急食则食不消化，暴食则会骤然加重肠胃负担，还容易发生噎、呛、咳等意外。

③进食宜专注：进食时应将头脑中的各种琐事尽量抛开，把注意力集中到饮食上，这样既可以品尝到食物的美味，又有助于消化吸收和增加食欲。

(7) 食后护理：

①食后要漱口：食后要注意口腔卫生。经常漱口可使口腔保持清洁，牙齿坚固，并能防止口臭、龋齿等疾病。

②食后宜摩腹：食后摩腹有利于腹腔血液循环，促进胃肠的消化功能。进食以后，以中脘为中心，做顺时针环形节律的按摩，可连续做二三十次不等。

③食后宜散步：进食后宜做一些从容和缓的活动，若边散步边摩腹，则效果更佳。不宜立即卧床休息和剧烈运动。

4. 饮食宜忌 饮食宜忌是中医整体观念和辨证论治的体现，在疾病治疗的过程中，食物的选择既要知其所宜，又要知其所忌，要根据疾病的证候类型进行饮食调护，使饮食与治疗相配合，达到防病治病的目的。

(1) 食物与食物：由于每种食物的功效不同，应注意食物的配伍问题。食物的配伍分协同与拮抗两方面。在协同方面又分相须、相使，在拮抗方面分为相反、相杀、相畏和相恶。所谓相须，是指同类食物

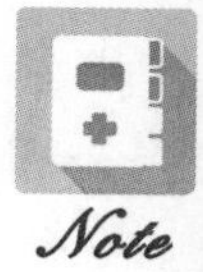

相互配伍使用，可起到相互加强的功效。例如，百合炖秋梨，共奏清肺热、养肺阴之功效；羊肉得生姜，加强了温补作用。所谓相使，是指以一类食物为主，另一类食物为辅，使主要食物功效得以加强，如姜糖饮，温中和胃的红糖增强了生姜温中散寒的功效。所谓相反，是指两种食物合用能产生不良作用，如：柿子忌茶，白薯忌鸡蛋。所谓相杀，是指一种食物能减轻另一种食物的不良作用，如水产品大都为寒性，加葱、姜同煮，以辛温调其寒。所谓相畏，是指一种食物的不良作用能被另一种食物减轻，如扁豆的不良作用（腹泻、皮疹等）能被生姜减轻。所谓相恶，是指一种食物能减弱另一种食物的功效。所以，科学搭配食物，对促进身体健康是非常重要的。

（2）食物与药物：食物和药物都有四气五味之性，故有协同与相悖。协同，如：赤小豆配鲤鱼可增强利水作用，当归加羊肉、生姜可加强补血作用，黄芪加薏米可加强渗湿利水的作用，苏叶加鱼、蟹可解毒去腥等。相悖、相克者可削弱药物的疗效，如：人参忌萝卜，薄荷忌鳖肉，甘草忌鲤鱼，白术忌桃、李、大蒜，何首乌忌葱、蒜、萝卜，蜂蜜忌葱、黄连、桔梗，乌梅忌猪肉、铁屑、土茯苓，使君子忌茶，茯苓忌醋等。一般服药期间要注意忌食生冷、腥膻、黏腻等不易消化及有特殊刺激性的食物。

（3）食物与疾病：食物有四性、五味之分，疾病有寒热虚实之辨、阴阳表里之别，故一定要根据患者的疾病证候类型来指导患者选择不同属性的食物，以达"虚则补之""实则泻之""寒者热之""热者寒之"的配合治疗目的。要注意"肝病忌辛，心病忌咸，脾病忌酸，肾病忌甘，肺病忌苦"；水肿病忌食盐，黄疸泄泻忌油腻，疮疖肿毒、皮肤瘙痒忌鱼虾蟹；经常头晕、失眠、性情急躁忌胡椒、辣椒、韭菜等。临床上常见病证的饮食宜忌如下。

①心系病证：以低盐、清淡素食为主，少进瘦肉、鱼类之品，忌食动物脂肪、内脏等肥腻之物以及烟酒、浓茶、咖啡等刺激之品。

②肝胆系病证：宜食新鲜蔬菜及营养丰富的瘦肉、鸡、鱼、蛋奶类，忌食辛辣、烟酒等刺激之品，少食动物脂肪。肝胆疾病急性期应以素食为主。肝硬化腹水，宜低盐或无盐饮食；肝性脑病（肝昏迷）患者应限制蛋白质的摄入。

③脾胃系病证：宜食细、软、热、烂、易于消化、营养丰富的食物，忌食生冷、煎炸、硬固等刺激性食物。腹泻者宜食清淡、半流质食物或软饭，忌食生冷寒凉之品；胃酸过多者宜食含碱食物，如热干面；胃酸缺乏者饭后宜食适量的醋或山楂片。

④肺系病证：宜食富含维生素的清淡素食、水果等，忌食油腻、辛辣、烟酒、甜黏之品。肺热盛者宜食萝卜、梨、枇杷等清热化痰之品；痰白清稀、肺寒者宜食核桃羹，忌食生冷瓜果；久病肺阴虚者，宜食百合、银耳、甲鱼等滋阴补肺之品；哮喘患者忌食海鲜、香菜、羊肉等发物。

⑤肾系病证：宜食清淡、营养丰富的食物以及动物性补养类食物，忌食盐、碱过多和酸辣刺激之品。水肿者宜食冬瓜、葫芦、赤小豆、薏苡仁等利尿消肿之品；肾虚者宜食猪肉、牛肉、羊肉、鸡肉、蛋类等补养品；肾炎宜食低盐或无盐饮食。

傅山与头脑的故事

（三）运动养生

运动养生是指通过活动筋骨关节、调节气息、宁心安神以疏通经络、行气活血、调和脏腑，进而达到增强体质、益寿延年目的的一种养生方法。一般来说，传统的运动养生是采用调身、调息、调心的方式来达到养生防病目的的，并形成了融导引、吐纳、按跷、武术、医术为一体的具有中华民族特色的运动养生方法。

1. 运动与健康 运动养生也是中医养生学中的一个重要组成部分，"生命在于运动"，适量运动是维持人体健康的一个基本条件，其与健康之间的关系如下。

（1）强身健体，益寿延年：运动能够增强体质，强健体魄，使经络气血畅通，增强脏腑机能。通过正确的运动方式能增加寿命，延缓衰老，而长期懒于运动的人身体机能会逐渐下降，甚至出现过早衰老等现象，正如《素问·宣明五气》所说的"久卧伤气，久坐伤肉"。

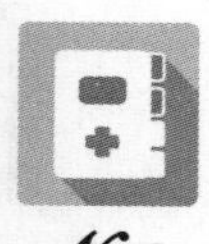
Note

（2）凝神健脑，美容养颜：中医运动养生的特点是动静结合，"动"是以练体为主要内容，即通过调控意念来排除杂念，并通过躯体的协调运动，而调整大脑的功能。"静"则主要体现在凝神健脑方面，使注意力高度集中，进而提高大脑的工作效率。运动养生还能增加脑血流量，提高脑细胞活性，从而增强大脑的逻辑思维能力及判断能力。运动可调动并激发人体内在脏腑经络的功能，使内在的血运通畅并滋养皮肤，不仅能提高皮肤的抗病能力，防止皮肤的衰老，还可减少皱纹，使面色红润，容颜秀美，青春常驻。

(3) 延缓衰老，防病祛疾：衰老的发生是由于脏腑精气虚衰、经络气血不通而致。传统运动方法则可使人体气血调和，百脉通畅，脏腑机能旺盛，肌肉丰满，关节灵活，精神愉悦，情绪舒畅，从而使人体魄健壮，动作自如，反应灵敏，故能防止和减缓衰老的进程，促进健康和长寿。中医学认为"未病先防，既病防变"乃强身健体之本。平时应注意锻炼身体，使人体气血充盛，经络畅通，脏腑功能增强，从而起到养生防病的作用。一旦患病以后，应以积极的态度，通过运动来调动机体的功能，防止疾病的进一步发展及转变。

(4) 愉悦心情，通络止痛：运动使人心情愉悦。无论是娱乐还是运动都是养生防病的必要条件，通过适当锻炼，既可以在娱乐中尽享运动带来的健康，又能在运动中体验人生乐趣。中医学理论认为"痛则不通，通则不痛"。经络阻滞、气机逆乱会造成气血不通，不通则痛，因而发生各种疼痛性疾病。治疗的关键在于疏通经络，调畅气机。传统运动法能够使气血运行流畅，气机升降开合，因而可消除疼痛。

2. 运动养生的方法 我国传统运动养生方法种类繁多，大多简单易学，甚至有些方法就是一些基本技能和日常运动形式。按照其作用、流派、特点等可分为不同类别。

(1) 按作用分为导引、吐纳、按跷、武术四种。

①导引：又叫"道引"，是身体运动、呼吸吐纳和自我按摩相结合的运动养生法。导引包括气功的动功、静功以及其他一些传统的健身运动养生法，具有宣导气血、舒展肢体、祛除病邪的作用。

②吐纳：即吐故纳新，指把胸中的浊气从口中呼出，再由鼻中慢慢吸入清气。吐纳的方法很多，也有动、静之分，常见的有六字诀、十二字诀等。

③按跷：又名按摩，包括按摩和肢体运动，用于防治疾病。又把按摩分为自我按摩和他人按摩两种，古代的按摩常以自我按摩为主，而且多归属于导引法中，成为导引的一个组成部分。

④武术：又称国术或武艺，是我国传统运动方法中的重要组成部分。其内容是把踢、打、摔、拿、跌、击、劈、刺等动作按照一定规律组成徒手的和用器械的各种攻防格斗功夫、套路和单势练习，是我国人民在长期的社会实践中不断积累的。

(2) 按流派分为佛家健身术、道家健身术、儒家健身术、医家健身术、民间健身术五种。

①佛家健身术：佛家养生以精神解脱、净化心灵的修炼为目的，强调"四大皆空""普度众生"，以达到脱离生死轮回的"涅槃"境界。佛教注重戒、定、慧三学。佛家健身术是在佛家身心修炼的基础上，达到健身养性的最高境界，如坐禅。

②道家健身术：道家养生以抱一守中，修炼成丹，达到性命双修、返璞归真的目的。道家修炼养生始于老子和庄子，主张"道法自然""虚静无为"，道家常用的导引、吐纳、抱一、炼丹等养生方法都具有修道和养寿的作用。

③儒家健身术：儒家养生讲究坐忘，以静坐修身养气为目的。如程灏强调只闭目静坐，可以养心，朱熹提倡半日静坐，半日读书。总之，读书人提倡的静坐养气之类的功夫，都可称为儒家健身养生法，如坐忘法。

④医家健身术：医家养生派以防病祛病、健身强体为目的。《黄帝内经》中记载了六种医疗方法，即砭石、毒药、灸、九针、导引、按跷。现代流行的绝大部分健身养生方法，如放松功、内养功、强壮功、五禽戏、保健功等，都是以医疗保健为目的，均可以算作医家养生方法。

⑤民间健身术：历代在民间流传的各种养生方法。这类健身法大多见于民间，方法简便，器械简单，如散步、郊游、踢毽等运动量较小的运动，也有如跳绳、登山、跑马等运动量较大的运动。这些方法轻松简单，适合多人进行，是民间喜闻乐见的健身养生方法。

(3) 按运动特点分为动功和静功两种。

①动功：将意念活动、各种调节呼吸的方法与肢体运动结合起来的一类养生方法，特点是外动内静，动中求静，以调身导引为主，如太极拳、太极剑、八段锦、五禽戏、易筋经等。

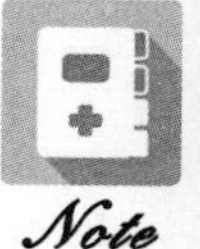

Note

②静功：以站、坐、卧等外表上静的姿势配合意念活动和各种高速呼吸方法的一类养生方法。特点是外静内动，静中有动，如放松功、保健功、站桩功、内养功、六字诀、固精功、坐禅等。

3. 运动养生的原则

(1) 形神兼养：形神兼养是指练形、练气、练意三者合一，即所谓调身、调息、意守的统一。练形即调身，指形体的运动，配合练意来达到，可以行气活血，疏通经络，滑利筋骨，消除疲劳；练气即调息，指呼吸节律的调节，配合练形实现，可使气血流通，潜藏内气；练意即意守，指意念专一，通过自然放松、意守丹田来实现，可以使人进一步把心安定下来，排除杂念，达到对外界刺激不予理睬的清静状态。统一是指三者之间的协调配合，达到形神一致，意气相随，形气相依。运动肢体、自我按摩以练形，呼吸吐纳、调整鼻息以练气，宁静思想、排除杂念以练意。

(2) 因人制宜：根据个体体质的不同，选择最适合自己的科学运动方式，才能起到强身健体、延缓衰老的目的。如阴虚体质者由于内火旺盛，易热，所以运动时间应选在早上7～9点或晚上7～9点天气凉爽的时候，运动方式应以散步、慢跑为主，不宜做剧烈运动；阳虚体质者由于体阳不足，易冷，所以运动时间应在下午2～3点气温较高之时为宜，运动方式可选择跑步、打球等，运动量可适当大一些；气虚体质者由于气力不足，运动时间应选阳气充足的晴天为宜，运动方式选择太极拳、太极剑等运动量小的运动形式。

(3) 强度适量：运动健身要适量，根据自身的身体状况，循序渐进，不可急于求成，操之过急，往往欲速而不达。运动量太小则达不到锻炼目的，起不到健身作用；太大则超过了机体耐受的限度，反而会使身体因过劳而受损。运动后适当放松5～10分钟，进行简单自我按摩，注意保护自身。

(4) 持之以恒：运动养生不仅是身体的锻炼，也是意志和毅力的锻炼，应根据自身的实际情况、疾病特点、四时节气变化、运动的耐受性等因素，全面制订有针对性的运动计划。在掌握基本的运动养生方法和基础知识的基础上，持之以恒，坚持不懈，积累经验，从而收到健身效果。

(四) 情志护理

情志是指人的心理活动，是人接触和认识客观事物时，人体本能的综合反应。其在《素问·阴阳应象大论》中被归纳为五志，后又将五志衍化为七情，即喜、怒、忧、思、悲、恐、惊。情志护理是指在护理工作中，以中医基础理论为指导，注意观察了解患者的情志变化，掌握其心理状态，设法防止和消除患者的不良情绪状态，从而达到预防和治疗疾病目的的一种方法。因此，加强情志护理对疾病的预防和康复起着积极的促进作用。

1. 情志护理的原则

(1) 诚挚体贴：患者的情志状态和行为不同于正常人，常常会产生各种心理反应，如主观感觉异常，猜疑心加重，依赖性增强，产生焦虑、恐惧、烦躁、抑郁等，因此在护理工作中需要护理人员设身处地为患者着想，给予其关怀和温暖。

(2) 一视同仁：在医务人员面前，患者只有轻重缓急之分，没有贫富贵贱之别。《千金要方·大医精诚》曰：凡大医治病……如有疾厄来求救者，不得问其贵贱贫富，长幼妍蚩，怨亲善友，华夷愚智，普同一等，皆如至亲之想。它要求我们对待患者要一视同仁，全部像看待自己的亲人一样。

(3) 因人施护：由于人的体质有强弱之异，性格有刚柔之别，年龄有长幼之殊，性别有男女之分，病的性质和病程的长短各异，其心理状态也各不相同，因此，基于对个体特异性的认识，在护理工作中，应根据患者的遗传禀赋、性别年龄、自然条件、社会环境、精神因素等特点因人而异，有的放矢地对患者进行耐心细致的情志护理，以减轻患者的心理压力，从而有利于身体康复。

(4) 避免刺激：安静的环境不但能使患者心情愉快和身体舒适，还能使睡眠充足、饮食增加，有利于恢复健康，因此护理人员应给患者创造一个舒适安静的环境，避免患者受到不必要的恶性刺激。

2. 七情致病与预防 在正常情况下，喜、怒、忧、思、悲、恐、惊七情仅是精神活动的外在表现，并不能成为致病因素，但是如果情志过极、不及或骤然发生变化，超出人体正常的生理常度，则可以引起人体的阴阳失调，气血紊乱，经络脏腑功能失调而发生疾病。

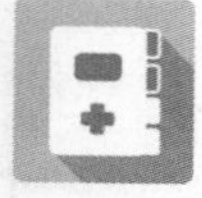

Note

(1) 情志与健康的关系:

①情志正常,脏气调和:情志活动产生于脏腑精气,正常积极的情志活动能使体内脏腑气血协调通利,同时又能反作用于人体,调达脏气,增强人体的抗病能力,对维护人体的健康起着良好的促进作用。如:喜是一种积极、肯定的情志,能调摄精神,流通营卫,和畅气血,使人乐而忘忧;喜的心境有益于人的身心健康。而怒一般被认为是一种消极、否定的情绪,但怒作为人的基本情感之一,对人体的健康也有着其积极的作用;怒为肝之志;有节制的怒的外泄,有利于肝气的疏泄条达。由此可见正常情志的发生,可使脏气舒达调畅,从而使脏腑功能活动得到加强。

②情志异常,内伤脏腑:七情久蓄或反应太过,超过人体本身的正常生理调节范围,直接伤及内脏,影响脏腑气机,使人体气机紊乱,脏腑阴阳气血失调将致病或加重病情,影响疾病的转归。如有些人长期将郁闷积压,最后可能会导致疾病的发生。

(2) 预防七情致病的方法:

①保持乐观:首先,要培养开朗的性格。乐观的情绪与开朗的性格是密切相关的,心胸宽广,知足常乐,精神才能愉快。其次,要善于化解烦恼和忧愁。方法有:退步思量,减轻烦恼;吐露宣泄,消除烦恼。借助于亲朋好友的疏导,把心里的郁闷宣散出来,从而使精神状态和心理状态恢复平衡。

②平和七情:调节情绪,节制感情,谨防七情过激,从而达到心理平衡。调和的情志一般不会致病,而且有益于人体的生理活动,情志只在过激时才会成为致病因素而危害人体。因此学会调节各种不良情绪,将有利于预防疾病的发生,更有利于健康长寿。

③清静养神:采取各种措施使精神保持淡泊宁静的状态,不为七情六欲所干扰。树立清静为本的思想,不过分劳耗心神,乐观随和,做到静神不用,劳神有度,用神不躁。

3. 情志护理的常用方法 情志变化可以直接影响人体脏腑的变化。历代名医一再提倡和强调"善医者,必先医其心,而后医其身"的宗旨。因此必须加强情志护理,帮助患者树立战胜疾病的信心,保持积极乐观的情绪,以提高治疗效果。情志护理方法多种多样,临床运用时可根据具体的病情适当选择合适的方法,以取得较好的效果。

(1) 说理开导法:通过运用正确、巧妙的语言,对患者进行劝说开导,使患者正确认识疾病、情志与健康的关系,从而能自觉地调摄情志,提高战胜疾病的信心,积极配合治疗,使机体早日康复。

如在疾病的初始阶段,对于不重视或对疾病认识不足的患者,应向患者指出疾病发生的原因、性质、危害以及病情的程度,引起患者对疾病的注意,使患者对疾病有正确的认识和态度,既不轻视忽略,也不畏惧恐慌;在疾病的发展阶段,针对某些忧心忡忡,对治疗失去信心的患者,应耐心地告诉他们,只要与医务人员密切配合,及时治疗,是能够恢复健康的,以增强患者战胜疾病的信心;在疾病的恢复阶段,告诉患者调养和治疗的具体措施并帮助患者解除消极的心理状态,克服苦闷、恐惧、焦虑和紧张等不良情绪。

(2) 释疑解惑法:根据患者存在的心理疑虑,通过一定的方法,解除患者对事物的误解、疑惑,从而增强其战胜疾病的信心,促进健康恢复。

心存疑惑是患者较普遍的心理现象,特别是性格抑郁、沉默寡言的患者更为突出。患者常常产生各种各样的疑惑或猜测,或小病疑大,或轻病疑重,或久病疑死,以致精神紧张,忧心忡忡,甚至到处寻求名医,对医生的诊断提出各种疑问,最终疑虑成疾,使无病之躯真的疑出一场大病。"杯弓蛇影"便是典型的案例。对于此类患者,护理人员应向患者介绍与其病情相关的医学知识,因势利导,阐明真相,剖析本质,从根本上解除患者的心理负担,使患者从迷惑中解脱出来。

(3) 宣泄解郁法:让患者把抑郁于胸中的不良情绪宣达、发泄出去,从而尽快恢复正常情志活动,维系愉悦平和心境的方法。古人云:"郁则发之。"患者只有将内心的苦闷吐露出来,郁结的气机才能得以舒畅。对此类患者应适当地加以引导,通过谈心、疏导等方法,使患者能将心中的郁结宣泄出来,以达到化郁为畅、疏泄情志、减缓心理压力的目的。

(4) 移情易性法:通过一定的方法、措施转移或改变人的情绪和注意力,以摆脱不良情绪的方法。某些人患病后,往往将注意力集中在疾病上,担心病情恶化、预后不佳,或担心因病影响工作、劳动、学习

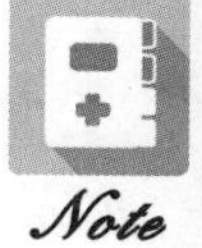

和生活，整天胡思乱想，陷入苦闷、烦恼和忧愁之中，甚至紧张、恐惧。移情就是将注意力转移，将患者的注意力转移到其他方面。常用的方法有运动健身、音乐欣赏、琴棋书画、读书赋诗、种花养鸟、弈棋垂钓及旅游观光等。

(5) 以情胜情法：有意识地采用一种情志抑制另一种情志，达到淡化甚至消除不良情志，以保持良好的精神状态的一种情志护理方法。

以情胜情法是中医独特的情志治疗护理方法，被历代医家广为应用，如华佗治疗郡守思虑之疾即为激怒疗法之验案。以情胜情法主要包括采用悲哀、喜乐、惊恐、激怒、思虑等情志刺激，以纠正相应所胜的情志，应注意根据具体情况具体分析。

(6) 顺情从欲法：顺情从欲法是指顺从患者的意志、情绪，满足患者的身心需要，以解除患者因情志意愿不遂所致病证的一种情志护理方法。患者在患病过程中，情绪多有反常，对此，先顺其情，从其意，这样有助于身心健康。

对于患者心理上的欲望，在护理中应具体分析对待。若是合理的，条件又允许，应尽力满足其所求或所恶，如创造条件以改变其环境，或对其想法表示同情、理解和支持等，但是对于不切实际的想法、欲望，不能一味地迁就和纵容，而应当善意地、诚恳地进行说服教育。

（五）体质调护

中医体质是指贯穿于人的整个生命过程中，在先天禀赋和后天获得的基础上所形成的形态结构（形）、生理功能（气）和心理状态（神）三方面综合的、相对稳定的固有特质，是身心结合的统一体，具有遗传性、稳定性、差异性、趋同性、可变性、可调性的生理特点。每个人都有自己的体质特点，这些特点体现于健康或疾病过程中，往往是受先天禀赋和后天生活方式、生活环境等诸多因素综合作用的结果。

中医学在几千年的发展历程中，在对人类的体质的认识与研究方面积累了丰富的经验。1978 年，王琦、盛增秀首次明确了“中医体质学说”的概念，并于 1982 年主编出版了第一部体质学说研究专著《中医体质学说》。书中提出了中医 9 种基本体质类型，即平和质、气虚质、阳虚质、阴虚质、痰湿质、湿热质、血瘀质、气郁质及特禀质共 9 种体质类型，其中平和质为理想体质，其他 8 种体质类型均为偏颇体质。体质分类适用于大规模人群预防调护及中医养生康复指导。2009 年由国家中医药管理局主管、中华中医药学会体质分会提出、中华中医药学会发布了《中医体质分类与判定》标准，作为临床实践、判定规范及质量评定的重要参考依据，标准中包含了《中医体质分类和判定表》，具体内容与方法如下。

1. 平和质

(1) 特质：先天禀赋良好，后天调养得当，机体阴阳平和，脏腑气血功能正常。体态适中、面色红润，皮肤润滑，头发稠密有光泽，目光有神，鼻色明润，嗅觉通利，唇红齿白，耐受寒热，睡眠良好，精力充沛，胃纳佳，二便正常，舌色淡红，苔薄白，脉和缓有力，性格开朗，平素患病较少，对自然环境和社会环境适应能力强。

(2) 调养方式：

①饮食调养：平日养生应采取中庸之道，吃得不要过饱，也不能过饥；不能太冷，也不能太热。多吃五谷杂粮、蔬菜瓜果，少食过于油腻及辛辣之物。

②起居调摄：养成或保持良好的作息规律，劳逸结合。

③形体锻炼：一般选择温和的锻炼方式，运动强度不要太大。年轻人可选择跑步、打球；老年人则适当散步、打太极拳。

④情志调养：保持乐观积极、豁达进取的生活态度，做到不急不躁、开朗随和。

⑤药物调养：在身体不适的时候适当调理即可，素日可不用药物调养。

⑥经络保健：适当沿着肺经（上肢内侧前缘）、胃经（小腿外侧部）的走向进行一些轻柔的拍打、按摩。

2. 气虚质

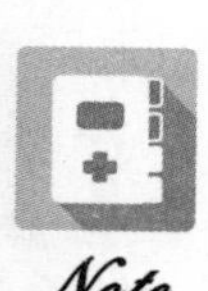

Note

(1) 特质：由于元气不足，脏腑功能减退，以疲乏、气短、自汗等气虚证为主要特征。平素性格内向，语音低弱，精神不振，肌肉松软，疲劳易汗，偶有低热，舌淡红，舌边齿痕，脉弱。不耐风、寒、暑、湿，易患感冒、内脏下垂等病，病后康复缓慢。

（2）调养方式：

①饮食调养：多吃益气健脾的食物，如鸡肉、鹌鹑肉、黄豆、山药、白扁豆、香菇、大枣、桂圆、蜂蜜等；少食具有耗气作用的食物，如槟榔、空心菜、生萝卜等，不宜暴饮暴食。

②起居调摄：起居宜有规律，夏季应适当午睡，保持充足的睡眠。平时要注意保暖，避免出汗受风；不要过于劳作，以免损伤元气。

③形体锻炼：可做一些柔缓的运动，如在公园、庭院、湖畔、山坡等空气清新之处散步、打太极拳、做操等，并持之以恒。平时可自行按摩足三里以健脾补气。不宜做大负荷运动和大出汗的运动，忌用猛力和做长久憋气的运动，以免损耗元气。

④情志调养：多参加有益的社会活动，多与别人交谈、沟通。以积极进取的态度应对生活。

⑤药物调养：常用山药、生薏苡仁、大米、小米、大枣等熬粥，或选用茯苓、党参、黄芪、白术、甘草、人参等进行调养；常自汗、感冒者可服用玉屏风散预防。

⑥经络保健：常用足三里、关元、气海等穴进行自我按摩，而且手法宜轻柔。

3. 阳虚质

（1）特质：多由先天不足，病后或产后虚弱，年老虚衰，过度劳累或寒凉，暴饮暴食，长期输液等原因而形成。机体阳气不足，脏腑功能减退或衰弱，以虚寒证为主要特征。平素畏寒肢冷，手足不温，喜热饮食，肌肉松软，精神不振，舌淡胖嫩，舌边齿痕，脉沉迟，性格沉静、内向。耐夏不耐冬，感邪易从寒化，易感风、寒、湿邪。易患痰饮、肿胀、泄泻、不孕、痛经等病。

（2）调养方式：

①饮食调养：可多吃甘温益气的食物，比如牛肉、羊肉、狗肉、葱、姜、蒜、花椒、鳝鱼、韭菜、辣椒、胡椒、红茶等。少食生冷寒凉食物，如黄瓜、藕、梨、西瓜等。

②起居调摄：秋冬注意保暖，尤其是足下、背部及下腹部丹田部位的防寒保暖。夏季避免吹空调、电扇。可适当洗桑拿、温泉浴、日光浴，除了夏季外，在上午的九至十点、下午的三至四点晒背，可以蒸发阳气，还可以利用太阳的光合成作用补钙。

③形体锻炼：要加强体育锻炼，可做一些舒缓柔和的运动，如慢跑、散步、打太极拳、做广播操。

④情志调养：要善于调节情绪，多与别人交谈，逐步培养豁达、开朗、乐观、向上的生活态度。平时多听一些激扬、高亢、豪迈的音乐，让人体机能适度兴奋一下。

⑤药物调养：适当使用一些陈皮、肉桂、大料、干姜等作为做菜佐料，也可选用金匮肾气丸、附子理中丸等。

⑥经络保健：自行按摩气海、足三里、涌泉等穴位，或经常灸足三里、关元、肾俞、命门等穴；或选用特定电磁波等治法。

4. 阴虚质

（1）特质：多由先天不足、后天失养、五志过极、房事不节、过服温燥、长期熬夜等原因而形成。精血津液等阴液物质亏少，机体滋润、濡养功能减退，以心热等虚热证为主要特征。体形偏瘦，性情急躁，外向活泼，喜冷饮，手足心热，口燥咽干，鼻目干涩，五心烦热，易怒眠差，大便干燥，小便短黄，舌红少津或少苔，脉细数。耐冬不耐夏，易患虚劳、遗精、不寐等病；感邪易从热化。

（2）调养方式：

①饮食调养：多吃甘凉滋润的食物，比如瘦猪肉、鸭肉、龟、鳖、绿豆、冬瓜、芝麻、百合等。少食性温燥烈的食物，如羊肉、狗肉、韭菜、辣椒、葱、蒜、葵花子等性温燥烈的食物。

②起居调摄：中午保持一定的午休时间，避免熬夜、劳累、在高温酷暑下工作。

③形体锻炼：避免剧烈运动，可做一些太极拳、太极剑等柔缓运动；锻炼时要控制出汗量，及时补充水分。

④情志调养：对待周围的人或事要淡定平和，多思考、少激动，避免情绪紧张，正确对待顺境和逆境；可以用练书法、下棋来怡情悦性，用旅游来寄情山水、陶冶情操；多听一些舒缓、柔和、慢节奏的音乐；如《二泉映月》《寒鸦戏水》《思乡曲》等，适当少听一些快节奏的音乐。

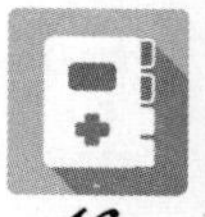
Note

⑤药物调养：可选用如麦冬、五味子、白芍、枸杞子、天门冬等药物进行调理；或可酌情服用六味地黄丸、杞菊地黄丸和知柏地黄丸。

⑥经络保健：可选用三阴交、复溜、太溪、合谷等穴位进行自我按摩。

5. 痰湿质

（1）特质：多由先天遗传、起居失常、七情内伤、饮食偏嗜、进食过快、缺乏运动等原因而形成。机体水液代谢障碍，痰湿凝聚，以黏滞重浊的痰湿证为主要特征。体形肥胖，腹部肥满，性格偏温和、稳重，善忍耐，面部油腻，汗多痰多，时有胸闷，口黏腻或甜，喜食肥甘，苔腻，脉滑。不适应潮湿环境，易患消渴、中风、胸痹等病。

（2）调养方式：

①饮食调养：饮食以清淡为原则，少食肥肉及甜、黏、油腻的食物。可多食葱、蒜、海藻、海带、冬瓜、萝卜、金橘、芥末等食物。要少食多餐，多运动，少喝啤酒等，每餐只吃七八分饱为好。

②起居调摄：衣着应透气散湿，经常晒太阳或进行日光浴。

③形体锻炼：平时多进行户外活动，增加体育锻炼，并长期坚持运动锻炼。运动量可以适当增大一些，可以参加游泳、乒乓球、登山、长跑等活动。

④情志调养：这类人群往往性格开朗，能够较好化解不良情绪，应该继续保持这种状态，但应该适当多关注自己的健康，对于体形肥胖者要将情志调养、节食、运动、减肥很好地结合起来。

⑤药物调养：可选用一些具有利湿作用的药物，常用药物有白术、苍术、黄芪、防己、泽泻、荷叶、陈皮、茯苓、鸡内金。

⑥经络保健：自行按摩足三里、合谷、丰隆、阴陵泉等穴位，或采用贴耳穴的方法。

6. 湿热质

（1）特质：多由先天不足、长期居住潮热环境、长期饮酒、喜食肥甘、滋补不当等原因而形成。机体外感湿邪或内生湿浊，蕴而化热，以湿热证为主要特征。体形中等或偏瘦，急躁易怒，面垢油光，易生痤疮，口干，口苦，口臭，身重困倦，大便黏滞不畅或燥结，小便短黄，男性易阴囊潮湿，女性易带下量多、色黄，舌质偏红，苔黄腻，脉滑数。对湿热气候难适应。易患疮疖、黄疸、热淋、口疮等病。

（2）调养方式：

①饮食调养：饮食清淡，多吃甘寒、甘平的食物，如绿豆、空心菜、苋菜、芹菜、黄瓜、冬瓜、藕、西瓜等，少食辛温助热的食物；戒除烟酒。

②起居调摄：起居应有规律，不要熬夜、过于劳累。

③形体锻炼：暑湿较重的盛夏季节，减少户外活动。适度做大强度、大量运动的锻炼，如中长跑、游泳、爬山、各种球类、武术等。

④情志调养：积极调整自己的情绪，对待周围的人或事要平和、冷静，保持恬淡虚无的生活态度。

⑤药物调养：可选用生薏苡仁、赤小豆、冬瓜皮等熬粥，或选用泽泻、竹叶等药物进行调理；日常可服六一散、清胃散、甘露消毒丹。

⑥经络保健：多选用足三里、丰隆、阴陵泉、曲池等穴进行自我按摩，或沿足阳明胃经走向进行自我拍打。

7. 血瘀质

（1）特质：多由先天不足、后天外伤、忧郁气滞等原因而形成。机体血行不畅，瘀血内阻，以血瘀证为主要特征。胖瘦均见。急躁易怒，心烦健忘，肤色晦暗，色素沉着，容易出现瘀斑、包块或出血，口唇暗淡，舌紫黯或有瘀点，舌下络脉曲张或紫黯，脉涩。不耐风寒，易患癥瘕、痛证、血证、中风、胸痹、高血压、静脉曲张等。

（2）调养方式：

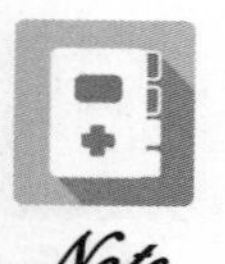

①饮食调养：可多食核桃、黑豆、海藻、海带、紫菜、萝卜、胡萝卜、金橘、橙子、柚子、桃子、李子、山楂、醋、绿茶等具有活血、散结、行气、疏肝解郁作用的食物，少食肥猪肉等。

Note

②起居调摄：保持足够的睡眠，但不可过于安逸，要多做促进血液循环的运动，如搓后腰的腰眼（就

是肾俞)、脚心,并泡脚等。

③形体锻炼:可进行一些有助于促进气血运行的运动项目,如太极拳、太极剑、舞蹈、步行等。

④情志调养:喜则志和气达,营卫(即血脉)通利。要积极参加集体性的活动,多结交朋友,及时向朋友倾诉不良情绪。选听一些自己喜欢的抒情音乐或看小品、相声等。

⑤药物调养:可用玫瑰花、月季花、红花等泡茶服用或用香附、丹参、川芎等调理;或可服用桂枝茯苓丸等。

⑥经络保健:保健按摩可使经络畅通,达到缓解疼痛、稳定情绪、增强人体功能的作用,多选用足三里、膈俞、三阴交、血海、合谷等穴。血瘀质的人在运动时若出现胸闷、呼吸困难、脉搏显著加快等不适症状,应去医院检查。

8. 气郁质

(1) 特质:多由先天遗传,精神刺激,忧郁思虑,更年期等原因而形成。以气郁证为主要特征。体形偏瘦,性格内向不稳定,忧郁脆弱,气机郁滞,敏感多虑,神情抑郁,情志不舒,烦闷不乐,舌淡红,苔薄白、脉弦。对精神刺激适应能力较差,不适应阴雨天气,易患脏躁、梅核气、百合病、郁证等。

(2) 调养方式:

①饮食调养:多吃小麦、蒿子杆、葱、蒜、海带、海藻、萝卜、金橘、山楂等具有行气、解郁、消食、醒神作用的食物。

②起居调摄:按时休息,睡前避免饮茶、咖啡等提神醒脑的饮料。

③形体锻炼:尽量增加户外活动,可坚持较大量的运动锻炼,如跑步、登山、游泳、武术等。

④情志调养:要多参加集体性的活动,解除自我封闭的状态。多结交朋友,及时向朋友倾诉不良情绪。选择听一些自己喜欢的抒情音乐。

⑤药物调养:可用薄荷、玫瑰花、月季花等泡茶服用或用柴胡、香附、枳壳、木香等药物调理。也可选用如逍遥散、舒肝和胃丸、开胸顺气丸、柴胡疏肝散、越鞠丸调节。

⑥经络保健:可沿着经脉走向进行自我拍打;或选用如合谷、三阴交、膻中、间使等穴进行自我按摩。

9. 特禀质

(1) 特质:多由遗传疾病、先天疾病、胎传疾病等原因而形成,以生理缺陷、过敏反应、遗传性疾病等为主要特征。过敏体质者易患哮喘、荨麻疹、花粉症、风团或药物过敏、咽痒、鼻塞、打喷嚏等;患遗传性疾病者有先天性、家族性等特征,如血友病、先天愚型等;患胎传性疾病者具有母体影响胎儿个体生长发育及相关疾病的特征,如五迟(立迟、行迟、发迟、齿迟、语迟)、五软(头软、项软、手足软、肌肉软、口软)、解颅、胎惊、胎痫等。随禀质不同而情况各异,多数人因常担心发病,而长期敏感、多疑、焦虑、抑郁。适应能力差,易引发宿疾。

(2) 调养方式:

①饮食调养:饮食宜清淡、均衡、粗细搭配适当、荤素配伍合理。少食荞麦(含致敏物质荞麦荧光素)、蚕豆、白扁豆、牛肉、鹅肉、鲤鱼、虾、蟹、茄子、酒、辣椒、浓茶、咖啡等辛辣之物、腥膻发物及含致敏物质的食物。

中医
体质分类
与判定表

②起居调摄:保持室内清洁,被褥、床单要经常洗晒,室内装修后不宜立即搬进居住。春季减少室外活动时间,可防止对花粉过敏。不宜养宠物。起居应有规律。

③形体锻炼:按时作息,积极参加各种体育锻炼,逐步提高自身免疫能力。可做一些舒缓柔和的运动,如慢跑、散打、打太极拳、做广播体操。

直通护考
在线答题

④情志调养:对待周围的人或事要淡定平和,避免情绪紧张,多听一些明快、豪迈、积极、向上的音乐。

⑤药物调养:可选用如黄芪、防风、白术、茯苓、川芎等药物进行调养;也可酌情使用玉屏风散、消风散、过敏煎等。

⑥经络保健:自行按摩足三里、合谷、三阴交、血海、曲池等穴位,或采用耳穴贴敷的方法,慎用药物熏洗等外治法。

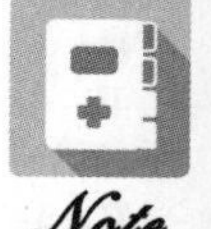

(洪珍兰)

第二节　中医护理治则治法

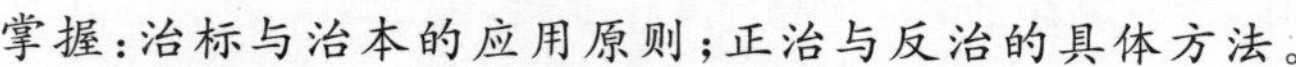

（许子华）

PPT 课件

神医华佗的医案启示——同病异治（文本）

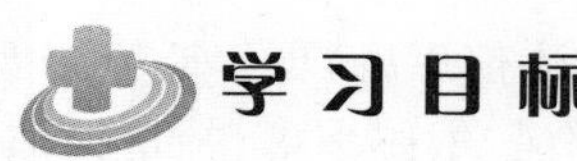

掌握：治标与治本的应用原则；正治与反治的具体方法。

熟悉：扶正与祛邪、三因制宜的应用原则。

了解：调整阴阳的应用原则。

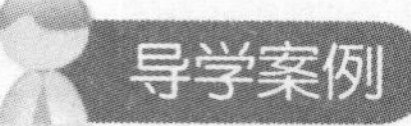

患者，女，40 岁，体瘦，淋雨受凉后出现恶寒重，发热轻，无汗，头痛，肢体酸痛，面色萎黄，咳嗽，自诉渴喜热饮，脉浮紧。昨晚症状加重，来院就诊。

针对此患者的病证特点，医生为其辛温解表，宣肺散寒。

请思考：

为缓解患者的主要症状，宜采用什么具体的治法？

治则是治疗疾病时所遵循的基本原则。中医治则理论十分丰富，它是以整体观念和辨证论治思想为指导，在辨析疾病的基本病因、病位、病性的基础上，从不同角度指导临床治疗、立法、处方、用药等，这高度体现了中医的原则性和灵活性。

疾病在发生、发展过程中其病理变化复杂多变，因此，在辨析疾病时要善于从复杂的疾病表象中抽丝剥茧，逐步分析、探究出疾病的根本所在，抓住疾病的本质进行治疗，这就是“治病求本”；根据疾病的发展过程，全面分析邪正双方消长盛衰的情况，从而掌握其虚实变化，确立“扶正祛邪”的治则。疾病的发生，其本质是阴阳的相对平衡遭到破坏，导致阴阳偏盛或偏衰，而产生寒热虚实的变化，所以调整阴阳使之恢复相对的平衡，就是“调整阴阳”的治则。在疾病发展过程中，由于四时气候、地理环境、患者体质各异，所以在治疗时，须把握因时、因地、因人制宜的原则，才能收到满意的疗效。同一种疾病，由于病情发展以及邪正消长的变化，机体所表现的证候不同，所以治法也会有所差异；同理，不同的疾病在发展的不同阶段也会出现相同的证候，所以可以采用相同的治法。因此，治则的基本内容包括治病求本、扶正祛邪、三因制宜和调整阴阳四个方面。

治法与治则不同。治法是在治则指导下确立的具体治疗方法。例如，扶正祛邪属于治则，而在扶正原则指导下，根据具体情况采取的益气、补血、滋阴、温阳等，就是治法；在祛邪原则指导下，根据不同情况所采取的发汗、泻下等属于治法。不同的疾病，或同一疾病在发展的不同阶段，采取的治法会有所不同。而不同疾病如在发病过程中出现了相同的证，也可以采用相同的治法，这充分说明了治法的灵活多样性。

一、治则

（一）治病求本

《素问·阴阳应象大论》提出：治病必求于本。求，寻求、探求之意；本，即根本、本质之意。治病求

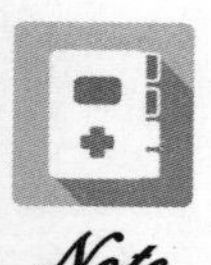

本，是中医学认识疾病和治疗疾病的首要原则，指在治疗疾病时，必须寻求出疾病的本质，针对其本质进行治疗。

任何疾病在发生和发展的过程中，首先表现出来的是若干症状，但这些症状只是疾病的表面现象，只有通过对这些表面现象进行综合分析，辨清疾病的原因、病位、性质、邪正之间关系，找出疾病的根本原因，才能确立相应的治疗方法。例如，引起咳嗽的原因很多，比如外感、痰湿、阴虚等，治疗时应当全面综合分析患者症状的特点，找到致病的原因，分别用解表、燥湿化痰、滋阴等方法进行治疗，而不是简单地采取止咳的办法，这样才能得到满意的效果。这就是"治病必求于本"的意义所在。

治病求本包括治标与治本、正治与反治和病治异同三个方面。

1. 治标与治本 标本是一个相对的概念，实际上就是指疾病发展过程中各种矛盾双方的主次关系。例如，以邪正而言，则正气为本，邪气为标；以疾病发生先后而言，则原发病为本，继发病为标；从病因与症状表现来说，则病因为本，症状为标；从病位来说，则脏腑病为本，肌表、经络病为标等。由于在病变的发展过程中，病证常常有先有后，病位有深有浅，病情有轻有重、有缓有急，因而，分清标本，有利于从复杂多变的病证中发现疾病的主要矛盾，从而针对其特点制订正确的治则。

临床运用治病求本这一法则时，必须严格遵循并正确掌握"治标与治本""正治与反治"及"病治异同"原则，才能分清主次，治疗其根本。

(1) 急则治其标：当患者病情危急时，其"标"的表现症状往往是导致患者病情加重甚至危及生命的主要矛盾所在，若不先治其标，则会影响到对本病的治疗。比如表证为大量出血的患者，由于阳气随出血而导致亡失，症见四肢厥冷、精神淡漠、脉微欲绝等。在这种情况下，应当首先止血以治其标，随之提升阳气，而后针对病因以治其本。所以说急则治其标可以有效降低疾病的风险，为治本赢得时间、创造条件。

(2) 缓则治其本：在病情不急的情况下，如在急性病的恢复期、慢性病迁延期针对疾病本质进行治疗的一种方法。临床一般治疗原则是标病不急，均应治本，本既除，则标自愈。如脾虚泄泻，脾虚是本，泄泻是标，治疗采用健脾益气(缓则治其本)的方法，脾气健运后，泄泻自然就停止了。又如，肺虚咳嗽，其致病的根本多在于肺肾阴亏或气阴两虚，而咳嗽仅为其标，因此，在治疗上采用补益肺肾之阴或益气养阴之法以治其本，会达到更好的治疗效果。再如风寒表证之恶寒、发热，风寒之邪为本，恶寒、发热症状为标，治疗时应采用疏风散寒之治法，风寒之邪祛除了，则恶寒、发热症状也会随之消失。

(3) 标本同治：标病本病并重，治标则影响其本，治本则影响其标，则应标本同治。例如，热结便秘的患者，症见身热、腹胀腹痛、大便秘结、口干渴、舌燥苔焦等临床表现，其中邪热内结为其本，阴液大伤为其标，标本俱急，在这种情况下，缓解便秘用到泻下之法，必然会使津液枯涸，加重阴液大伤，如仅用滋阴补液的方法，则里热难除，所以这种情况可以用到标本同治，泻下存阴，达到治疗的效果。

综上所述，标本的治疗原则，无论是从本治，或从标治，或标本兼治，主要取决于"标""本"二者在疾病发展过程中地位的主次，其最终目的是抓住疾病的主要矛盾或矛盾的主要方面，从而做到治病求本。

2. 正治与反治 疾病在发展过程中病情总是复杂多变的。但一般情况下，疾病表现出来的现象与其本质是一致的，但有时有些疾病的本质却与反映出来的现象不一致(假象)，如真热假寒、真寒假热等。因此，针对疾病所表现出的现象，有正治与反治的区别。《素问·至真要大论》提出：逆者正治，从者反治。意思是说，药物性质与症状现象相反(相逆)者是正治，药物性质与症状现象一致(相从)者是反治，这两种治疗方法是"治病求本"这一法则的具体运用。

1) 正治 又称"逆治"，在疾病临床表现的性质与疾病本质相一致(如寒证表现寒象)的情况下，逆其疾病的证候性质而治的一种常用治疗法则。即在辨明疾病的表里、寒热、虚实等性质的基础土，采用性味功效与之相反的药物来进行治疗。由于大多数疾病的征象与本质是一致的，所以正治是临床上最常用的一种治疗法则。常用到的正治有以下几种。

(1) 寒者热之：寒证表现出寒象，用温热性质的方药治疗，即"以热治寒"。如表寒证用麻黄、桂枝等辛温之品以辛温解表；里寒证用附子、干姜、吴茱萸等温热之品以温里祛寒。

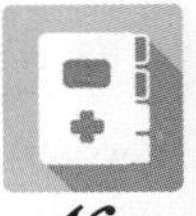

(2) 热者寒之：热证表现出热象，用寒凉性质的方药治疗，即"以寒治热"。如表热证用银花、连翘、

Note

薄荷等辛凉之品以辛凉解表；里热证，用黄芩、黄连、石膏等苦寒之品以清里热。

(3) 虚者补之：虚损病证表现出虚象，用补益功用的方药治疗。如阳气虚损证可用温阳益气的方法，阴血不足证可用滋阴养血的方法。

(4) 实者泻之：邪实病证表现出实象，用攻邪泻实的方药治疗。如痰湿证可用祛痰化湿的方法，食滞证可用消食导滞的方法。

2) 反治　又称“从治”，在疾病临床表现的性质与疾病本质相反（如寒证表现热象）的情况下，顺从疾病的假象而施治的一种治疗原则。所谓“从”，即是指采用的药物的性质与疾病临床表现性质相顺从。其具体应用主要有以下几种。

(1) 寒因寒用：用寒凉性质的药物来治疗具有假寒征象的病证。适用于真热假寒证。虽外见寒象，但其本仍是热盛，用寒凉药治其真热，假寒征象自消，即“以寒治寒”。如热厥证中，患者表现出真热的征象：壮热心烦，渴喜冷饮，小便短赤，同时又出现手足厥冷，脉沉等假寒症状，针对这样的真热假寒现象，找到其根本是热盛，用寒凉性质的方药来治其真热，则假寒即可消失。

(2) 热因热用：用温热性质的药物治疗具有假热征象的病证。适用于阴寒内盛，格阳于外，反见热象的真寒假热证。虽外见热象，但其本属寒盛而用温热药治其真寒，从而消除假热之症，即“以热治热”。如虚寒证，患者表现为阴寒内盛之四肢厥冷、下利清谷、脉微欲绝等症状，同时又见身热、面颊泛红等假热之象，究其根本，热是假象，而阴寒才是疾病的本质，故用温热药物治其真寒，真寒去，假热就会自然消失。

(3) 塞因塞用：用补益的药物治疗具有闭塞不通症状的虚证，即“以补开塞”。适用于因正气虚衰而导致闭阻不通的真虚假实证。如脾虚患者，症见乏力、舌质淡、脉虚无力等虚衰表现，临床常伴由于脾气虚弱，运化无力的表现，如脘腹胀满、时胀时减、不拒按等症状，虽见闭阻之实象，但其本属虚，用补益药治其真虚，则闭塞自通，因此可健脾益气，使脾气健运，则腹胀自消。

(4) 通因通用：用具有通利作用的药物治疗具有通泻症状的实证，即“以通治通”。如因食滞肠胃而引起的泄泻，虽临床征象为泻利，但其本属实。仍要用攻泻治疗，可使用消食导滞的方法，食消即泻止。

总之，正治与反治虽然在概念上有所区别，但究其根本都是针对疾病的本质指导临床治疗，故都属于“治病求本”的范畴。

3. 病治异同

(1) 同病异治：对同一种疾病在发生发展不同阶段所表现出的不同证候，采用不同的治法。如感冒，由于感受邪气不同，临床有风寒感冒和风热感冒之别，因此，治疗时可根据病证采用辛温解表、宣肺散寒抑或辛凉解表、宣肺清热之法。又如外感温热病，由于有卫、气、营、血四个不同的证候阶段，因此，治疗时也就有解表、清气、清营和凉血的不同治法，即所谓“一病多方”。

(2) 异病同治：对不同疾病发生发展过程中所表现出的相同证候，采取同样的方法进行治疗。如脱肛、子宫脱垂、胃下垂等病，其病机都是气虚下陷，有中气不足之临床表现，故治疗也都采用升提中气的方法，用补中益气汤治疗，即所谓“多病一方”。

(二) 扶正祛邪

疾病的过程实际上就是正气与邪气双方相互斗争的过程。在斗争中，正邪双方力量消长及盛衰的变化决定着疾病的发展变化及其转归预后。通过扶助正气、祛除邪气，以改变双方力量对比，促使疾病向好转或痊愈方向转化，故成为疾病治疗的一个重要原则。

1. 扶正　扶助正气，采用补益法，如益气、养血、滋阴、温阳等，以提高人体的正气，增强体质，恢复脏腑功能，提高机体抗邪能力的一种治疗原则。适用于正气虚损为主要矛盾，而邪气并不亢盛的虚性病证。在治疗上，可根据患者气血阴阳虚损的不同情况而采取不同的治法。如对于气虚、阳虚的患者，应采取益气升阳的方法治疗；对于阴虚、血虚的患者，应采取滋阴补血的方法来治疗。

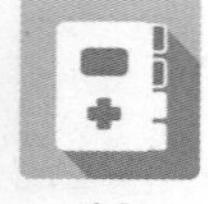

2. 祛邪　祛除病邪，采用泻法，如发汗、泻下、渗湿、消导、活血化瘀等，减轻或消除病邪侵袭和损害的一种治疗原则。适用于邪气亢盛为主要矛盾，而正气并未虚衰的实性病证。邪气不同，感邪的部位不同，其治法也不相同。如表邪亢盛者，宜发汗解表；邪在肠胃下部者，应采用下法等。

Note

扶正和祛邪是两种不同的治疗原则，两者相互为用、相辅相成。具体运用时，一般遵循虚证宜扶正、实证宜祛邪的原则，即“虚则补之”“实则泻之”，然后全面分析正邪双方的消长盛衰状况，决定扶正和祛邪的先后与主次。

3. 扶正与祛邪兼施 适用于正虚邪盛的虚实错杂证。在具体应用时，必须要分清正虚和邪盛的矛盾主次。如正虚为主的虚实夹杂病证宜采用以扶正为主、佐以祛邪的方法；邪实为主的虚实夹杂证宜采用以祛邪为主、佐以扶正的方法；对于有些虚实错杂证而不宜扶正与祛邪并用的病证，应扶正与祛邪先后使用，具体又分为以下两种情况，一是先祛邪后扶正，适用于邪盛正虚但正气尚能耐攻者，如瘀血所致的崩漏证，虽由于崩漏导致气随血虚，但需要先活血化瘀，待瘀血去，崩漏止后，再进行补气血；二是先扶正后祛邪，适用于正虚邪实，以正虚为主，若攻邪则正气更损者，如某些虫积患者的治疗，不宜先进行驱虫，因为可加重久病所致的正气虚弱，治疗应先补脾益气以扶其正，待其正气恢复到一定程度时，再驱虫消积。无论采用哪种方式，必须本着“扶正不留邪，祛邪不伤正”的基本原则。

（三）三因制宜

三因制宜是指在治疗和护理疾病时，针对疾病的具体情况，因时、因地、因人制宜。疾病的发生、发展、转归、预后都受多方面因素的共同影响，如季节气候、地域环境及患病个体的性别、年龄、体质、生活习惯等，因此，在治疗上应充分考虑到这些因素的差异，具体情况具体分析，区别对待，制订出适宜的治法和方药。因此，三因制宜也是中医治疗疾病所遵循的一个原则。

1. 因时制宜 根据不同季节的气候特点来确定治法与用药的原则。自然界阴阳消长周期变化导致了四季的交替，气候的寒热温凉不同，人体的生理活动及病理变化必然会随之而改变。例如：春夏季节，气候炎热，阳气升发，温热之药自宜减量应用，即使外感风寒，也不宜过用辛温发散之品，以避免开泄太过，耗气伤阴；秋冬季节，气候寒冷，阴盛阳衰，当慎用寒凉之药，以防其伤及阳气。暑季多雨而潮湿，病多夹湿，故宜配合化湿、渗湿之品。正如《素问·六元正纪大论》中所讲的“用热远热，用温远温，用寒远寒，用凉远凉，食宜同法”的戒律。

2. 因地制宜 根据不同的地域环境特点，来制订适宜的治法用药原则。不同的地域，其地理环境、气候条件、水质及土壤等情况各异，所以治疗用药应根据上述因素的不同而有所变化。例如，西北地区，气候寒冷而干燥，其居民的病变以燥寒者居多，治宜辛润，寒凉之品慎之；东南地区，气候温暖而湿润，其居民的病变以湿热者多见，故清化之法较为常用，温热和助湿之药当慎用。同一风寒表证，西北则多用麻黄、桂枝；东南则多用荆芥、苏叶；湿重之地则多用羌活、防风等。

此外，地域环境因素也与某些疾病的发生密切相关，应针对疾病的不同特点而采取相应的治疗方法。

3. 因人制宜 根据患者的年龄、性别、体质、生活习惯等不同特点，来制订适宜的治疗用药原则。由于人处于不同的年龄阶段，其生理功能和病理变化的特点也不相同，因而治疗用药也应有所区别。小儿生机旺盛，但脏腑娇嫩，气血未充，患病后病情变化较快，易寒易热，易虚易实，故治疗用药宜少、忌用峻剂，而且疗程宜短；中年阶段，机体正气旺盛，体质强健，病变以实证居多，故在治疗上，可侧重于祛邪，用药剂量也可稍重；老年阶段，生机减退，脏腑气血已衰，病变以虚证或虚中夹实者多见，治疗用药要注重扶正补虚，祛邪不伤正。

性别不同，其生理及病理特点不同，因而在治疗用药应加以考虑。如妇女月经病变应以调和为主，慎用活血及收涩的药物，以免影响正常行经；妊娠期当禁用或慎用峻下、破血、滑利或有毒的药物；产后应考虑气血亏虚及恶露等情况。而男子平时嗜烟酒，应注意肺、胃疾病及肾精亏损、性功能障碍等病证。

体质受多种因素的影响存在着强弱、阴阳、寒热等区别，因而针对不同体质的患者，治疗用药也应有所不同。一般而言，体质强壮者，用药剂量可稍重；体质孱弱者，用药剂量应相对较轻。体质阳热或平时饮食偏辛辣者，用药宜偏凉，慎温热；体质阳虚或平时饮食偏生冷者，用药宜温补，慎寒凉。

此外，人的一些其他因素，如情志、生活习惯及是否患有某些慢性疾病或职业病等，在诊治的过程中，也应加以考虑。

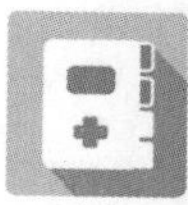

综上所述，因时、因地、因人制宜的治疗原则，充分体现了中医学整体观念和辨证论治在实际运用时

的原则性和灵活性，只有全面地看问题，具体情况具体分析，才能达到辨证论治的目的。

（四）调整阴阳

从阴阳的角度去看，任何疾病的发生，无论其病理变化多么复杂，其根本的原因均在于机体阴阳相对平衡遭到破坏，出现阴阳偏盛偏衰的结果。因此，调整阴阳，恢复阴阳的相对平衡，是治疗疾病的根本法则之一。正如《素问·至真要大论》所言：谨察阴阳所在而调之，以平为期。

1. 损其有余 适用于阴或阳其中一方亢盛有余的实证，当采用"实者泻之"的原则损其有余。如对阳热亢盛的实热证，"热者寒之"，用寒凉的药物以清泄阳热，如阳明气分热盛证，用石膏、知母等寒凉药物以清气分之热；对阴寒内盛的实寒证，"寒者热之"，用温热药物以温散阴寒，如外感风寒表证，用麻黄、桂枝等辛温药物以散寒解表。

此外，阴阳相互制约、相互影响，阴或阳的一方过剩必然会引起另一方的不足，阳热亢盛易于耗伤阴液，阴寒偏盛易于损伤阳气，故《素问·阴阳应象大论》曰：阴胜则阳病，阳胜则阴病。故在调整阴或阳偏盛时，应注意是否有另一方偏衰的情况存在，若有相对一方偏衰时，则应采用相应的补阳或滋阴的方法。

2. 补其不足 对于阴或阳的一方虚损不足，即阴阳偏衰的病证，应采用"虚则补之"的方法来治疗。如对阴虚、阳虚、阴阳两虚的病证，用滋阴、补阳、阴阳双补的治法，以补其不足。但是，在阴阳偏衰的疾病过程中，一方的偏衰，必然会导致另一方的相对有余。比如：阳虚不能制阴，可发生阳虚阴盛的虚寒证；阴虚不能敛阳，可出现阴虚阳亢的虚热证。所以"虚则补之"的过程中切忌矫枉过正，造成新的失衡。补虚的具体方法主要包括以下几个方面。

（1）阴阳互制：适用于阴或阳虚损所致的虚证。对"阳虚则寒"所致的虚寒证，由于阳虚不能制约阴气而引起阴相对偏盛，应"阴病治阳"，用温补阳气的药物以使阳复而阴寒自消。对"阴虚则热"所致的虚热证，由于阴虚不能制约阳气而导致的阳相对偏盛，应"阳病治阴"，用滋阴的药物以制阳亢，即所谓"壮水之主，以制阳光"。

（2）阴阳互济：对于阴阳偏衰的病证，临床可根据阴阳互根互用的原理，采用"阴中求阳"和"阳中求阴"的方法来治疗。如对于阳气偏衰的病证，在治疗过程中除了主要补阳益气外，还可适当辅以补阴药，使"阳得阴助而生化无穷"，此即为"阴中求阳"；而对于阴液偏衰的病证，在治疗过程中除了使用大量补阴药外，还可适当辅以补阳药，使"阴得阳升而泉源不竭"，即所谓"阳中求阴"。如治疗肾阴虚时，常于滋养肾阴方药中适当加入鹿胶、锁阳等温阳之品。

（3）阴阳并补：主要用于阴阳两虚的病证，见于慢性疾病的后期。在治疗时采用阴阳双补的方法，但需要区分主次。如阳损及阴者，应在充分补阳的基础上佐以滋阴；而阴损及阳者，则应在充分滋阴的基础上佐以补阳。

此外，从"八纲辨证"的角度来看，阴阳是辨证的总纲，各种疾病的病理变化，从根本上来说，均可用阴阳失调加以概括。因此，从广义来讲，解表攻里、升清降浊、温寒清热、调理气血、虚实补泻等治疗方法，都属于调整阴阳范畴。

知识链接

治病求本

《素问·阴阳应象大论》曰：阴阳者，天地之道也，万物之纲纪，变化之父母，生杀之本始，神明之府也，治病必求于本。阴阳是宇宙间的一般规律，是一切事物的纲纪，万物变化的起源，生长毁灭的根本，有很多大道理隐藏其中。同样医治疾病，必须求得病情变化的根本。治病求本是中医诊治疾病的总则，其基本精神是辨证论治，根据证所反映的阴阳盛衰、正邪虚实情况，制订不同的治疗方法。

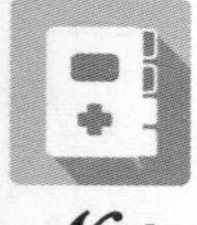

二、治法

治法，即治疗疾病的方法，是治则的具体体现；是在辨证论治的基础上，明确疾病的病因、病位、病机、病性等，有针对性地选择基本治疗方法和具体治疗方法。基本治疗方法又称治疗大法，是针对某一类共性的病理现象所确定的治法，在临床上具有普遍的指导意义，包括汗、吐、下、和、温、清、补、消“八法”。具体治疗方法是针对具体证候所确定的治法，如辛温解表法、滋阴润肺法、益气活血法等。现主要将八法的内容简介如下。

（一）汗法

汗法，又称解表法，是应用解表发汗的方药开泄腠理，调和营卫，宣发肺气来逐邪外出，解除表证的一种治疗方法。适用一切外感表证初起。此外，对于麻疹初起未透、水肿、疮疡病初起、痢疾等兼表证者亦可应用。由于外感病邪性质有寒热之分，体质有强弱之异，因此解表又可分为辛温解表、辛凉解表和扶正解表。

汗法以汗出邪去为度，不可发汗太过，以防伤津耗气。对表邪已解、麻疹已透、疮疡已溃、自汗、盗汗、吐泻、失血、热病后期津亏者，均不宜用汗法。服用发汗剂后，应避风寒，加衣被，使遍身微汗出，加快病邪外出，同时饮食忌生冷、油腻、辛辣之物。

（二）吐法

吐法，又称催吐法，是应用涌吐作用的方药，使停留在咽喉、胸膈、胃脘等部位的痰涎、宿食或毒物从口中吐出的一种治疗方法。主要适用于误食毒物、宿食留滞、痰涎壅盛等症。一般在病情严重紧急情况下使用。

吐法为祛邪捷径，是一种急救措施，使用得当，收效迅速；使用不当，易伤正气，必须慎用。应用时中病即止，勿过量。对年老体弱者、孕妇、产后及病情危重者均不宜使用吐法。使用吐法后，患者应避风寒，禁食辛辣、刺激、硬性食物，要保持情绪稳定舒畅。

（三）下法

下法，又称泻下法，是运用泻下作用的方药，通过泻下通便，使积聚肠胃的宿食、燥屎、瘀血、水饮、虫积等有形的实邪从大便排出体外而治疗里实证的一种治疗方法。主要适用于胃肠积滞、实热内结、胸腹积水、大便不通等实证。由于积滞之物有寒热之别，正气有盛衰之分，病邪有性质之异，下法分为寒下、温下、润下、逐水等。

下法以攻逐为特点，易伤正气，故应以邪去为度，药量适宜，中病即止。表邪已解，里实已成，方可使用。对年老体弱者、孕妇、产后或月经期妇女、脾胃虚弱者、大量失血者等均应慎用或禁用。

（四）和法

和法，又称和解法，是运用和解疏泄作用方药，来祛除病邪，调整脏腑气血的一种治疗方法。适用范围颇广，如肝脾不和、脏腑功能失调、肝气郁滞的月经不调、气血失调等病证，具体运用可分为调和肝脾、调整脏腑、疏肝理气等方法。

和法的特点是作用缓和，适用范围较广，但在使用时应明确辨证。邪在肌表而未入少阳或邪已入里致阳明热盛者，劳倦内伤、气血虚弱者，都不宜使用和法。

（五）温法

温法，又称温里法，是运用具有温中、祛寒、回阳、通络等作用的方药，来祛除寒邪，补益阳气的一种治疗方法。适用于里寒证的治疗。见于中焦虚寒的虚寒证及阴盛阳衰的实寒证。据其病邪所在的部位不同及人体阳气亏虚的程度不同，温法可分为温中祛寒、回阳救逆、温经散寒和温化痰饮等方法。

温法所用药物，性多燥热，易耗阴血，故凡阴血亏虚、血热妄行而致的出血证，不宜用温法，孕、产妇均应慎用。

（六）清法

清法，又称清热法，是运用寒凉性质的药物，通过清热、泻火、凉血、解毒、滋阴透热等作用，来清除热邪的一种治疗方法。适用于各种里热证的治疗。凡气分热盛、热入营血、火毒壅盛、久病阴虚内热等病证均可运用。根据热邪所在位置不同，以及病情发展阶段的不同，清法又分为清热泻火、清热解毒、清热

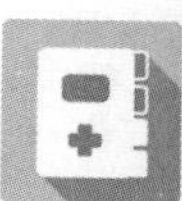
Note

凉血、清脏腑热、清虚热等方法。

清法所用方药多寒凉之品，最易损伤脾胃阳气，故不宜久服，必要时可配合和胃护脾之品。

（七）消法

消法，又称消散法，是运用具有消食导滞、软坚散结等作用的方药，消除体内积滞、癥瘕、痞块的一种治疗方法。适用于饮食积滞、气滞血瘀、水湿内停、痰饮不化等逐渐形成的有形实证的治疗。

消法虽比下法缓和，但毕竟属于攻邪的范围，故凡正气亏虚者，使用消法应兼以扶正，以防损伤正气。

（八）补法

补法，又称补益法，是运用具有滋养、补益或增强脏腑功能的方药，来扶助正气、调节气血阴阳平衡、消除虚弱的一种治疗方法。适用于各种原因造成的虚证的治疗。根据作用的不同，补法可分为补气、补血、补阴、补阳、气血双补、阴阳并补等方法。另外，根据阴阳互根、气血相依、五行相生等理论，临床常用间接补法，比如"补气生血""补血载气""阴中求阳""阳中求阴""虚则补其母"等。

补法应用虽广，具有治疗虚证和强壮身体的作用，但正虚而邪未尽，不宜过早使用补法，否则有"闭门留寇"之弊。对于真实假虚证，应禁用补法。补气助阳之品，性多温燥，故肝阳上亢、阴虚内热者应慎用。另外，滋阴养血之品性多滋腻，为了使补法更好地发挥作用，常可配伍健脾、理气之品。

以上八法，可单用，也可根据临床病证的具体情况两法或多法互相配合应用。随着中医学的发展和临床治法的实践，临床治法应用已超出"八法"范围，如开窍法、固涩法、安神法、润燥法等，都是对"八法"的补充和发展，是在临床实践中总结出来的治疗大法。

（许子华）

直通护考
在线答题

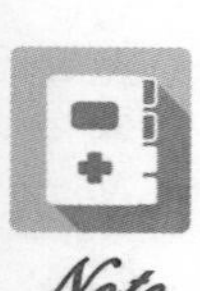

Note

第六章　常用中医护理技能

经典中医故事　扁鹊奇术针灸治尸厥

（王敏婧）

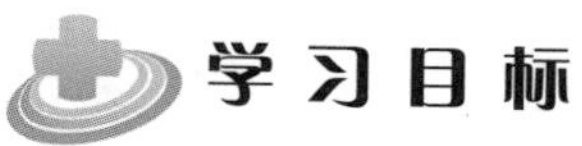

掌握：常用中医护理技能的操作方法、操作流程与护理。
熟悉：常用中医护理技能的适用范围与操作前准备。
了解：常用中医护理技能的历史渊源。

扁鹊奇术针灸治尸厥（文本）

扁鹊奇术针灸治尸厥（音频）

PPT 课件

第一节　针刺法与护理

刺法，古称“砭刺法”，是由砭石刺病发展而来，后来又称“针法”，目前其含义已非常广泛，即指使用不同的针具或非针具，通过一定的手法或方式刺激机体的一定部位或腧穴，以疏通经络、行气活血、协调脏腑阴阳等，从而达到扶正祛邪、防病治病的目的。《黄帝内经》总结了上古以来的针刺方法，论述颇为精辟，如在补泻手法方面提到捻转、提插、徐疾、迎随、呼吸、开阖等内容，为后世的毫针法奠定了基础。临床上常用的有毫针法、电针法、皮肤针法、穴位注射法、三棱针法、皮内针法等。

一、毫针法

毫针法是使用不同型号的毫针，通过一定的手法，刺激机体一定的部位，或深或浅，循经传感，激发机体的抗病能力，乃至疏通经络、行气活血，调节脏腑功能，从而扶正祛邪、治疗疾病，是临床上应用最广泛的一种针刺技术。

（一）适应范围与禁忌证

1. 适应范围

（1）用于内、外、妇、儿、五官等各科病证，尤其是各种痛症，效果迅速且显著，如头痛、胁痛、胃脘痛、腹痛、腰痛、痛经、牙痛、咽喉肿痛等。

（2）遵照医嘱选择穴位，解除或缓解各种急、慢性疾病的临床症状。

2. 禁忌证

（1）疲乏、饥饿或精神高度紧张时。

（2）皮肤有感染、瘢痕或肿痛部位。

（3）有出血倾向及高度水肿。

（4）小儿囟门未闭合时的头顶腧穴部位。

（5）孕妇禁止针刺。

Note

（二）操作前的准备

操作者应仪表整洁，洗手，戴口罩。

1. 护理评估

（1）病情：包括现病史、既往史、过敏史、家族史、年龄、体质、文化层次、当前主要症状、发病部位及相关因素。根据患者病情，选择合适的针刺法、针刺部位及穴位。

（2）局部皮肤：根据患者针刺局部皮肤情况，选择合适的针刺部位。

（3）心理状态：患者对疾病和此项操作的认识，对疼痛的耐受程度；当前精神状态、心理状态及合作程度。

（4）病室环境：温度适宜，光线充足；注意保护隐私。

2. 知情告知

（1）向患者解释操作目的、简单步骤、需要配合的相关事项，以取得患者或家属的知情同意。

（2）对初次接受针刺治疗的患者，告知会有酸、胀、麻、重的感觉或轻微触电感。

（3）嘱患者排空小便，选择合适的体位安置患者。

3. 物品准备　治疗盘、治疗卡、皮肤消毒液、毫针盒、无菌棉签、无菌干棉球、弯盘、镊子、垫枕等。必要时备毛毯、屏风。

针具的选择

（三）操作方法

（1）将用物携至床旁，查对。

（2）告知操作目的及注意事项，做好解释。

（3）协助患者松开衣着，按针刺部位，取合理体位。

（4）遵医嘱选择腧穴，先用拇指按压穴位，并询问患者的感觉。

（5）消毒进针部位后，按腧穴深浅和患者胖瘦，选取合适的毫针；同时检查针柄是否松动、针身和针尖是否弯曲带钩；术者消毒手指。

（6）根据针刺部位，选择相应进针方法，正确进针。

（7）当刺入一定深度时，患者局部产生酸、麻、胀、重等感觉，或向远处传导，即为“得气”。得气后调节针感，留针。

（8）起针时一手按压针刺周围皮肤处，一手持针柄慢慢捻动，将针尖退至皮下，迅速拔出。随即用无菌干棉球轻压针孔片刻，防止出血。检查针数，以防遗漏。

（9）整理床单位，协助患者着衣，安置舒适体位。

（10）整理物品：清理用物，归还原处。

（11）再查对，洗手，记录穴位（部位）、方法、时间、疗效，签名。

患者选择体位

定穴

毫针法操作视频

（四）护理及注意事项

（1）操作前备齐用物，严格执行无菌技术操作。

（2）做好解释工作，消除患者紧张情绪。

（3）操作前告知：

①如有酸麻、胀痛、沉、紧、涩等感觉，属正常针感。

②针刺过程中出现头晕、目眩、面色苍白、胸闷、欲呕等属于晕针现象，应及时通知医生。

③针刺时可能出现疼痛、血肿、滞针、弯针等情况，患者不必紧张，医护人员会妥善处理。

（4）遵医嘱准确取穴，选择合适体位，暴露腧穴，方便操作，注意保暖。

（5）正确运用进针方法、进针角度和深度，勿将针身全部刺入，以防折针。

（6）刺激强度因人而异，急性病、体质强者宜给予强刺激；慢性病、体质弱者宜给予弱刺激。

（7）针刺中应密切观察患者的反应，发现病情变化，报告医生并配合处理。

（8）起针时要核对穴位及针数，以免毫针遗留在患者身上。

（9）用过的针具，遵照《中医医疗技术相关性感染预防与控制指南（试行）》中的《中医针刺类技术相关性感染预防与控制指南（试行）》的规定进行处理。建议尽可能使用一次性针具。

（10）对胸胁、腰背部位的腧穴，不宜直刺、深刺，以免刺伤内脏。

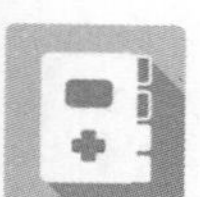

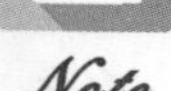

（五）针刺意外的护理及预防

1. 晕针 针刺过程中患者出现头晕目眩、汗出肢冷、面色苍白、胸闷欲呕、晕厥时，称为晕针。

（1）护理：报告医生，停止针刺，将针全部起出，嘱患者平卧，注意保暖。

（2）预防：对初诊、精神过度紧张及体弱者，应先做解释，消除对针刺的顾虑，选择舒适卧位，手法宜轻。随时注意患者的神色，以便早期发现晕针先兆。

2. 血肿 针刺部位出现皮下出血并引起肿痛，称为血肿。

（1）护理：微量皮下出血而致小块青紫时，一般不需处理，可自行消退。局部肿胀疼痛较剧、青紫面积较大时，冷敷止血。

（2）预防：仔细检查针具，熟悉解剖部位，针刺时避开血管；起针时立即用消毒干棉球按压针刺部位。

3. 弯针 进针后针身在体内发生弯曲的现象。

（1）护理：针身轻度弯曲，可将针缓慢退出；若针身弯度较大，应顺着弯曲方向将针退出；若由体位改变引起弯针者，应协助患者恢复原来体位，使局部肌肉放松，再行退针，切忌强行拔针。

（2）预防：手法指力均匀，刺激不宜突然加强；体位舒适，勿随意更换体位；防止外物碰撞、压迫。

4. 滞针 针刺后出现针下异常紧涩，不能提插或捻转时，称滞针。

（1）护理：对惧针者，应先与患者交谈，分散其注意力；遵医嘱在滞针腧穴附近，进行循按、轻弹针柄后再起针。

（2）预防：对精神紧张者，应先做好解释，消除顾虑。操作时捻针幅度不宜过大，避免单向连续捻转。整理针具时，对不符合质量要求者，应剔去。

5. 折针 即断针，指针刺过程中，针身折断在患者体内。

（1）护理：发现折针时，嘱患者不要移动体位，以防断针向深处陷入。

（2）预防：针具需定期严格检查。针刺时，勿将针身全部刺入，应留部分在体表。

6. 气胸 针刺时误伤肺脏，使空气进入胸腔，发生气胸。

（1）护理：出现气胸时，立即报告医生，绝对卧床休息，通常采取半坐卧位，避免咳嗽；重症者应及时配合医生行胸腔穿刺减压术、给氧、抗休克等抢救措施。

（2）预防：凡对胸背部及锁骨附近部位的穴位进行针刺治疗时，应严格掌握进针角度和深度，留针时间不宜过长。

毫针法操作流程见图6-1-1。

毫针法评分标准

二、电针法

电针是在针刺腧穴“得气”后，在针具上通导接近人体生物电的微量电流，将毫针法与脉冲电流相结合作用于腧穴或特定部位的一种针刺方法。由于综合了留针刺激和电刺激，在一定程度上可以提高治疗效果，目前临床应用十分广泛。

（一）适应范围与禁忌证

1. 适应范围 凡用针灸治疗有效的病证均可适当选用电针治疗，其中对神经症、颈肩腰腿痛、神经麻痹、脑血管意外后遗症、小儿麻痹症、胃肠疾病、心绞痛、高血压等疗效较好，也常用于针刺麻醉。

2. 禁忌证 心脏病患者、孕妇慎用，重要脏器部位、大血管所过之处、重要关节部位不宜针刺，安装心脏起搏器者禁用；其余禁忌证同毫针法。

（二）操作前的准备

操作者应仪表整洁，洗手，戴口罩。

1. 护理评估

（1）病情：包括现病史、既往史、过敏史、家族史、年龄、体质、文化层次、当前主要症状、发病部位及相关因素。根据患者病情，选择合适的电针输出波型、电针部位及穴位。

（2）局部皮肤：根据患者针刺局部皮肤情况，选择合适的针刺部位。

（3）心理状态：患者对疾病和此项操作的认识，对疼痛的耐受程度；当前精神状态、心理状态及合作

Note

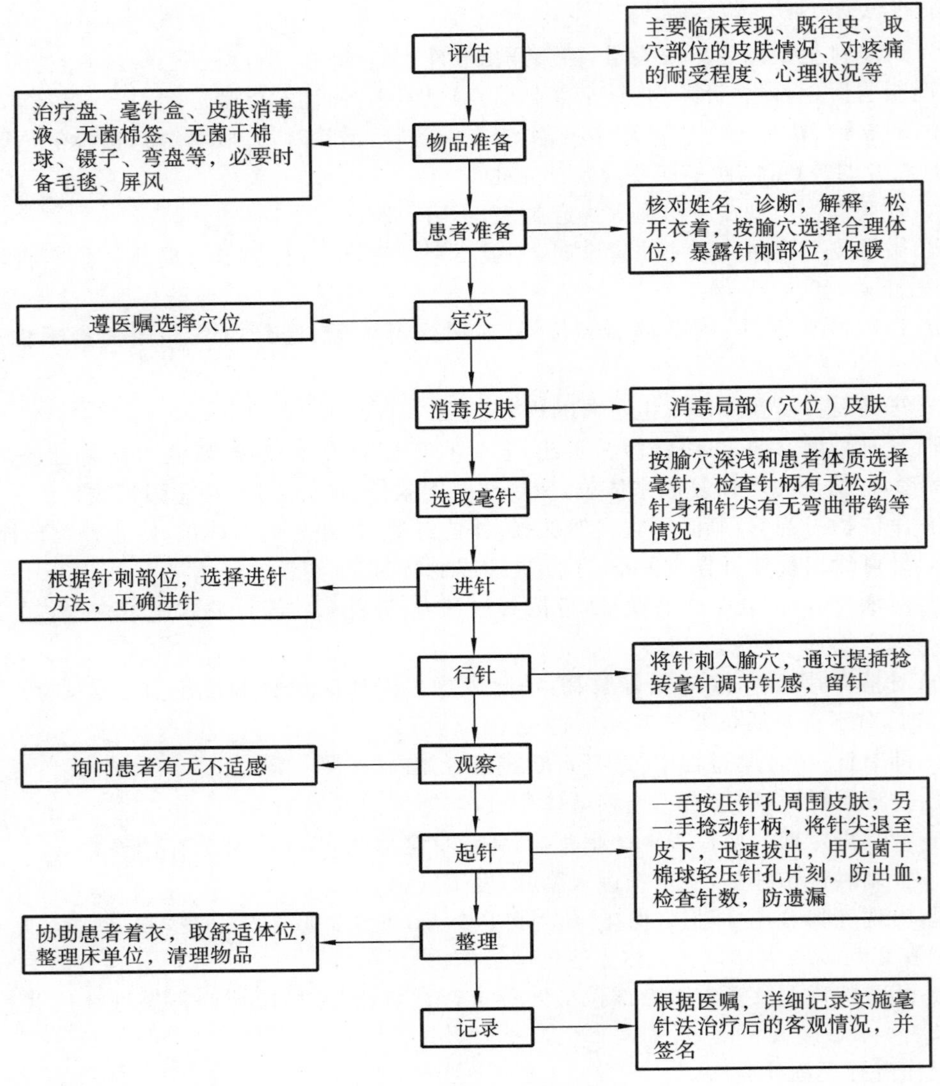

图 6-1-1　毫针法操作流程图

程度。

（4）病室环境：温度适宜，光线充足；注意保护隐私。

2. 知情告知

（1）向患者解释操作目的、简单步骤、需要配合的相关事项，以取得患者或家属的知情同意。

（2）对初次接受电针治疗的患者，告知会有酸、胀、麻、重的感觉或轻微触电的感觉，微量电流接通后局部有抽动感，肌肉有抽动的感觉。

（3）嘱患者排空大、小便，选择合适的体位安置患者。

3. 物品准备

（1）电针仪准备：检查电源开关，使用干电池的主机要备好电池，并确保电量充足；检查输出电极线，并保证导电性能良好，确保电针仪正常工作。

（2）其他物品准备：同毫针法。

（三）操作方法

（1）将用物携至床旁，查对。

（2）告知操作目的及注意事项，做好解释。

（3）协助患者松开衣着，按针刺部位，取合理体位。

（4）遵医嘱选择腧穴，先用拇指按压穴位，并询问患者的感觉。

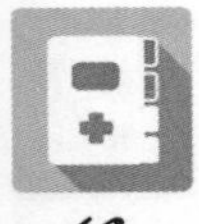

(5) 消毒进针部位后，按腧穴深浅和患者胖瘦，选取合适的毫针；同时检查针柄是否松动、针身和针尖是否弯曲带钩。

(6) 消毒术者手指。依针刺部位，选择相应进针方法正确进针。

(7) 当刺入一定深度时，患者局部产生酸、麻、胀、重等感觉或向远处传导，即为“得气”。得气后调节针感，留针。

(8) 将电针仪输出电位器调至“0”，再将电针仪的两根导线分别连接在同侧肢体的两根针柄上。

(9) 开启电针仪的电源开关，选择适当波型，慢慢旋转电位器，由小至大逐渐调节输出电流到所需量值(患者有酸麻感，局部肌肉有抽动，即是所需的强度)。

(10) 电针完毕，将电位器拨回到“0”位，关闭电源，拆除输出导线，将针慢慢提至皮下，迅速拔出，用无菌干棉球按压针孔片刻。检查针数，以防遗漏。

(11) 整理床单位，协助患者着衣，安置舒适体位。清理用物，归还原处。

(12) 再查对，洗手。

(13) 记录穴位(部位)、方法、时间、疗效、签名。

(四) 护理及注意事项

电针法操作视频

同毫针法，需特别注意以下几点。

(1) 电针仪在使用前须检查性能、导线接触是否良好；干电池使用一段时间后输出电流微弱，应及时更换。

(2) 操作前告知患者：微量电流接通后局部有抽动感，肌肉有抽动的感觉。

(3) 通电过程中应观察导线是否脱落，并注意患者的反应及有无晕针、弯针、折针等情况，通电时间一般为 5～20 分钟，用于镇痛时一般在 15～45 分钟。

(4) 需增加刺激时，调节电流量应逐渐由小到大，切勿突然增强，以免发生晕针或引起肌肉痉挛，造成弯针、折针等意外。

(5) 电针仪最大输出电压在 40 V 以上者，最大输出电流应控制在 1 mA 之内，避免发生触电事故。

(6) 颈项两侧及心前区等部位针刺时，不能横贯通电，避免电流回路通过脊髓和心脏。

(7) 取同侧肢体选用 1～3 对穴位(即用 1～3 对导线)为宜。

(8) 毫针的针柄经温针灸火烧以后，表面氧化不导电，不宜使用；若使用，输出导线应接在针体上。

电针法操作流程见图 6-1-2。

三、皮肤针法

电针法评分标准

皮肤针法为丛针浅刺法，是以多支短针固定在针柄头端浅叩刺人体一定部位(穴位)的一种技术操作。以多针浅刺，刺皮不伤肉。根据针数的不同，有“梅花针”“七星针”“罗汉针”之分；根据针柄的材质不同，有硬柄皮肤针和软柄皮肤针之分。主要作用机制在于通过叩刺皮肤或某腧穴，激发并调节脏腑经络功能，疏通气血，从而达到防病治病的目的。

(一) 适应范围与禁忌证

1. 适应范围 适用范围广，临床各病证多可应用，如高血压病、头痛、失眠、中风后遗症、小儿麻痹后遗症、皮神经炎、急性扁桃体炎、感冒、咳嗽、慢性胃肠疾病、便秘、近视、视神经萎缩、腰痛、胁痛、脊背痛、麻木、顽癣、斑秃、痛经等。

2. 禁忌证 局部皮肤有破溃、创伤、瘢痕，贫血、低血糖、血液病、有出血倾向者，以及急性传染性疾病和急腹症不宜使用此法。孕妇、年老体弱者慎用。

(二) 操作前的准备

操作者应仪表整洁，洗手，戴口罩。

1. 护理评估

(1) 病情：包括现病史、既往史、过敏史、家族史、年龄、体质、文化层次、当前主要症状、发病部位及相关因素。根据患者病情，选择合适的叩刺强度、叩刺部位及穴位。

(2) 局部皮肤：根据患者叩刺局部皮肤情况，选择合适的叩刺部位。

Note

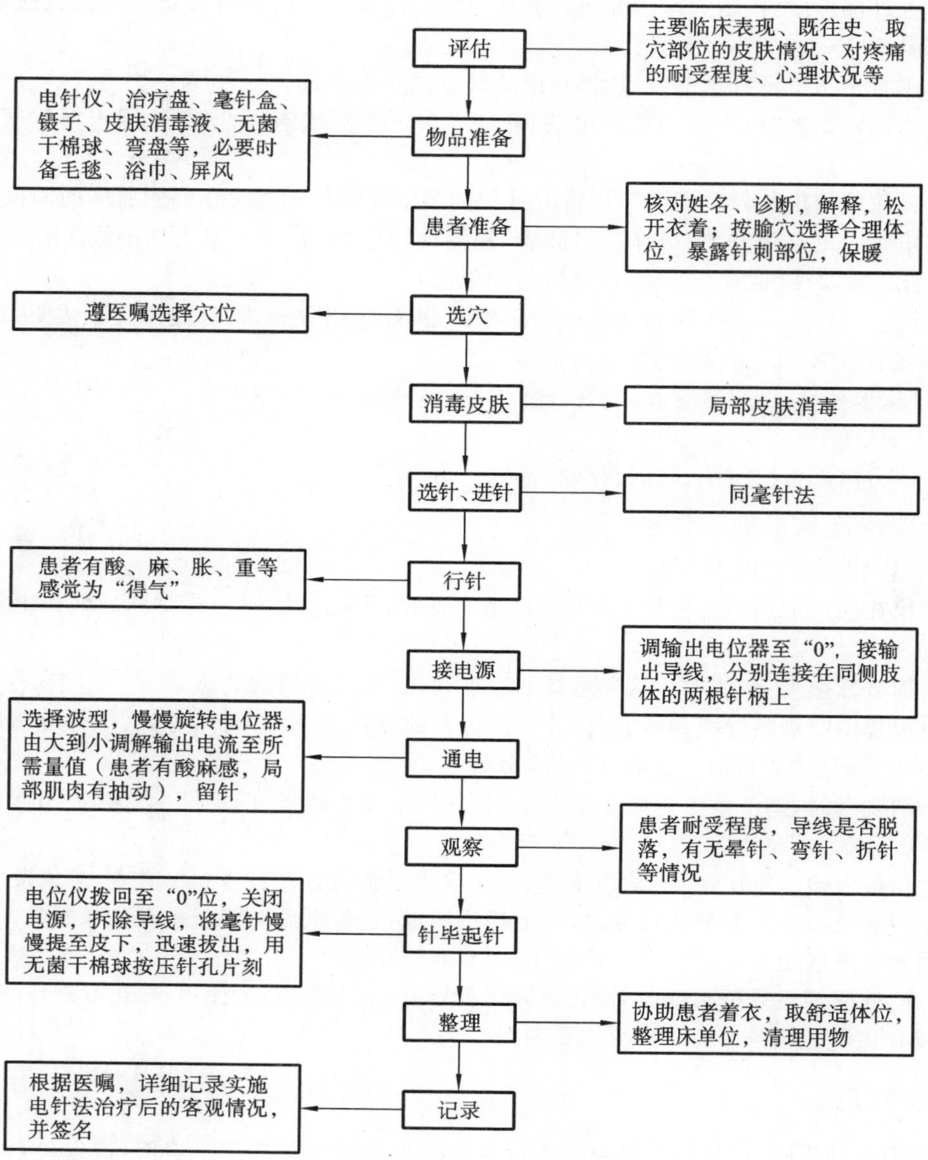

左侧说明	步骤	右侧说明
	评估	主要临床表现、既往史、取穴部位的皮肤情况、对疼痛的耐受程度、心理状况等
电针仪、治疗盘、毫针盒、镊子、皮肤消毒液、无菌干棉球、弯盘等，必要时备毛毯、浴巾、屏风	物品准备	
	患者准备	核对姓名、诊断，解释，松开衣着；按腧穴选择合理体位，暴露针刺部位，保暖
遵医嘱选择穴位	选穴	
	消毒皮肤	局部皮肤消毒
	选针、进针	同毫针法
患者有酸、麻、胀、重等感觉为“得气”	行针	
	接电源	调输出电位器至“0”，接输出导线，分别连接在同侧肢体的两根针柄上
选择波型，慢慢旋转电位器，由大到小调解输出电流至所需量值（患者有酸麻感，局部肌肉有抽动），留针	通电	
	观察	患者耐受程度，导线是否脱落，有无晕针、弯针、折针等情况
电位仪拨回至“0”位，关闭电源，拆除导线，将毫针慢慢提至皮下，迅速拔出，用无菌干棉球按压针孔片刻	针毕起针	
	整理	协助患者着衣，取舒适体位，整理床单位，清理用物
根据医嘱，详细记录实施电针法治疗后的客观情况，并签名	记录	

图 6-1-2　电针法操作流程图

(3) 心理状态：患者对疾病和此项操作的认识，对疼痛的耐受程度；当前精神状态、心理状态及合作程度。

(4) 病室环境：温度适宜，光线充足；注意保护隐私。

2. 知情告知　同毫针法。需告知内容增加以下几点。

(1) 局部有出血倾向及疼痛属正常现象。

(2) 用梅花针循经叩击皮肤后，皮肤表面出现针刺痕迹，并有结痂或出血点，数日后即可消失。

(3) 如有血小板减少或有凝血机制障碍者，应提前说明。

3. 物品准备　治疗卡，治疗盘，弯盘，皮肤针，皮肤消毒液，无菌干棉签，必要时备毛毯和屏风等。

(三) 操作方法

(1) 将用物携至床旁，查对。

(2) 告知操作目的及注意事项，做好解释。

(3) 协助患者松开衣着，暴露叩刺部位，取合理体位。

(4) 遵医嘱选择腧穴，先用拇指按压穴位，并询问患者的感觉，进行皮肤消毒。

(5) 遵医嘱在选择的穴位上进行叩刺。

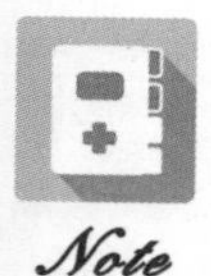

Note

(6) 叩刺过程中,应观察患者面色、神情,询问有无不适反应,了解患者心理及躯体感受。

(7) 叩刺完毕,消毒局部皮肤,以防感染。

(8) 整理床单位,协助患者着衣,安置舒适体位。清理用物,归还原处。

(9) 再查对,洗手。

(10) 记录穴位(部位)、方法、时间、疗效,签名。

(四) 护理及注意事项

同毫针法。需特别注意以下几点。

(1) 仔细检查针具。皮肤针针尖必须平齐无钩,针柄与针尖连接处牢固。

(2) 严格遵循无菌操作原则,应注意患者局部皮肤及针具的清洁和消毒。

(3) 注意针刺手法。叩刺时动作要轻捷,用力要均匀,落针要稳、准,垂直而下、垂直而起,切忌慢、压、斜、拖、钩、挑等动作,以减少患者痛苦。

(4) 叩刺躯干时,应注意保暖,避免受凉。

(5) 操作过程中,应观察患者面色、神情、是否有晕厥趋向等情况。

(6) 循经叩刺时,每隔 1 cm 左右叩刺一下,一般可循经叩刺 8～16 次。

(7) 叩刺局部皮肤时,如有出血者,应进行清洁及消毒,予以无菌纱布包扎,以防感染。

(8) 使用过的针具按照标准要求进行处理。

皮肤针法操作流程见图 6-1-3。

梅花针叩刺操作视频

磁圆梅针叩刺法操作视频

皮肤针法评分标准

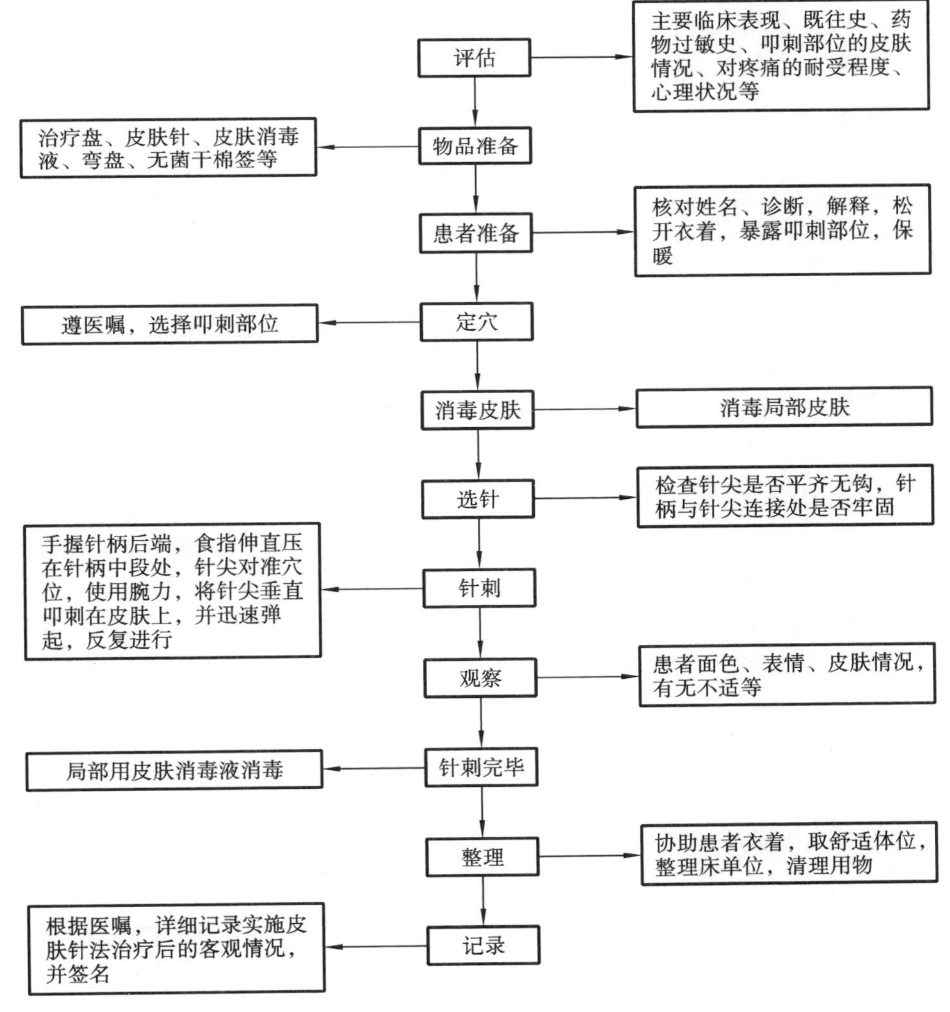

图 6-1-3　皮肤针法操作流程图

(洪珍兰)

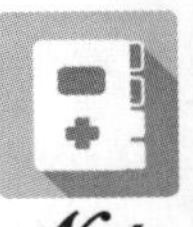

第二节　艾灸法与护理

灸法，古称“灸焫”，又称艾灸。指以艾绒为主要材料，点燃后直接或间接熏灼体表穴位的一种治疗方法。也可在艾绒中掺入少量辛温香燥的药末，以加强治疗作用。该法有温经通络、升阳举陷、行气活血、祛寒逐湿、消肿散结、回阳救逆等作用，并可用于保健。对慢性虚弱性疾病和风、寒、湿邪为患的疾病尤为适宜。因其制成的形式及运用方法的不同，又可分为艾条灸、艾炷灸、温针灸和温灸器灸等数种。

PPT 课件

一、适用范围

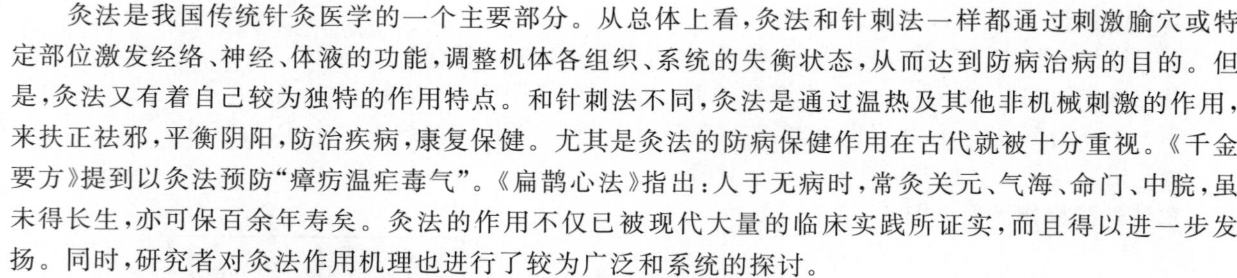

灸法是我国传统针灸医学的一个主要部分。从总体上看，灸法和针刺法一样都通过刺激腧穴或特定部位激发经络、神经、体液的功能，调整机体各组织、系统的失衡状态，从而达到防病治病的目的。但是，灸法又有着自己较为独特的作用特点。和针刺法不同，灸法是通过温热及其他非机械刺激的作用，来扶正祛邪，平衡阴阳，防治疾病，康复保健。尤其是灸法的防病保健作用在古代就被十分重视。《千金要方》提到以灸法预防“瘴疠温疟毒气”。《扁鹊心法》指出：人于无病时，常灸关元、气海、命门、中脘，虽未得长生，亦可保百余年寿矣。灸法的作用不仅已被现代大量的临床实践所证实，而且得以进一步发扬。同时，研究者对灸法作用机理也进行了较为广泛和系统的探讨。

总结古往今来的实践经验，灸法的作用主要表现为以下几个方面。

（一）温经散寒

人体的正常生命活动有赖于气血的作用，气行则血行，气止则血止，血气在经脉中流行，完全是由于“气”的推送。各种原因都可影响血气的流行，变生百病，如“寒则气收，热则气疾”等。而气温则血滑，气寒则血涩，也就是说，气血的运行有遇温则散、遇寒则凝的特点。所以朱丹溪说：血见热则行，见寒则凝。因此，凡是一切气血凝涩、没有热象的疾病，都可用温气的方法来进行治疗。《灵枢·刺节真邪》曰：脉中之血，凝而留止，弗之火调，弗能取之。《灵枢·禁服》亦云：陷下者，脉血结于中，血寒，故宜灸之。灸法正是应用其温热刺激，起到温经通痹的作用。通过热灸对经络穴位的温热性刺激，可以温经散寒，加强机体气血运行，达到临床治疗目的。所以灸法可用于血寒运行不畅，留滞凝涩引起的痹证、腹泻等疾病，效果甚为显著。

（二）行气通络

经络分布于人体各部，内联脏腑，外布体表肌肉、骨骼等组织。正常的机体，气血在经络中周流不息，循序运行。如果由于风、寒、暑、湿、燥、火等外因的侵袭，人体或局部气血凝滞，经络受阻，即可出现肿胀疼痛等症状和一系列功能障碍。此时，灸治一定的穴位，可以起到调和气血、疏通经络、平衡机能的作用。临床上可用于疮疡疖肿、冻伤、癃闭、不孕症、扭挫伤等，尤以外科应用较多。

（三）扶阳固脱

人生赖阳气为根本，得其所则人寿，失其所则人夭，故阳病则阴盛，阴盛则为寒、为厥，或元气虚陷，脉微欲脱，当此之时，正如《素问·厥论》所云：阳气衰于下，则为寒厥。阳气衰微则阴气独盛，阳气不通于手足，则手足逆冷。凡大病危疾，阳气衰微，阴阳离决等症，用大炷重灸，能祛除阴寒，回阳救脱。此为其他穴位刺激疗法所不及。《伤寒论》指出：少阴病吐利，手足逆冷。脉不至者，灸少阴七壮。下利，手足厥冷，烦躁，灸厥阴，无脉者，灸之。这说明凡出现呕吐、下利、手足厥冷、脉弱等阳气虚脱的重危患者，如用大艾炷重灸关元、神阙等穴，由于艾叶有纯阳的性质，再加上火本属阳，两阳相得，往往可以起到扶阳固脱、回阳救逆、挽救垂危之疾的作用。在临床上常用于中风脱症、急性腹痛吐泻、痢疾等急症的急救。

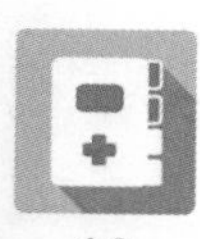

Note

（四）升阳举陷

由于阳气虚弱不固等原因可致上虚下实、气虚下陷，出现脱肛、阴挺、久泄久痢、崩漏、滑胎等，《灵枢·经脉》篇云："陷下则灸之"，故气虚下陷、脏器下垂之症多用灸法。关于陷下一症，脾胃学说创始者李杲还认为"陷下者，皮毛不任风寒""天地间无他，唯阴阳二者而已，阳在外在上，阴在内在下，今言下陷者，阳气陷入阴气之中，是阴反居其上而复其阳，脉证俱见在外者，则灸之"。因此，灸法不仅可以起到益气温阳、升阳举陷、安胎固经等作用，对卫阳不固、腠理疏松者，亦有效果，使机体功能恢复正常。例如，脱肛、阴挺、久泄等病，可用灸百会穴来提升阳气，以"推而上之"。又如，《类经图翼》云：洞泄寒中脱肛者，灸水分百壮。总之，这也是灸法的独特作用之一。

（五）拔毒泄热

历代有不少医家提出热证禁灸的观点，《圣济总录》指出："若夫阳病灸之，则为大逆"；近代不少针灸教材亦把热证定为禁灸之列。但古今医家对此有不同见解。在古代文献中亦有"热可用灸"的记载，灸法治疗痈疽，就首见于《黄帝内经》，历代医籍均将灸法作为本病证的一个重要治法。唐代《千金要方》进一步指出灸法对脏腑实热有宣泄的作用，该书很多处还对热毒蕴结所致的痈疽及阴虚内热证的灸法做了论述，如载："小肠热满，灸阴都，随年壮"，又如"肠痈屈两肘，正灸肘尖锐骨各百壮，则下脓血，即差""消渴，口干不可忍者，灸小肠俞百壮，横三间寸灸之"。金元医家朱丹溪认为热证用灸乃"从治"之意。总之，灸法能以热引热，使热外出。灸能散寒，又能清热，表明对机体原来的功能状态起双向调节作用。特别是随着灸法的增多和临床范围的扩大，这一作用日益为人们所认识。

（六）防病保健

我国古代医家中早就认识到预防疾病的重要性，并提出了"防病于未然""治未病"的学术思想，而艾灸除了有治疗作用外，还有预防疾病和保健的作用，是防病保健的方法之一，这在古代文献中有很多记载。早在《黄帝内经》就提到：在"犬所啮之处灸三壮，即以犬伤法灸之"，以预防狂犬病。《千金要方》曰：凡宦游吴蜀，体上常须三两处灸之，勿令疮暂瘥，则瘴疠温疟毒气不能着人。这说明艾灸能预防传染病。《针灸大成》提到灸足三里可以预防中风。民间俗话亦说："若要身体安，三里常不干""三里灸不绝，一切灾病息"。因为灸法可温阳补虚，所以灸足三里、中脘，可使胃气常盛，而胃为水谷之海，荣卫之所出，五脏六腑，皆受其气，胃气常盛，则气血充盈；命门为人体真火之所在，为人之根本；关元、气海为藏精蓄血之所，艾灸上穴可使人胃气盛，阳气足，精血充，从而增强身体的抵抗力，使病邪难犯，达到防病保健之功。在现代，灸法的防病保健作用已成为重要保健方法之一。

总之，灸法对慢性病、虚寒等证较为适合，如久泻、痰饮、水肿、痿证、痹证、腹痛、胃痛、阳痿、遗尿、疝、虚劳、妇女崩漏、阴挺、中风脱证、外科阴疽、瘰疬、瘿瘤等。凡实证、热证及阴虚发热证，孕妇的腹部、腰骶部，以及颜面五官、表浅大血管处等，均不宜施灸。

二、用物准备

艾条或艾炷、打火机或火柴、凡士林、无菌干棉球、无菌敷料、镊子、弯盘、治疗盘、小口瓶，必要时准备浴巾、屏风等，根据需要准备温灸器、温灸筒、毫针。间接灸时需备用食盐、附子饼、姜片、蒜片等。

三、操作方法

（一）艾炷灸法

将纯净的艾绒放在平板上，用拇、食、中指三指边捏边旋转，使艾绒紧捏成规格大小不同的圆锥形艾炷（图 6-2-1）。小者如麦粒，中等如杏核，大者如蚕豆。灸时每燃尽 1 个艾炷，称为 1 壮。使用艾炷灸时，根据艾炷是否直接置于皮肤穴位上烧灼分为直接灸和间接灸两种。

1. 直接灸 将艾炷直接放在皮肤上施灸的一种方法。根据灸后有无烧伤化脓，分为非化脓灸和化脓灸。

（1）非化脓灸：又称无瘢痕灸，临床上多用中、小炷。先将施灸部位涂上少量凡士林，上置艾炷，点燃，不等灸火烧到皮肤，患者感到烫时，用镊子将艾炷夹去，换炷再灸，一般灸 3～7 壮，以局部皮肤充血、红润为度。灸后不化脓、不留瘢痕。此法适应范围较广，多用于虚寒证。

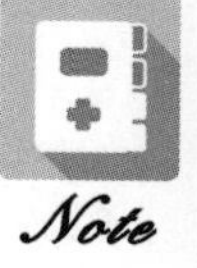

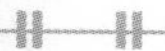

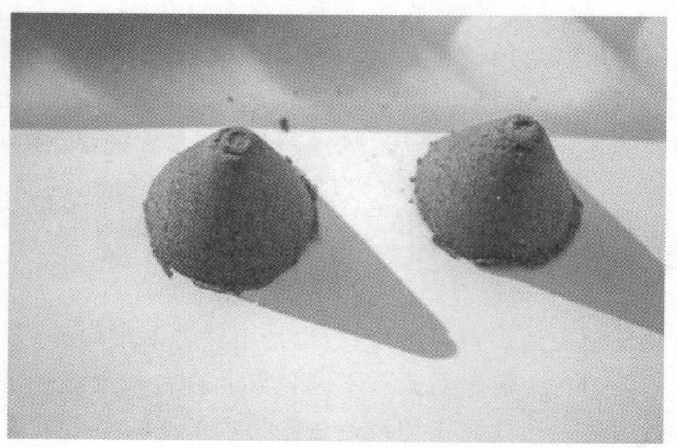

图 6-2-1　艾炷

（2）化脓灸：又称瘢痕灸，临床上常用小艾炷。先在施灸部位涂上大蒜汁，然后放置艾炷，点燃，待艾炷燃尽，以湿纱布除去灰烬，复加艾炷再灸，一般灸 5～10 壮。灸时疼痛剧烈，可用手在灸部周围轻轻拍打，以缓解灼痛；灸后局部皮肤灼伤，起疱化脓，应勤换膏药。30～40 天后灸疮自愈，留下瘢痕。故灸前必须征得患者的同意。此法多用于顽固性痹证、哮喘、瘰疬、肺痨等慢性疾病。

2. 间接灸　又称隔物灸或间隔灸，即在艾炷与皮肤之间隔上某种物品而施灸的一种方法。根据不同的病证，可选用隔姜灸、隔蒜灸、隔盐灸、隔附子饼灸等。本法具有艾条和药物的双重作用，较直接灸更易于被患者接受，适用于慢性疾病和疮疡。在施灸部位涂上凡士林，根据病情，放上鲜姜片或蒜片或附子饼 1 片，上置艾炷，点燃施灸。当一艾炷燃尽或患者感到灼痛时，则更换新炷再灸，一般连续灸 3～7 壮，至灸处皮肤红晕不起疱为度。艾炷燃烧时，应认真观察，防艾灰脱落，以免烧伤皮肤或烧坏衣物等。施灸完毕，清洁局部皮肤，协助患者着衣。整理床单，安置舒适体位，酌情开窗通风。

（1）隔姜灸：取 0.2～0.3 cm 厚的鲜生姜薄片，中间以针刺数孔，置于腧穴或患部，其上放艾炷，点燃施灸，当患者感灼痛时，更换艾炷再灸。本法多用于因寒所致的呕吐、腹痛、腹泻或风寒湿痹等（图 6-2-2）。

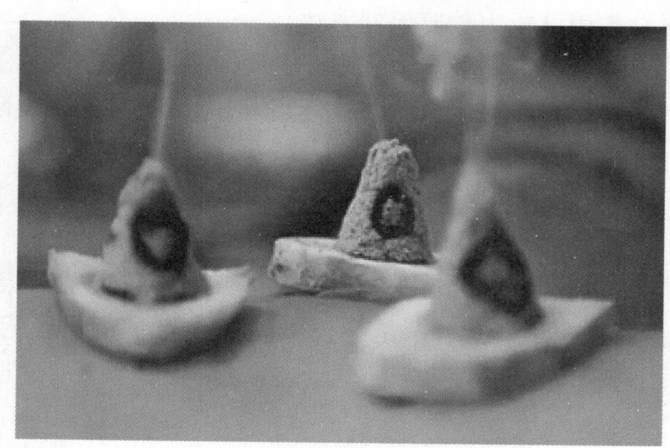

图 6-2-2　隔姜灸

（2）隔蒜灸：用鲜大蒜片，方法同隔姜灸。本法适用于肿瘤初起、瘰疬、毒蛇咬伤等。

（3）隔附子饼灸：用附子粉末和酒做成的附子饼厚 0.6～0.9 cm，中心处用粗针穿刺数孔，方法同隔姜灸。本法可治疗阳痿、早泄、遗尿、溃疡久溃不敛等（图 6-2-3）。

（4）隔盐灸：用细净食盐填敷于脐部，上置生姜薄片，再放大艾炷施灸。本法多用于寒邪入里所致的腹痛、吐泻及中风脱证、各种寒厥、大汗亡阳之证（图 6-2-4）。

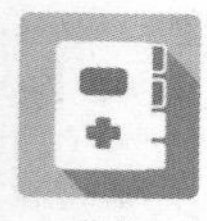

Note

（二）艾条灸法

用桑皮纸包裹艾绒卷成圆筒形的艾条，将其一端点燃，对穴位或患处施灸的一种方法。根据艾条灸

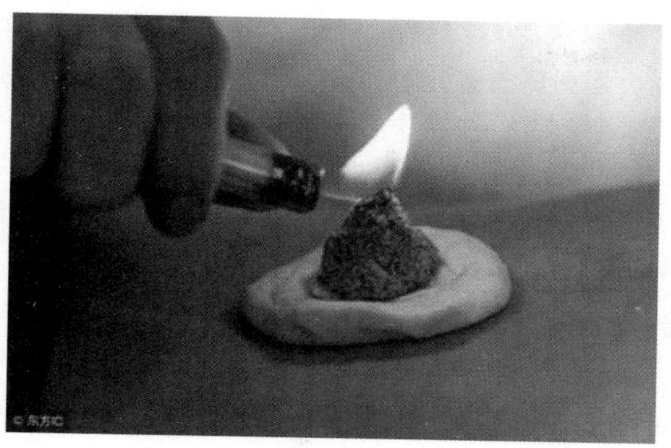
图 6-2-3 隔附子饼灸

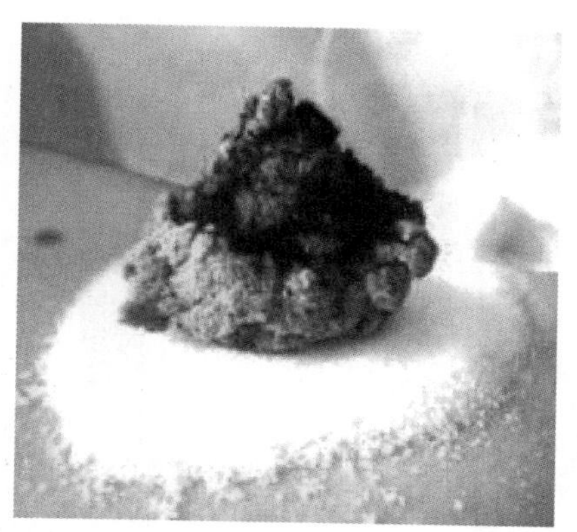
图 6-2-4 隔盐灸

的操作方法，分为温和灸、雀啄灸和回旋灸。

1. 温和灸 将艾条的一端点燃，对准施灸腧穴或患处，距皮肤 2～3 cm，进行熏烤，以使患者局部有温热感而无灼痛感为宜。一般每穴灸 5～10 分钟，至皮肤红晕为度（图 6-2-5）。

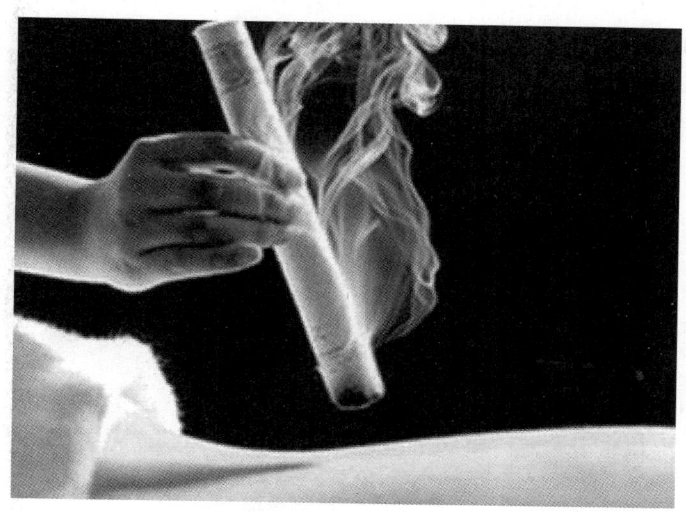
图 6-2-5 温和灸

2. 雀啄灸 施灸时，艾条点燃的一端与施灸部位的皮肤并不固定在一定的距离，而是像鸟雀啄食一般，一上一下移动施灸的方法（图 6-2-6）。

3. 回旋灸 施灸时，艾条点燃的一端与施灸部位的皮肤虽保持一定的距离，但不固定，而是向左右方向移动或反复旋转施灸（图 6-2-7）。

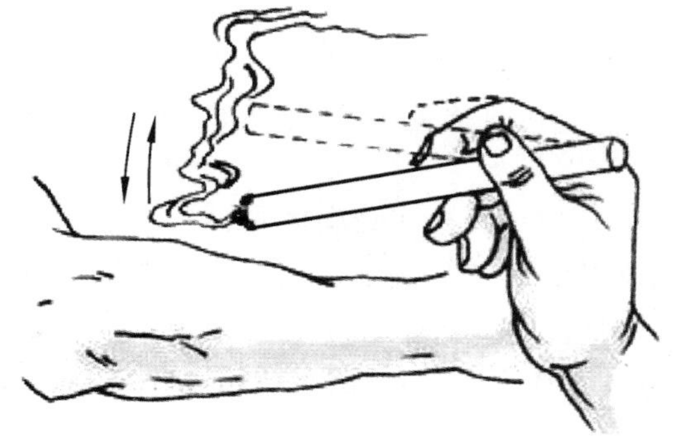
图 6-2-6 雀啄灸

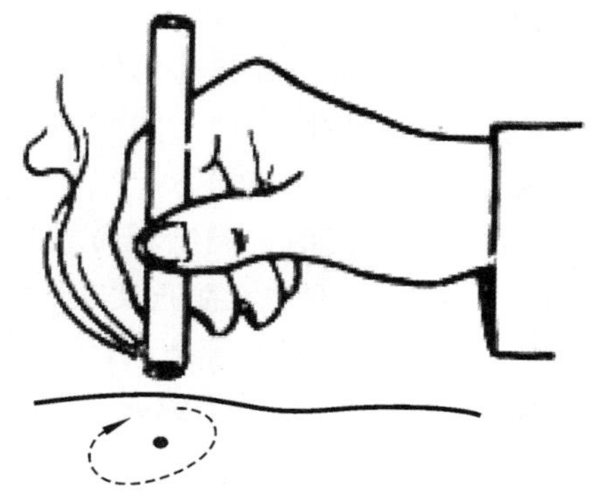
图 6-2-7 回旋灸

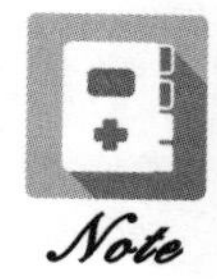

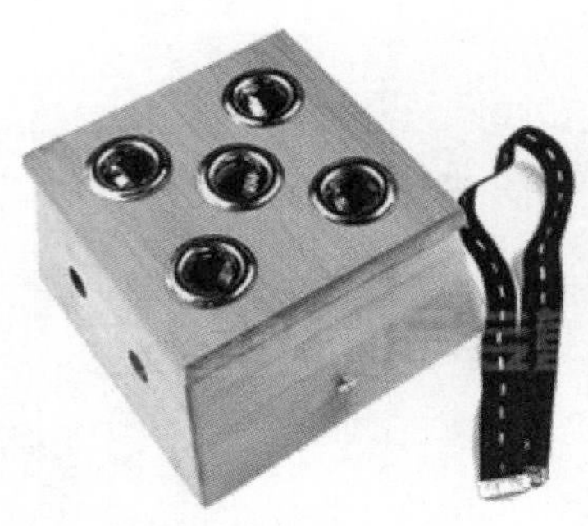

图 6-2-8　温灸盒

（三）温灸器灸法

用特殊的温灸器如温灸盒(图 6-2-8)、温灸筒施灸。将艾条插入温灸盒内固定支架，点燃，然后将温灸盒盖子盖上并旋转锁定，调节出风口，以控制温度的高低，把温灸盒置入保温袋中，用松紧带固定在患处。经常清除保温袋及温灸盒内的灰烬，以保持清洁。在医生指导下使用，睡眠时禁用。

（四）温针灸法

在毫针刺入穴位后的留针期间，在针柄上套以艾条施灸；适用于既需要留针又需要施灸的疾病。温针灸的主要刺激区为体穴、阿是穴。先取长度在 1.5 寸以上的毫针，刺入穴位得气后，在留针过程中，于针柄上或裹以纯艾绒制成的艾团，或取约 2 cm 长的艾条套在针柄上。无论艾团还是艾条，均应距皮肤 2～3 cm。从其下端点燃施灸。在燃烧过程中，如患者觉灼烫难忍，可在该穴区置一硬纸片，以稍减火力。如用艾团，可灸 3～4 壮，艾条则只需 1～2 壮。近年，还采用帽状艾炷行温针灸。帽状艾炷的主要成分为艾叶炭，类似无烟灸条，但其长度为 2 cm，直径为 1 cm，一端有小孔，点燃后可插于针柄上，燃烧时间为 30 分钟。因其外形像小帽，可戴于毫针上，故又称帽炷灸。帽炷灸，既无烟，不会污染空气；同时，其作用时间又长，是一种较为理想的温针灸法(图 6-2-9)。

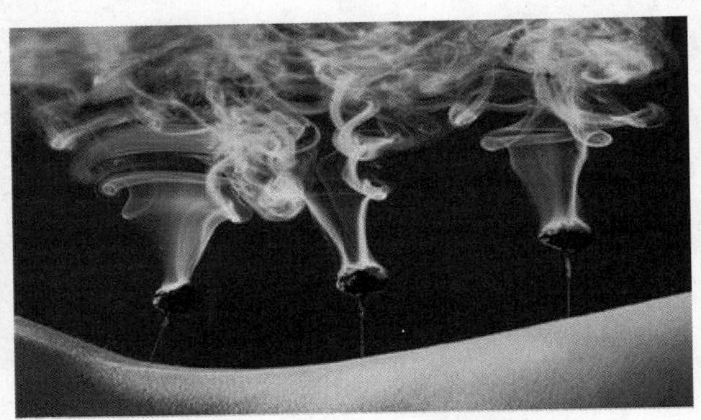

图 6-2-9　温针灸法

四、灸法的护理

(1) 施术者应严肃认真，专心致志，精心操作。施灸前应向患者说明施术要求，消除其恐惧心理，取得患者的合作。若需选用瘢痕灸时，必须先征得患者同意。

(2) 若无特殊情况，施灸时一般按照先上部后下部，或先阳经后阴经，或先头身后四肢的次序进行，以免升阳上火。

(3) 临床施灸应选择正确的体位，要求患者的体位平正舒适，避免因身体移动而烧伤皮肤或衣物。

(4) 施灸时，对颜面五官、阴部、有大血管分布等部位不宜选用直接灸法，妊娠期妇女的腹部及腰骶部不宜施灸。

(5) 施灸中要随时询问患者局部皮肤灼热感程度，以便及时调整，防止灼伤皮肤。

(6) 温针灸时，要注意防止艾灰脱落，以免造成皮肤及衣物的烧损。施灸后局部皮肤微红灼热属正常，若局部出现水疱，只要不擦破，可任其自然吸收。若水疱过大，可用消毒针从疱底刺破，放出水液后，再涂以龙胆紫药水。对于化脓灸者，在灸疮化脓期间，不宜从事体力劳动，要注意休息，预防感染。若有继发感染，应及时对症处理。

(7) 使用艾炷大小、壮数多少或艾条熏灼时间长短等，应根据患者的病情、体质、年龄、施灸部位及季节气候等决定。

(8) 施术的诊室，应注意通风，保持空气清新，避免烟尘过浓，污染空气，伤害人体。

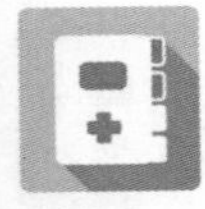

Note

艾灸技术操作流程见图 6-2-10。

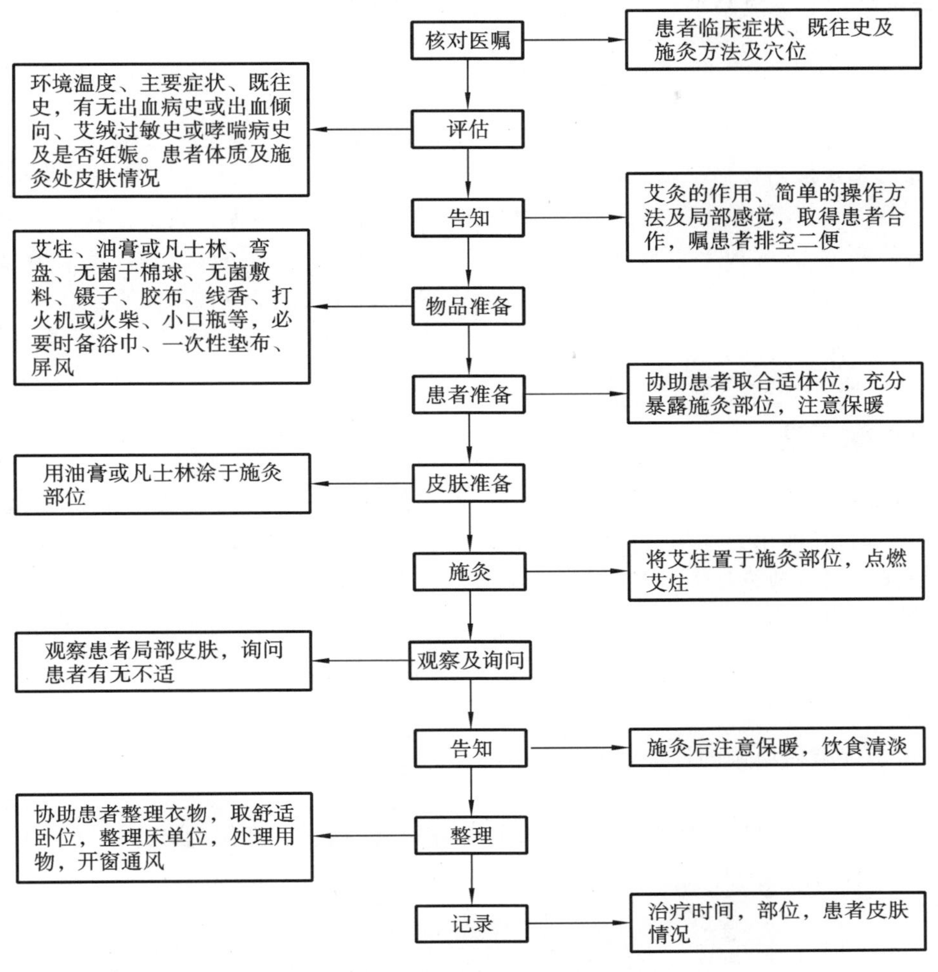

图 6-2-10 艾灸技术操作流程图

（娄淑哲）

第三节 推拿疗法与护理

推拿是指在中医基本理论指导下，应用手法作用于人体体表或经络腧穴，从而达到治疗或预防保健效果的一种中医特色疗法。

一、适用范围

推拿能够治疗内、外、妇、儿、骨伤、五官各科的多种疾病，有疏通经络、调和阴阳、理筋整复、滑利关节、增强抵御疾病的能力等作用。此外，推拿也越来越多地应用于养生保健和美容美体等行业。推拿按治疗人群分为成人推拿和小儿推拿，本节内容仅介绍成人推拿。

二、操作前准备

1. 用物准备 治疗巾、必要介质（水、油剂、膏剂等润肤介质）、纱布等。

2. 环境准备 居室整洁明亮，室温 18～22 ℃，湿度 50%～60%，保护患者隐私，必要时备屏风。

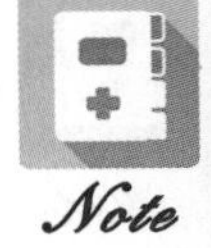

3. 患者准备 全身放松，取舒适体位，暴露操作部位，注意保暖并铺好治疗巾。

4. 操作者准备 心态放松平和，修剪指甲，防止损伤患者皮肤。清洁和温暖双手，选择便于操作的体位。

知识链接

常用推拿体位包括仰卧位、俯卧位、侧卧位和端坐位。仰卧位即患者平躺，仰面朝上，四肢自然伸展，双上肢放于身体两侧；俯卧位即患者俯卧，面部朝下，将头放置于按摩床的孔洞中，四肢自然伸展，双上肢放于身体两侧；侧卧位即患者侧躺，面部朝向一侧，下肢自然屈曲，或一曲一伸；端坐卧位即患者坐在椅子上，挺胸抬头，两脚分开与肩同宽，上肢自然下垂，两手放于膝盖上。

三、常用推拿手法

推拿手法有很多种，每种推拿手法也各有特色，但它们都有一些共同的动作要求，即均匀、有力、持久、柔和、深透。“均匀”即用力均匀、全面、平稳，节律相同；“有力”不是蛮力，是一定力量的技巧力；“持久”即推拿需要保质保量地维持一定的时间，达到治疗或保健效果；“柔和”即动作轻柔和缓，变化动作时自然流畅，变换位置时移动要慢；“深透”即按摩效果不仅仅局限于皮肤，而且要到达深部的筋腱、肌肉、脏腑等。

（一）摆动类手法

以指、掌、腕或前臂做协调的连续摆动的一类手法，统称为摆动类手法，包括揉法、㨰法、一指禅推法等。

掌揉法视频

1. 揉法 用手掌鱼际部分、掌根或手指指腹附着于体表，做轻柔和缓的环形摆动。包括指揉法、掌揉法（图 6-3-1）和鱼际揉法。频率为每分钟 120～160 次。

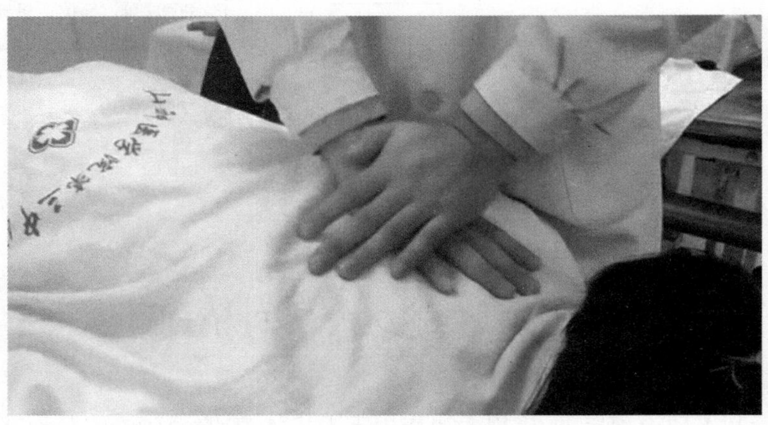

图 6-3-1 掌揉法

本法适用于全身，有疏经通络、活血散瘀、温中散寒、宽胸理气、调和脾胃等作用。

㨰法视频

2. 㨰法 用手背近小指部分或小指、无名指和中指的掌指关节着力于一定的部位或穴位，通过腕关节的连续屈伸外旋和前臂的内外旋连续动作，使之形成轻重交替、连续不断的㨰动运动。频率为每分钟 120～160 次。

本法适用于颈项、肩背、腰臀及四肢关节肌肉较丰厚的部位，有舒筋活血、滑利关节、缓解疲劳的作用（图 6-3-2）。

3. 一指禅推法 用拇指指端或指腹着力，沉肩、垂肘、悬腕，腕部放松，通过前臂与腕摆动、带动拇指关节的摆动运动。频率为每分钟 120～160 次。

本法适用于头面、胸腹及四肢。具有舒筋活络、调和气血、调和脾胃、活血散瘀等作用。

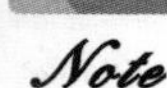

Note

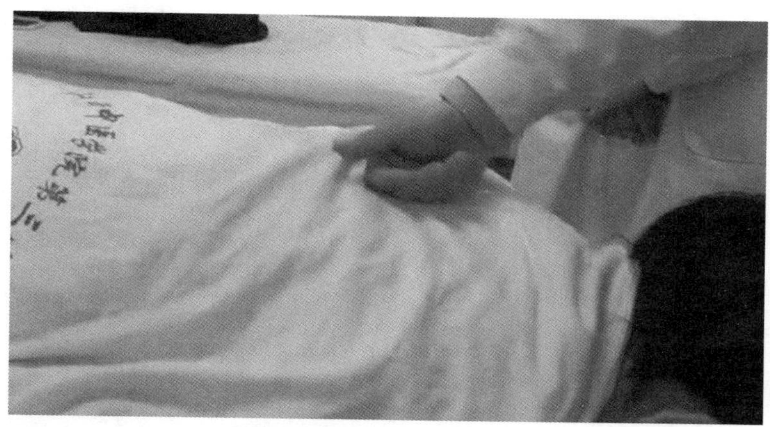

图 6-3-2 㨰法

（二）摩擦类手法

以指、掌及肘部在体表进行直线往返或环旋动作，使之产生摩擦感的一类手法，统称为摩擦类手法。这类手法包括摩法、擦法、推法、搓法和抹法等。

1. 摩法 用手掌掌面或手指指腹附着于一定的部位或穴位，以腕部连同前臂做环形而有节奏的回旋运动。频率为每分钟 120 次。

摩法视频

本法适用于胸腹、胁肋部，有调节脾胃、理气和中、消食导滞的作用。摩动方向分为顺时针和逆时针，顺时针为补益法，养生保健；逆时针为泻法，促进排泄（图 6-3-3）。

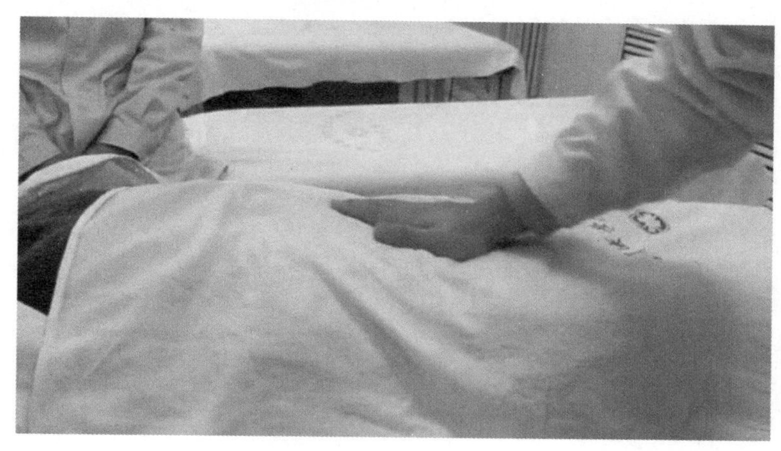

图 6-3-3 摩法

擦法视频

2. 擦法 用手掌大、小鱼际或掌根吸附于一定部位，做直线往返运动。频率为每分钟 100～120 次。

本法适用于胸腹、腰臀、肩背及四肢部，有温经散寒、疏通气血、调和脾胃的作用。

掌推法视频

3. 推法 用指、掌或肘部附着于一定部位，进行单向直线或弧线推动，包括指推法、掌推法（图 6-3-4）和肘推法。

本法适用于全身，有舒筋活络、促进血液循环的作用。

搓法视频

4. 搓法 用双手掌面夹住患者肢体，相对用力快速上下揉搓。

本法适用于腰背、胁肋及四肢，常作为推拿结束手法，有舒筋通络、调和气血、放松肌腱的作用。

操作时，要做到“紧搓慢移”，即双手相对用力，紧紧吸附于按摩部位，搓动要快，移动要慢。手法由轻到重，再由重到轻，由慢到快，再由快到慢（图 6-3-5）。

5. 抹法 用单手或双手拇指指腹，做上下、左右或弧形曲线往返移动。包括掌抹法和指抹法。

本法适用于头面、颈项、胸腹、腰背部，常作为推拿的起始或结束手法，有开窍醒脑、明目安神、舒筋

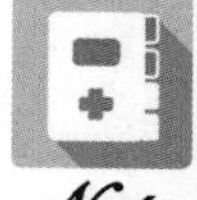

Note

图 6-3-4　掌推法

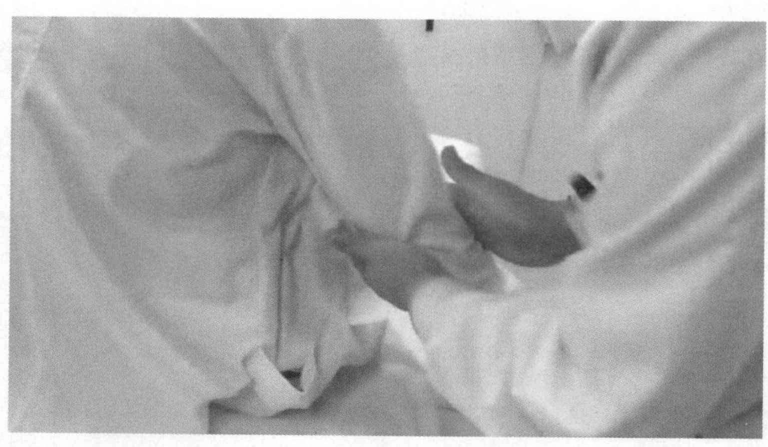

图 6-3-5　搓法

活络的作用。

（三）挤压类手法

以指、掌或肢体其他部位按压体表经穴或部位，使其产生挤压感觉的一类手法，统称为挤压类手法。这类手法包括点法、按法、拿法、捏法、捻法、掐法、压法、踩跷法和弹拨法等。

1. 点法　以手指指端或指尖关节对一定的部位或穴位做点压动作。用力由轻到重，稳而持续，以有酸、麻、胀、痛感或患者能耐受为宜。

本法适用于全身穴位，有通经活络、补泻经气、调和阴阳等作用（图 6-3-6）。

掌按法视频

2. 按法　用手指或手掌或肘着力于一定的部位或穴位，垂直向下深按，按而留之，包括指按法和掌按法（图 6-3-7）。用力宜由轻到重，不宜暴力骤然按压。

本法适用于全身穴位和腰背部，有温经散寒、疏通经络、理筋整复的作用。

3. 拿法　用拇指和其余手指相对用力，抓住施治部位的肌肤筋膜，捏而提起，进行节律性提捏。用力宜由轻到重，动作宜和缓连续。

本法适用于颈项、肩背、腰臀及四肢肌肉丰厚处，有舒筋活络、祛风散寒、解痉止痛、开窍醒神的效果（图 6-3-8）。

拿法视频

4. 捏法　用拇指和其余手指相对用力，抓住施治部位肌肤筋膜，捏起并相对用力挤压的动作。用力宜均匀柔和，动作连贯。

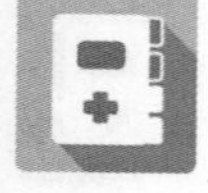

Note

5. 捻法　用拇指和食指指腹相对用力，捏住手指、脚趾做对称捻动揉搓动作。用力宜轻柔和缓，移动要慢。

本法适用于手指、脚趾，常配合抖法、搓法等，作为推拿结束手法，有疏通经络、滑利关节、消肿止痛

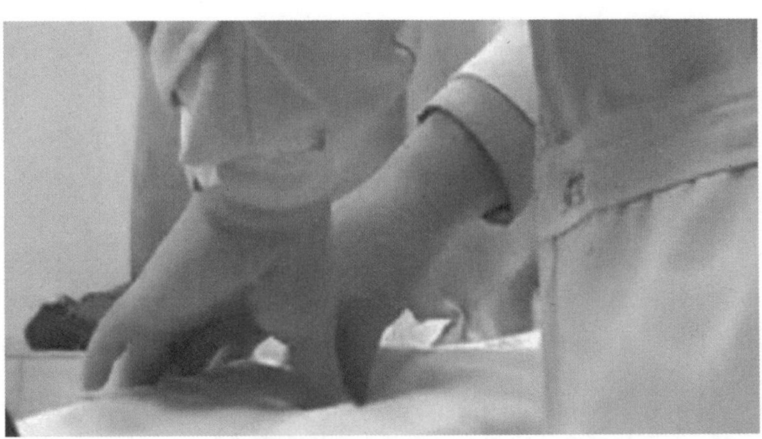

图 6-3-6 点法

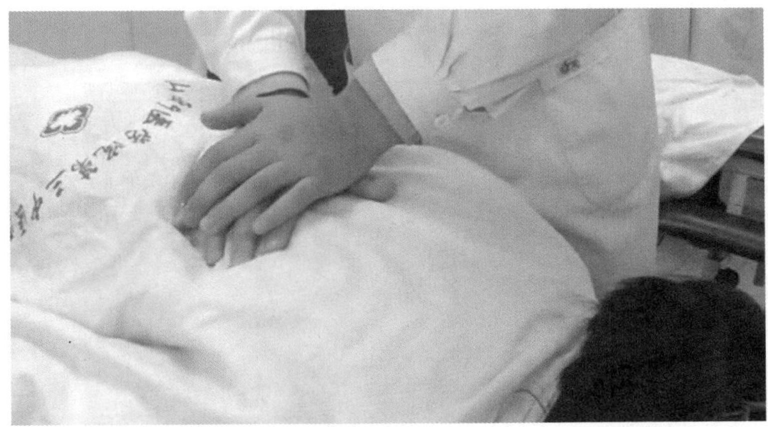

图 6-3-7 掌按法

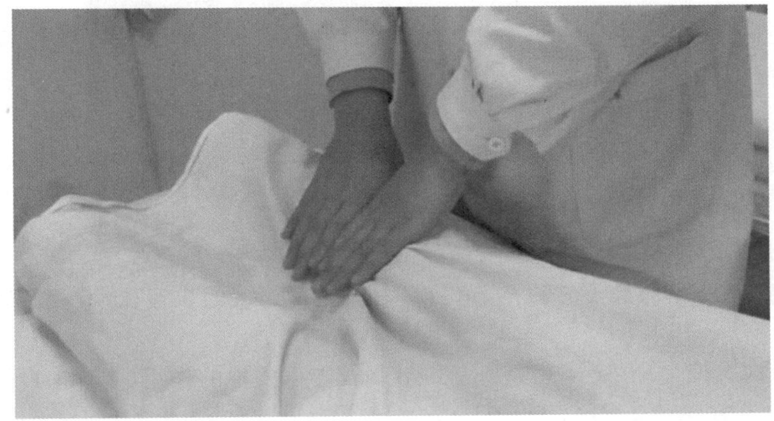

图 6-3-8 拿法

的作用(图 6-3-9)。

6. 掐法 用拇指指甲垂直用力掐压穴位。操作时逐渐用力，深透为止，但不可使用暴力，也不可掐破皮肤。

本法适用于头面部及四肢经穴，多用于急救和止痛，如人中、足三里等穴位，有疏通经络、调和气血、回阳救逆、镇静安神的作用(图 6-3-10)。

(四) 振动类手法

以节律性的轻重交替的活动，持续地作用于肢体，使其产生振动感觉的一类手法，统称为振动类手

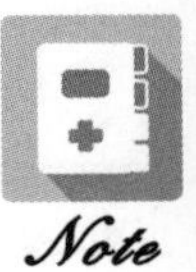

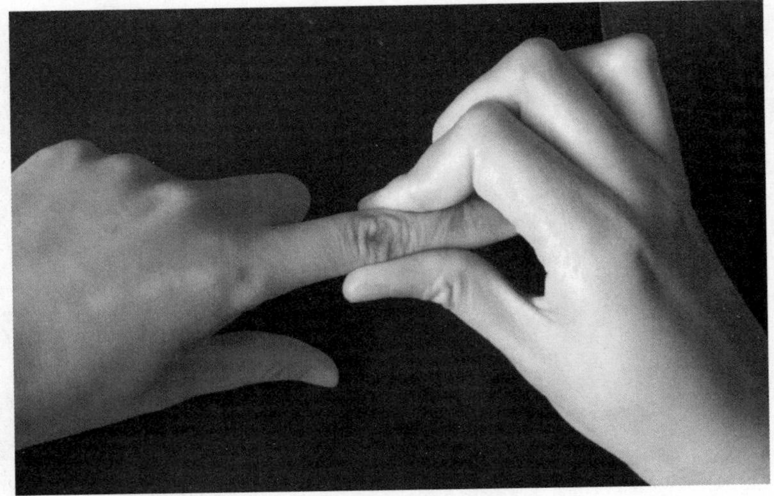

图 6-3-9　捻法

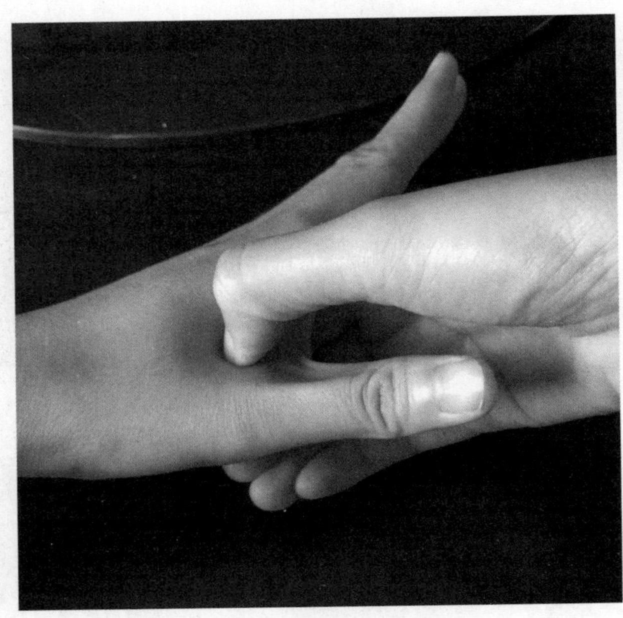

图 6-3-10　掐法

法。这类手法包括振法和抖法。

1. 振法　用手指或手掌附着于一定的部位或穴位，进行连续的快速振动。振动幅度小，频率快，每分钟 300～500 次。

振法视频

本法适用于全身，有理气和中、调和脾胃、温经止痛、养血安神的作用(图 6-3-11)。

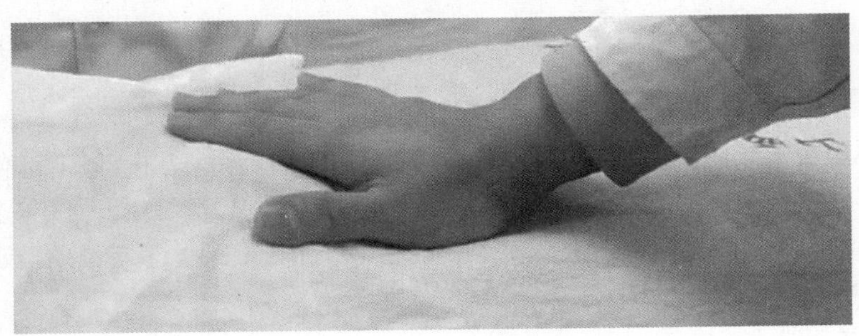

图 6-3-11　振法

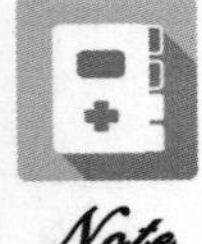

Note

2. 抖法 用单手或双手握住患者手或脚，做上下小幅度的抖动动作。频率要快，上肢每分钟 250 次，下肢每分钟 100 次。

本法适用于四肢，有舒筋活络、松解关节、松解粘连、理筋整复的作用。

（五）叩击类手法

用手掌、拳背、鱼际、指端或棒等有节律地击打人体体表，使之产生叩击感觉的一类手法，统称为叩击类手法。这类手法包括拍法、击法等。

1. 拍法 对一定部位用掌指部着力，五指并拢成虚掌拍打或用特制器具拍打。频率为每分钟 80～140 次。

拍法视频

本法适用于全身，有调和气血、放松肌肉、缓解痉挛的作用。

2. 击法 用拳、掌根、小鱼际或棒有节律地击打体表的打击动作。

本法适用于全身，肌肉、肌腱多的地方为宜。有疏通气血、疏通经络、开窍醒脑的作用。

（六）运动关节类手法

对关节做被动活动的一类手法，统称为运动关节类手法。这类手法包括摇法、扳法和拔伸法等。扳法和拔伸法危险性大，专业性强，需经验丰富，故本节不做介绍。

摇法：用一手握住关节近端，另一手握住关节远端，做和缓匀速的回旋动作。

本法适用于颈项、腰部及四肢关节，被广泛地应用于康复治疗。有缓解痉挛、滑利关节、预防粘连、增加关节活动度等作用。

知识链接

少儿推拿因少儿的生理、病理规律与成人推拿不同，故少儿推拿手法和成人推拿手法有不同的体系，如手法种类、术式和操作方面。少儿推拿是从推拿手法中分化出来的，种类较少，故现在有将整体推拿应用于少儿推拿的趋势。应用少儿推拿时，操作的力度、顺序、时间及频率需符合少儿的生理、病理规律。少儿推拿保健越来越多地受到家长们的重视，是中医“治未病”的很好体现。

四、推拿疗法的护理

（1）各种出血和出血倾向疾病、皮肤破溃和皮肤病、急性传染病、急性器官衰竭、恶性肿瘤等导致体质虚弱的消耗性疾病、内脏损伤、脊髓损伤、不明病因的疾病、因精神疾病等不能配合的患者及月经期和妊娠期妇女，禁止使用推拿；对有心脑血管疾病的患者，不推荐推拿。

（2）年老体弱、久病体虚、极度疲劳、过饱过饥者及醉酒后、暴怒后、剧烈运动后不宜按摩。

（3）操作前做好患者的核对解释工作以取得配合，告知患者推拿的作用和局部感觉，用简单的操作方法演示。对于有推拿要求的心脑血管疾病患者，必须将发生意外的可能性告知患者和家属，并记录在病历。

（4）评估患者的主要症状、临床表现、既往史、推拿部位的皮肤情况、对疼痛的耐受程度、心理状态及合作程度。按摩前嘱患者排空大小便，全身放松。

（5）操作者修剪指甲，除去手部饰品，以免划伤患者皮肤。

（6）按摩时，力度适中，一般以患者能耐受为宜，遵循由轻到重、从上往下、由浅至深、从前往后的顺序。

（7）操作时，要密切观察患者反应，力度以治疗者能耐受为宜。若有不适，及时调整力度或停止操作，以免发生意外。刺激较大的手法，年老体弱者不宜选用。

（8）推拿过程中可能出现意外情况，如：晕厥，与“晕针”原因和处理方法相同；小块皮肤破损和疼痛，一般无须处理，1～2 天后症状可缓解或消失；大块皮肤破损，用安尔碘消毒，必要时清创；出血，给予止血并加压包扎，及时送医治疗；骨折，给予制动、包扎、外固定，及时送医治疗。若有突发意外情况，立

Note

即停止操作，及时送医抢救或治疗。科室应准备常规急救设备和药品。

推拿疗法操作流程见图 6-3-12。

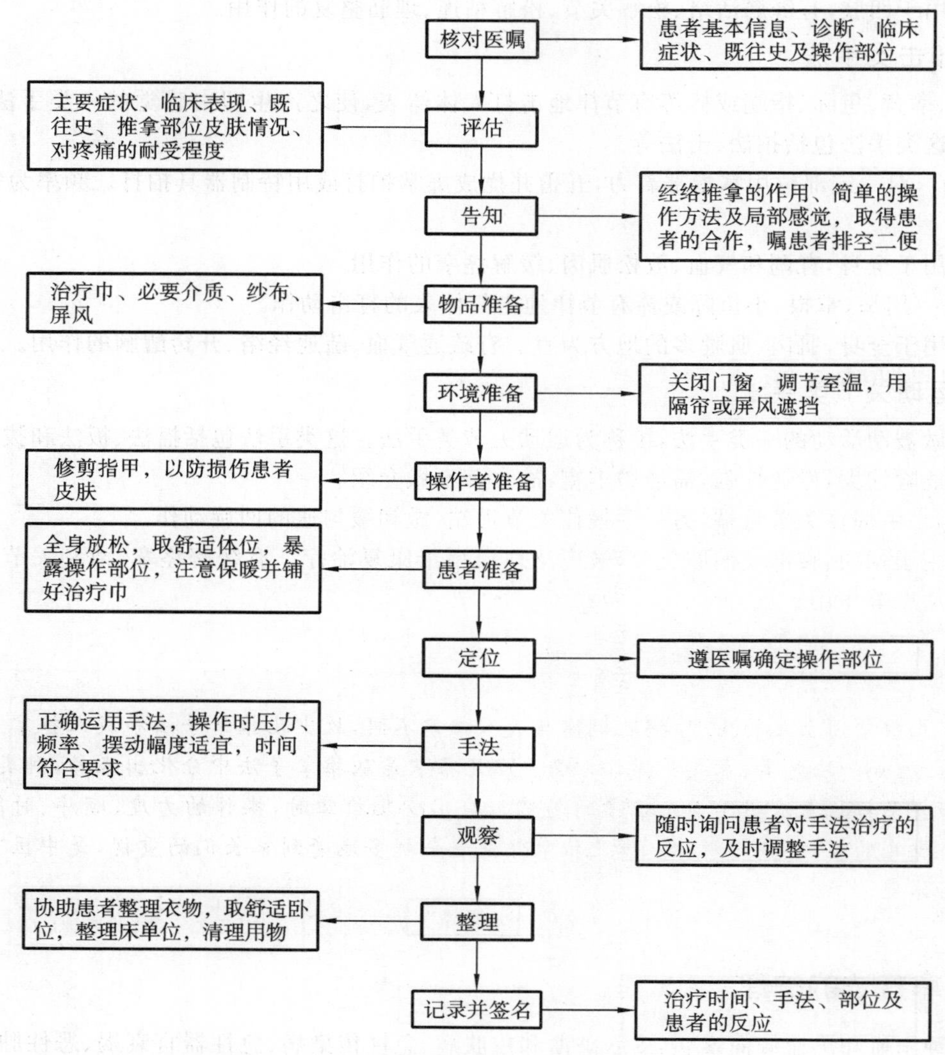

图 6-3-12　推拿疗法操作流程图

（部海霞）

第四节　拔罐疗法与护理

PPT 课件

拔罐疗法是以罐为工具，利用燃烧、抽吸、蒸汽等形成罐内负压，使罐吸附于腧穴或体表一定部位，使局部皮肤充血或瘀血，达到温经通络、祛风散寒等防治疾病目的的中医外治疗法。

一、适用范围

（1）头痛、颈肩痛、腰背痛、失眠。

（2）风寒型感冒所致咳嗽等症状。

（3）疮疡、毒蛇咬伤的急救排毒等。

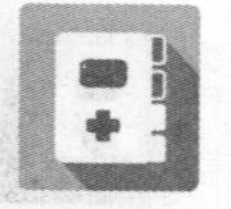
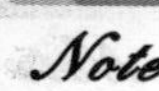

二、常用罐具

常用罐具包括玻璃罐、陶罐、竹罐、抽气罐等。

三、用物准备

治疗盘、罐具(检查罐口边缘是否光滑)、润滑剂、直止血钳、95%酒精棉球、打火机或火柴、广口瓶、清洁纱布或自备毛巾,必要时备浴巾、屏风、毛毯。

四、操作方法(以玻璃罐为例)

(1) 核对医嘱,备齐用物,携至床旁。

(2) 根据拔罐部位选择罐具的大小及数量,检查罐口边缘是否光滑,有无破损。

(3) 做好解释,取得配合。

(4) 协助患者取合理、舒适体位。

(5) 充分暴露拔罐部位,注意保护隐私及保暖。

(6) 以玻璃罐为例:使用闪火法、投火法或贴棉法将罐体吸附在选定部位上。

(7) 观察罐具在皮肤上的吸附情况和皮肤颜色变化,随时询问患者感受。

(8) 起罐时,左手扶住罐具向左倾斜,右手食指或拇指按住罐口右侧皮肤,等空气进入罐内,即可起罐,不可硬行上提或旋转提拔。

(9) 操作完毕,协助患者整理衣着,安置舒适体位,整理床单位。

(10) 清理用物,消毒罐具,备用。

(11) 洗手,记录,签名。

五、拔罐手法

1. 常用拔罐手法

(1) 闪罐:以止血钳夹住酒精棉球,点燃后迅速放入罐内中段绕行 1～2 圈,将止血钳取出,立即将罐扣于施术部位皮肤,使罐具紧紧吸附于皮肤表面,立即拔起,如此反复吸拔多次,直至皮肤潮红为度。

(2) 走罐:先在施术部位涂一层润滑剂,将罐具吸附于皮肤上,再以手握住罐体,前后推拉,反复数次,至皮肤潮红为度。

(3) 留罐:又称坐罐,即火罐吸附于施术部位后留置 10～15 分钟。

2. 其他拔罐方法

(1) 煮罐法:一般使用竹罐,将竹罐倒置在沸水或药液中,煮沸 1～2 分钟,用镊子夹住罐底,提出后用毛巾吸去表面水分,趁热按在皮肤上半分钟左右,令其吸牢。

(2) 抽气罐法:用抽气罐置于选定部位上,抽出空气,使其产生负压而吸于体表。

六、拔罐疗法的护理

1. 评估

(1) 病室环境及温度。

(2) 患者拔罐部位的皮肤状况。

(3) 患者对拔罐操作的认识和接受程度。

(4) 对全身状况的评估,主要有疾病的主要症状、既往史、凝血机制及女性患者是否处于妊娠期或月经期。

2. 注意事项

(1) 凝血机制障碍、呼吸衰竭、重度心脏病、严重消瘦,孕妇的腹部、腰骶部及严重水肿等不宜拔罐。

(2) 拔罐时要选择适当体位和肌肉丰满的部位,骨骼凹凸不平及毛发较多的部位均不适宜。

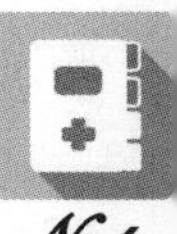

(3) 儿童、年老体弱者及面部拔罐的吸附力不宜过大。

(4) 拔罐时要根据不同部位选择大小适宜的罐，检查罐口边缘是否光滑，罐体有无裂痕。

(5) 拔罐和留罐中要注意观察患者的反应，患者如有不适感，应立即起罐；不适严重者可让患者平卧，保暖并饮热水或糖水，还可揉内关、合谷、太阳、足三里等穴。

(6) 起罐后，皮肤会出现与罐口大小相当的紫红色瘀斑，为正常表现，数日方可消除。出现小水疱，不必处理，可自行吸收；若水疱较大，消毒局部皮肤后，用注射器吸出液体，覆盖消毒敷料。

(7) 嘱患者保持体位相对固定；保证罐口光滑无破损；操作中防止酒精棉球点燃后酒精下滴烫伤皮肤；点燃酒精棉球后，切勿较长时间停留于罐口及罐内，以免将火罐烧热烫伤皮肤。

拔罐技术操作流程见图 6-4-1。

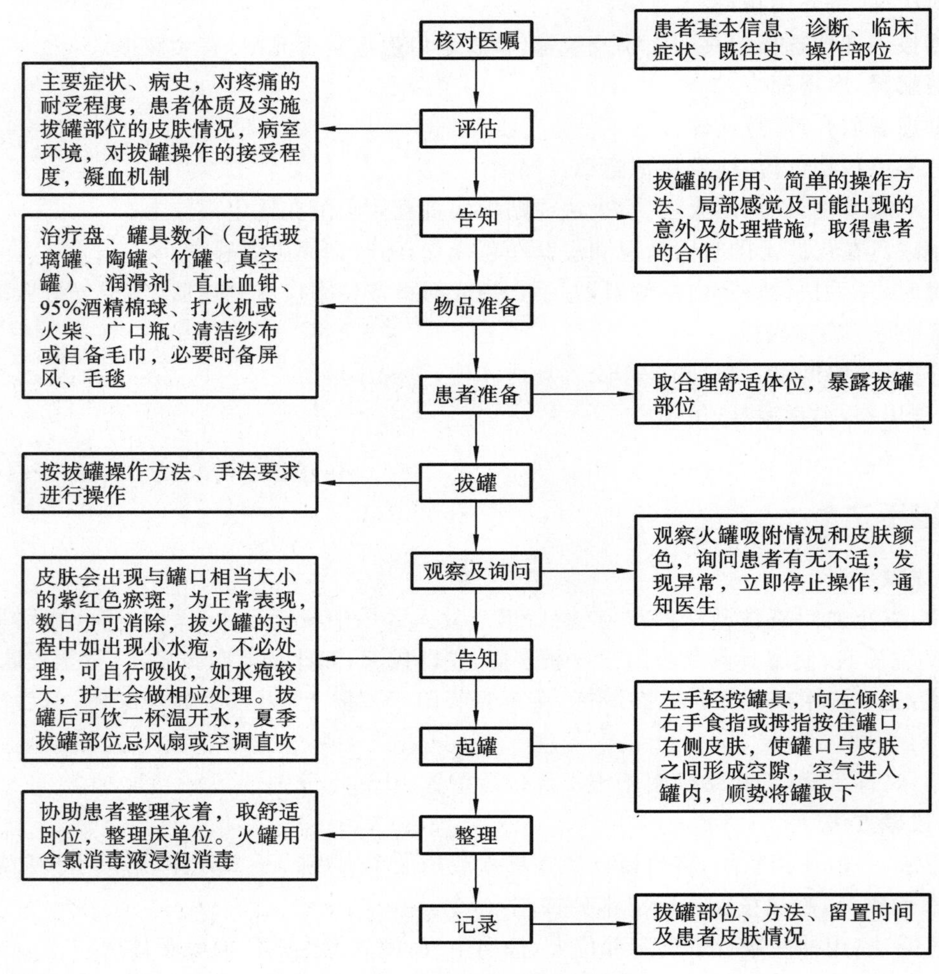

图 6-4-1 拔罐技术操作流程图

（杜 娟）

PPT 课件

第五节 刮痧疗法与护理

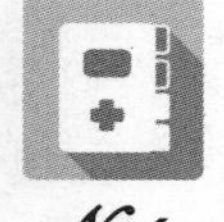

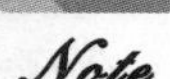

一、刮痧的基本知识

刮痧法是应用边缘钝滑的器具，在患者体表一定部位反复刮动，使局部皮下出现瘀斑，从而达到疏通腠理、逐邪外出目的的一种技术操作。

（一）刮痧用具和刮痧介质

一般来说，凡边缘钝滑的器具均可作刮痧工具，如铜钱、硬币、瓷匙等。专业刮痧工具主要为水牛角、玉石、木鱼石三种材质的刮痧板。刮痧时可应用多种物质作为介质，如刮痧油、刮痧乳、香油、橄榄油、茶油、白酒、温水等，它们不但可以加强手法作用，提高治疗效果，而且可起到润滑和保护皮肤的作用。

（二）刮痧部位

刮痧常用的部位有背部。患者取侧卧位或俯卧位，或伏坐于椅背上。先从第 7 颈椎起，沿督脉自上而下刮至第 5 腰椎，然后从第 1 胸椎旁沿肋间由内向外弧形刮拭。以上为最主要的刮痧部位。头部刮痧取眉心、太阳穴，颈项部刮痧取项部、双肩，四肢刮痧取臂弯（肘的屈侧面）、膝弯（腘窝）等处。

（三）刮痧原则

先对刮痧部位进行消毒。然后手持刮痧板蘸取刮痧油或清水，从上至下、由内向外、先轻后重再轻地刮动，刮至皮肤表面干涩时，蘸取介质再刮，直至皮肤表面出现红色或紫红色的瘀斑或瘀点为止。操作时间一般为 20 分钟左右，或以患者能耐受为度。

刮痧的常用顺序为自上向下，先头部、背部、腰部或胸部、腹部，后四肢。每个部位均应先刮阳经再刮阴经，先刮身体左侧再刮身体右侧。刮背部、胸部时应由内向外沿肋间神经走行部位弧形刮动，动作柔和缓慢，并且顺一个方向刮动，不可来回刮。小儿及皮肤细嫩者可用棉纱线、头发、麻团等进行刮痧，以防损伤皮肤。

二、刮痧的操作方法

刮痧时手握住刮痧板，刮痧板的底端贴于掌心，拇指和另外四指自然放置在刮痧板两侧，刮拭时向下的按压力来自掌心。

1. 边刮法 将刮痧板的整个边缘与皮肤表面成 60°角，利用腕力均匀地向同一方向刮拭。本法适用于胸、背、腹部、四肢等身体较平坦的部位。

2. 角刮法 使用刮痧板角形部位与皮肤表面成 45°角，自上向下，由里及外刮拭，注意用力和缓以防伤及皮肤。本法适用于关节、脊柱两侧、骨突周围穴位。

3. 点压法 用刮痧板突出部位与皮肤表面成 90°角，向下按压并逐渐加力，以患者能耐受为度，保持 3～5 秒钟后抬起，待肌肉恢复原状再逐渐加力按压，如此反复 5～10 次。本法刺激性较强，适用于肌肉丰厚部位的穴位。

4. 拍打法 用手轻握刮痧板一端，利用腕关节的上下运动带动刮痧板另一端拍打穴位，注意力道和缓均匀，每次拍打 20 下左右为宜。本法适用于腰背部、前臂、肘窝及腘窝。

5. 平抹法 用腕力带动刮痧板边缘在皮肤表面单方向、力道均匀地平滑移动。本法适用于额部、颧部、颈部。

6. 梳刮法 刮痧板与头皮成 45°角，从前发际或两侧太阳穴力道轻柔、均匀地向后发际刮拭。本法适用于头部。

三、刮痧的适应证和护理

（一）适应证

刮痧适用于外感病中的中暑、发热、胸闷、呕吐、头昏、晕厥等，以及夏秋季节伤暑、伤食、伤湿等而出现的呕吐、腹泻、腹痛等证。

（二）护理

（1）保持诊室内空气新鲜，以防复感风寒而加重病情。

（2）操作中用力要均匀，勿损伤皮肤。

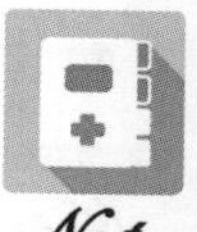

Note

(3) 刮痧过程中要随时观察病情变化，若发现异常，立即停刮，报告医生并配合处理。

(4) 刮痧后嘱患者避风并稍休息，可饮用一杯热水，保持情绪安定，饮食宜清淡，忌食生冷油腻之品，3小时内不能洗澡。

(5) 使用过的刮具，应消毒后备用。

(6) 体形过于消瘦、有出血倾向、皮肤病变处等禁用此法。

（刘　学）

第六节　耳穴压豆法与护理

PPT 课件

耳穴压豆法是采用胶布将介质（如王不留行籽、菜籽、磁珠）固定在耳穴处，通过适度的揉、按、捏、压等，产生热、麻、胀、痛等刺激，以达到治疗目的的一种外治疗法，属于由耳针疗法发展而来的一种中医操作技术。

一、适用范围

耳穴压豆法既可用于疾病预防和平时保健，亦可用于内、外、妇、儿、五官科及内分泌代谢等疾病的治疗。

1. 耳穴预防　主要用于多种传染病的预防，如流行性感冒、流行性腮腺炎等，也可以用于其他疾病的预防。

2. 耳穴保健　包括戒烟、戒酒、减肥、美容等。

3. 耳穴治疗

(1) 各种疼痛性疾病：如头痛、三叉神经痛、坐骨神经痛等神经性疾病，扭伤、挫伤等外伤性疼痛，五官、颅脑、胸腹、四肢各种外科手术后所产生的伤口痛，麻醉后的头痛、腰痛等手术后遗症等。

(2) 一些功能紊乱性疾病：如眩晕、心律不齐、高血压、多汗症、肠功能紊乱、月经不调、遗尿、神经衰弱、癔症等。

(3) 过敏与变态反应性疾病：如过敏性鼻炎、哮喘、过敏性结肠炎、荨麻疹等。

(4) 各种慢性疾病：如腰痛、肩周炎、消化不良、肢体麻木等。

二、操作前准备

操作前准备主要包括评估、告知和物品准备三部分。

1. 评估

(1) 主要症状、既往史，是否属于耳穴压豆的适应证。

(2) 对疼痛的耐受程度。

(3) 有无对胶布、药物等过敏情况。

(4) 耳部皮肤情况。

2. 告知

(1) 耳穴压豆的局部感觉：热、麻、胀、痛。如有不适，及时通知护士。

(2) 每日自行按压3～5次，每次每穴1～2分钟。

(3) 耳穴压豆脱落后，应通知护士。

3. 物品准备

治疗盘、王不留行籽或莱菔籽等介质、胶布、75%酒精、棉签、探棒、止血钳或镊子、弯盘、污物碗，必要时可备耳穴模型、耳穴电针仪。

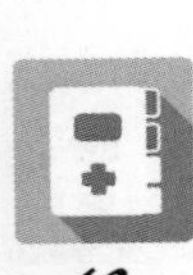
Note

三、操作方法

(1) 核对医嘱,评估患者,做好解释。

(2) 备齐用物,携至床旁。

(3) 协助患者取合理、舒适体位。

(4) 遵照医嘱,使用探棒或耳穴电针仪探查耳穴敏感点,确定贴压部位。

(5) 用棉签蘸取75%酒精自上而下、由内到外、从前到后消毒耳部皮肤。

(6) 选用质硬而光滑的介质(如王不留行籽或莱菔籽等),粘在0.7 cm×0.7 cm大小的胶布中央,用止血钳或镊子夹住并贴敷于选好的耳穴部位上,并给予适当按压(揉),使患者有热、麻、胀、痛的感觉,即“得气”。

(7) 观察患者局部皮肤,询问有无不适感。

(8) 常用按压手法:

①对压法:用食指和拇指的指腹置于患者耳廓的正面和背面,相对按压,至出现热、麻、胀、痛的感觉,食指和拇指可边压边左右移动,或做圆形移动,一旦找到敏感点,则持续对压20～30秒。此法对内脏痉挛性疼痛、躯体疼痛有较好的镇痛作用。

②直压法:用指尖垂直按压耳穴,至患者产生胀痛感,持续按压20～30秒,间隔少许,重复按压,每次按压3～5分钟。

③点压法:用指尖一压一松地按压耳穴,每次间隔0.5秒。本法以患者感到胀而略沉重刺痛为宜,用力不宜过重。一般每次每穴可按压27下,具体可视病情而定。

(9) 操作完毕,协助患者取舒适体位,整理床单位。

四、注意事项

(1) 严重心脏病患者不宜使用,更不宜采用强刺激。如电针、放血等。

(2) 严重的器质性病变患者,如重度贫血、血友病,不宜针刺,可用耳穴压豆法。

(3) 孕妇40天至3个月者不宜针刺,5个月后需要治疗者,可给予轻刺激;不宜针刺子宫、腹、卵巢、内分泌。有习惯性流产者禁用耳穴治疗。

(4) 孕妇做耳穴压豆,宜用轻刺激手法,对习惯性流产者应慎用。

(5) 耳廓贴压穴位不宜过多,耳廓前后部分均可选用穴位贴压。肩背部、腰腿部病变选用耳背 穴位效果更佳。

(6) 贴压后患者自行按摩时,以按压为主,切勿揉搓,以免搓破皮肤造成耳穴感染。

(7) 在针刺中及留针期间,患者感到局部热、麻、胀、痛或感觉循经络放射传导为“得气”。应密切观察有无晕针等不适情况。

(8) 执行无菌操作,预防感染。起针后如针孔发红,应及时处理。

(9) 使用耳穴压豆法治疗扭伤及肢体活动障碍者,埋针后待耳廓充血具有发热感觉时,嘱患者适当活动患部,并配合患部按摩、艾条灸等,以提高疗效。

耳穴压豆法操作流程见图6-6-1。

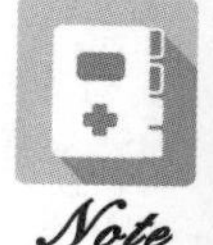

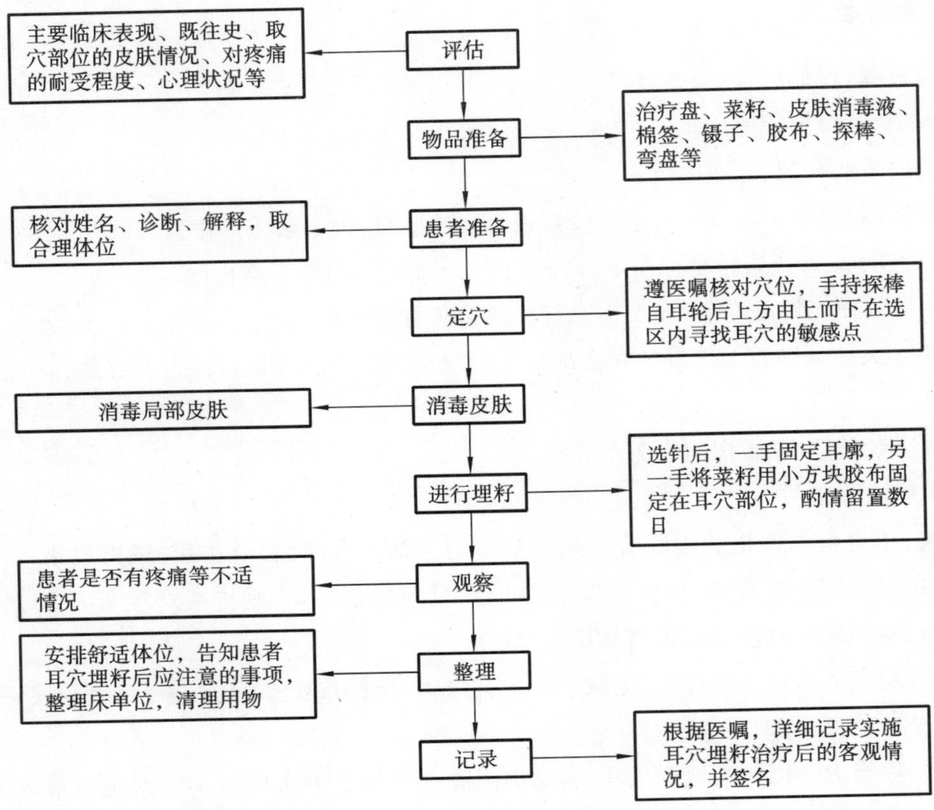

图 6-6-1　耳穴压豆法操作流程图

耳穴压豆操作视频

（王晓伟）

第七节　熏洗法与护理

药物熏洗法是以中医药基本理论为指导，经过辨证选用一定的方药，将其加热煎煮后，先用蒸汽熏疗，再用药物淋洗、浸浴全身或患处局部，此是借助热力和药力综合作用，以达到疏通腠理、温通经络、疏散风寒、活血止痛、祛风除湿、清热解毒、杀虫止痒等功效，属于中医外科的一种治疗操作方法。

PPT 课件

一、适用范围

药物熏洗法的适应范围很广，涉及内科、外科、妇科、儿科、男科、皮肤科、五官科、骨伤科和肛肠科等数百种疾病。

1. 内科疾病　感冒、咳嗽、哮喘、肺痈、中风、高血压、头痛、呕吐、腹胀、便秘、淋证、脚气等。

2. 外科疾病　疔疮、痈疽、乳痈、烫伤、痔疮、肛裂、流火、软组织损伤、血栓闭塞性脉管炎、腱鞘炎等。

3. 妇科疾病　闭经、痛经、带下病、外阴瘙痒、外阴溃疡、外阴白斑、阴肿、阴疮、宫颈糜烂、盆腔炎、子宫脱垂等。

4. 儿科疾病　湿疹、腹泻、痄腮、麻疹、遗尿、小儿麻痹症等。

5. 骨伤科疾病　骨折、脱臼、外伤性关节僵化症、外伤性关节滑囊炎、肋软骨炎、肩周炎、网球肘、骨质增生、化脓性骨髓炎等。

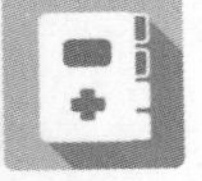

Note

6. 五官科疾病 睑缘炎、结膜炎、睑腺炎、巩膜炎、急慢性结膜炎、泪囊炎、鼻衄、鼻窦炎、唇炎、耳疮、角膜炎、鼻炎、鼻息肉、面神经炎等。

7. 皮肤科疾病 湿疹、脓疱疮、皮肤瘙痒、手足癣、银屑病、扁平疣等。

8. 美容美发 痤疮、头疮、斑秃、增白悦颜、祛斑等。

9. 男科疾病 前列腺炎、前列腺增生、性功能障碍、阳痿、早泄等。

二、用物准备

治疗盘,治疗卡,药液(药物由医生按病情辨证组合而成),熏洗盆(根据熏洗部位的不同选用盆、桶、治疗碗、有孔座椅等),水温计,毛巾,必要时备屏风,或按条件和需要备中草药熏蒸治疗机。

三、操作方法

1. 操作前准备 护士着装整齐,洗手,戴口罩;备齐用物携至床旁,核对医嘱、患者姓名、诊断、部位及具体方法,做好解释,取得患者的合作;请患者排空大小便;根据熏洗部位安排患者体位,暴露熏洗部位,必要时用屏风遮挡,冬季注意保暖。

2. 操作 再次核对后将药液趁热倒入容器,根据不同部位按要求熏洗,药液偏凉时,随时添加药液或更换;定时测药温,温度要适宜,注意观察和询问患者有无不适,了解其生理及心理感受,若感到不适,应立即停止;熏洗完毕,擦干皮肤。

临床上根据治疗疾病的范围及熏洗部位的不同,需选用不同的药物和容器。一般分为以下几种。

(1) 全身熏洗法:按病证配制处方,煎煮后将药液倒入较大的容器(浴盆或浴池)中,先在盆内放一小木凳,高出液面 10 cm 左右,让患者裸坐其上,外罩塑料薄膜或布单,勿使热气外泄,使患者头部外露,进行熏蒸治疗。待药液不烫时,患者浸于药液内,再淋洗、浸渍全身,以汗出为度。熏洗疗法多用于全身疾病的治疗。熏洗次数及时间视病情而定,一般为 20～40 分钟,最长不超过 1 小时,每日 1～2 次。

(2) 局部熏洗法:将中药加热煮沸,倒入容器中,使药液占容器体积的 1/2 以上。让患者将患部置于容器上方,与药液保持一定距离,以感觉皮肤温热舒适为宜,进行熏蒸。可用塑料薄膜或布单围住熏蒸部与容器,以延长熏蒸时间,减少蒸汽散失,从而提高治疗效果。根据熏洗部位的不同,又可分为头面熏洗法、眼部熏洗法、四肢熏洗法、坐浴熏洗法。

①头面熏洗法:将药物煎液倒入清洁的脸盆内,测量药液温度至适宜后外罩布单,趁热熏蒸头面部。一般每次 30 分钟,每日 2 次。

②眼部熏洗法:将药物煎煮后,滤过药液,倒入保温瓶内,测量药液温度至适宜后熏蒸眼部。待药液降温至不烫时,用镊子夹消毒纱布蘸药液频频淋洗患眼。熏洗完毕后,用干毛巾轻轻擦干眼部,然后闭目休息 5～10 分钟。眼部熏洗每次 20～30 分钟,每日 2～3 次。

③四肢熏洗法:将药物加热煎煮后,将药液倒入脸盆或木桶内,测量药液温度至适宜后,将患肢架于盆上,用浴巾或布单围盖后利用药液之蒸汽熏蒸。待温度降低至不烫时,将患肢浸泡于药液中泡洗,用镊子夹纱布蘸药液频频淋洗患处。熏洗完毕后用干毛巾轻轻擦干,避风。

④坐浴熏洗法:将药物煎汤后,去渣取液倒入盆中,放于坐浴椅上,盖上有孔木盖,测量药液温度至适宜后,协助患者脱去内裤,坐在木盖上熏蒸。待药液温度适宜时,移去木盖,把臀部浸入盆中泡洗。每次熏洗 15～20 分钟。熏洗完毕后,用干毛巾擦干,更换干净的内裤。

3. 操作后的整理 协助患者穿衣,安排患者取舒适体位,整理床单位;物品清洗消毒后归还原处;洗手、记录并签名。

四、熏洗法的护理

(1) 头面部熏洗后,操作后半小时才能外出,以防感冒。

(2) 冬季注意保暖,暴露部位最好加盖衣被。

(3) 熏蒸的药液温度不宜过热,一般为 50～70℃,以防烫伤。淋洗的药液温度一般为 38～41 ℃。

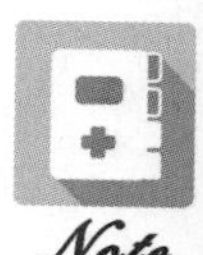

(4) 在伤口部位进行熏洗时,按无菌技术操作进行。

(5) 所有物品一人一份,一一消毒,避免交叉感染。

(6) 包扎部位熏洗时,应揭去敷料;熏洗完毕后,更换消毒敷料。

(7) 熏洗一般每日 1 次,每次 20～30 分钟,视病情也可每日 2 次。

(8) 患者不宜空腹洗浴,进餐前后半个小时内不宜熏洗。年老、心肺脑病、体质虚弱、水肿患者不可单独洗浴,且熏洗的时间不可过长,以防虚脱。

(9) 孕妇及妇女经期不宜坐浴和阴道熏洗。

(宋 萍)

第八节 中药灌肠法与护理

PPT 课件

中药灌肠法属于中医外治法,是在中医理论指导下,选配中药煎煮药液,将中药药液从肛门灌注入直肠或结肠,使药液保留在肠道内,通过肠黏膜的吸收达到清热解毒、软坚散结、泄浊排毒、活血化瘀等作用的一种操作方法。中药灌肠法常用于便秘、泄泻等内科疾病及外科保守治疗的病证,常用方法包括直肠注入法和直肠滴注法(图 6-8-1)。

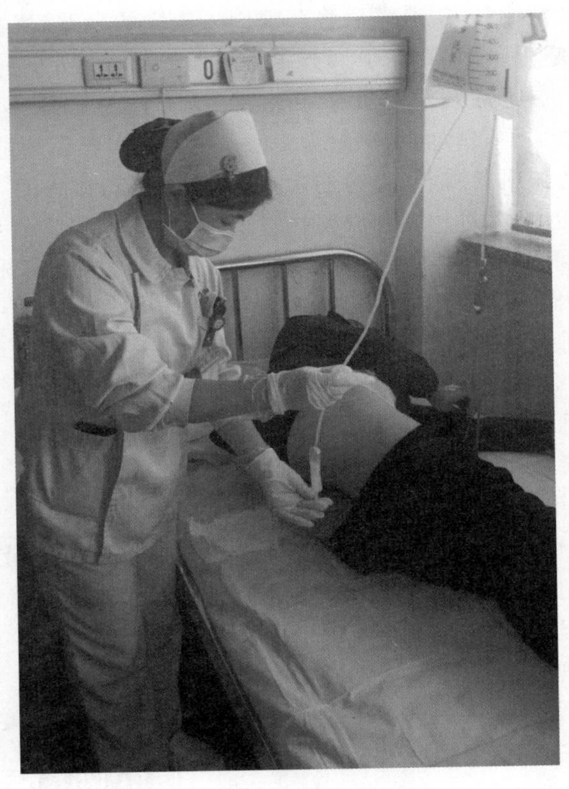

图 6-8-1 中药灌肠

一、适用范围

本法具有通腑润便止泻、清热解毒降浊等作用,适用于慢性肾衰和慢性疾病所致的腹痛、腹泻、便秘、发热、带下,慢性结肠炎、肛窦炎、慢性痢疾、婴幼儿迁延性腹泻、慢性盆腔炎、盆腔包块、痛风及高热不退等。严重的痔疮患者不可灌肠。

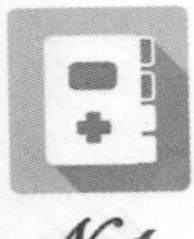

Note

二、操作前准备

操作前，患者需要注意腹部保暖；令患者排尽大便，必要时可先行清洁灌肠。备好必备的物品，保持中药药液温度在 39～41 ℃。根据病变的部位，确定肛管插入的深度。

（一）护理评估

（1）病室环境整洁温度适宜。

（2）患者主要症状、既往史、排便情况、有无大便失禁、是否妊娠。

（3）患者肛周皮肤情况。

（4）患者有无药物过敏史。

（5）患者心理状况、合作程度。

（二）知情告知

（1）操作前排空二便。

（2）局部感觉：胀、满、轻微疼痛。

（3）如有便意或不适，应及时告知护士。

（4）灌肠后体位视病情而定。

（5）灌肠液保留 1 小时以上为宜，保留时间长，有利于药物吸收。

（三）物品准备

医嘱单、记录单、治疗盘、弯盘、煎煮好的药液、一次性灌肠袋（冲洗器）、水温计、纱布、一次性手套、垫枕、中单、石蜡油、棉签、卫生纸等，必要时备便盆、屏风。

三、操作方法

（1）核对医嘱，评估患者，调节室温，嘱患者排空二便。

（2）备齐用物，携至床旁。

（3）关闭门窗，用隔帘或屏风遮挡。

（4）协助患者取左侧卧位（必要时根据病情选择右侧卧位），充分暴露肛门，垫中单于臀下，置垫枕以抬高臀部 10 cm。

（5）测量药液温度（39～41 ℃），液面距离肛门不超过 30 cm，用石蜡油润滑肛管前端，排液，暴露肛门，插肛管时，可嘱患者张口呼吸以使肛门松弛，便于肛管顺利插入。插管时要进行试探性操作，不要用力过猛，以免伤害肠管或引起疼痛。一般插管深度为 10～15 cm，缓慢地让液体流注于肠内。用输液瓶者按每分钟 60～100 滴的速度输入，滴注时间为 15～20 分钟。滴入过程中随时观察并询问患者耐受情况，如有不适或便意，及时调节滴入速度，必要时终止滴入。中药灌肠药量一次不宜超过 200 mL。

（6）药液滴完，夹紧并拔除肛管，协助患者擦干肛周皮肤，用纱布轻揉肛门处，协助取舒适卧位，抬高臀部。

四、中药灌肠法的护理

中药灌肠法
（视频文件）

中药灌肠操作方法同西药灌肠，对于敏感患者，为了增加保留时间，可用导尿管代替灌肠管，一次灌肠液量不超过 200 mL。灌注后，患者有便意感时，应嘱其忍耐；若为通导便秘，应自控 20～30 分钟。为提高疗效，可在晚间睡前灌肠，灌肠后不再下床活动以提高疗效。排便后，要注意观察大便的色、质、量及排便次数，大便若有特殊腥臭或夹有脓液、血液等，应及时留取标本送检，并及时记录和报告。

中药灌肠技术操作流程见图 6-8-2。

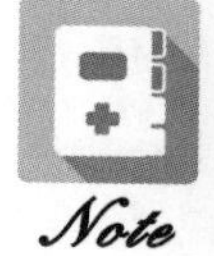

核对医嘱 → 患者基本信息、诊断、临床症状、既往史

评估 → 病室环境、主要症状、既往史、过敏史、排便情况、是否妊娠、肛周皮肤情况等

告知 → 排空二便、灌肠的局部感觉、体位及保留时间，取得患者配合

物品准备 → 治疗盘、煎煮好的药液、一次性灌肠袋、水温计、纱布、一次性手套、垫枕、中单、石蜡油、棉签等，必要时备便盆、屏风

环境准备 → 关闭门窗，调节室温，用隔帘或屏风遮挡

患者准备 → 取合理体位，暴露臀部，注意保暖，垫中单于臀下，置垫枕，抬高臀部

直肠滴注 → 测量药液温度至39～41 ℃，液面距离肛门不超过30 cm。用石蜡油润滑肛管前端，暴露肛门，轻轻插入10～15 cm。缓慢滴入药液，滴注时间为15～20分钟

观察及询问 → 随时观察并询问患者耐受情况，如有便意或不适，应及时告知护士

滴注完毕 → 夹紧并拔除肛管，擦拭肛门

告知 → 灌肠液保留1小时以上为宜

整理 → 协助患者取舒适卧位，整理床单位，清理用物

记录 → 灌肠时间、量，灌肠后排便情况

图 6-8-2　中药灌肠技术操作流程图

（孙作乾　刘婷婷）

第九节　湿敷法与护理

中药湿敷技术是将中药煎汤或其他溶媒浸泡，根据治疗需要选择常温或加热，将中药浸泡的敷料敷于患处，通过疏通气机、调节气血、平衡阴阳，达到疏通腠理、清热解毒、消肿止痛目的的一种操作方法。

PPT 课件

一、适用范围

适用于软组织损伤、骨折愈合后肢体功能障碍，肩、颈、腰腿痛，膝关节痛，类风湿性关节炎，强直性脊柱炎等。

二、操作前准备

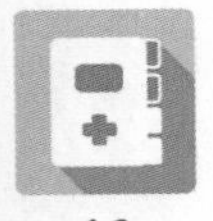
Note

（1）病室环境整理，温度适宜。评估患者主要症状、既往史及药物过敏史、对热的耐受程度、局部皮

肤情况，做好记录。

(2) 告知患者湿敷时间为20～30分钟；若皮肤感觉不适，如过热、瘙痒等，及时告知护士；中药可致皮肤着色，数日后可自行消退。

(3) 物品准备：治疗盘、药液、敷料、水温计、镊子2把、纱布，必要时备中单、屏风等。

三、操作方法

(1) 核对医嘱，评估患者，做好解释。

(2) 备齐用物，携至床旁。取合理体位，暴露湿敷部位。

(3) 测试药液温度，将敷料浸于38～43 ℃药液中，将敷料拧至不滴水即可，敷于患处。

(4) 及时更换敷料或频频淋药液于敷料上，以保持湿度及温度，观察患者皮肤反应，询问患者的感受。

(5) 操作完毕，清洁皮肤，协助患者取舒适体位。

四、湿敷法的护理及注意事项

(1) 外伤后患处有伤口、皮肤急性传染病等忌用中药湿敷技术。

(2) 湿敷药液应现配现用，注意药液温度，防止烫伤。

(3) 治疗过程中观察局部皮肤反应，如出现水疱、痒痛或破溃等症状时，立即停止治疗，报告医生。

(4) 注意保护患者隐私并保暖。

中药湿敷技术操作流程见图6-9-1。

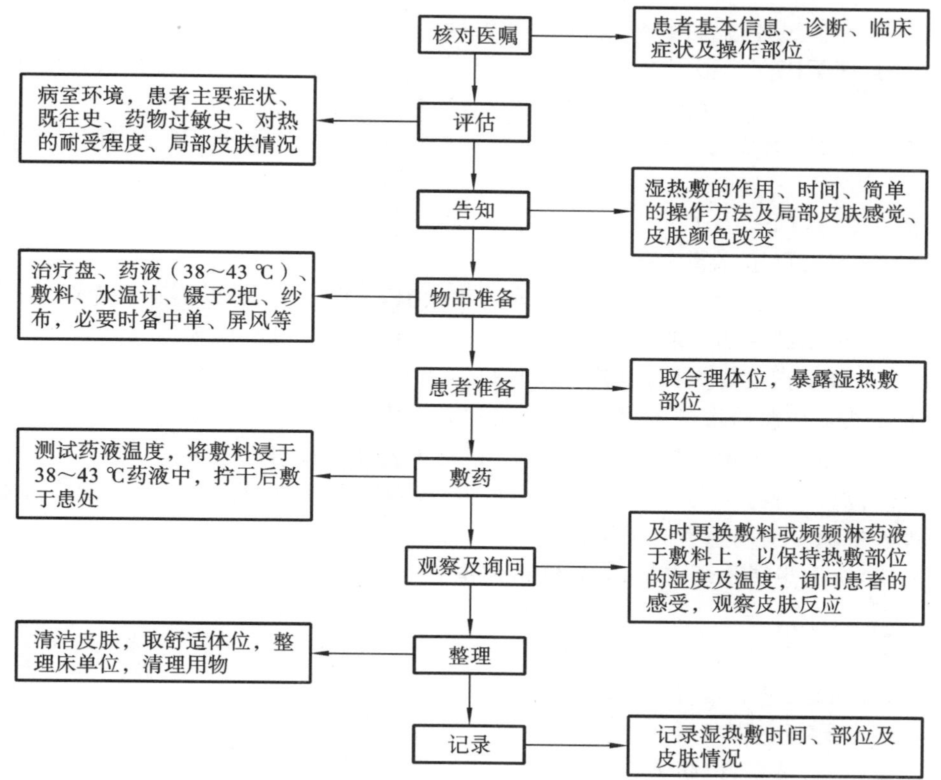

图6-9-1 中药湿敷技术操作流程图

（郁利清）

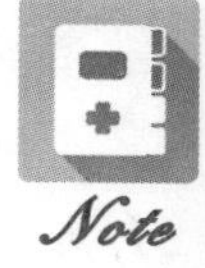

第十节 涂药法与护理

涂药法是将各种外用药物直接涂于患处或涂抹于纱布外敷于患处，达到祛风除湿、解毒消肿、止痒镇痛目的的一种操作方法。其剂型有水剂、酊剂、油剂、膏剂等。

PPT 课件

一、适用范围

适用于跌打损伤、烫伤、烧伤、疖痈、静脉炎等。

二、操作前准备

1. 用物准备 治疗盘、药物(遵医嘱准备)、治疗碗、弯盘、棉签或涂药板、镊子、生理盐水棉球、纱布、胶布或弹力绷带、治疗巾等，必要时备中单、屏风、大毛巾。

2. 环境准备 病室环境整洁，温湿度适宜。

3. 患者准备 评估患者主要症状、既往病史、药物过敏史、是否妊娠；对疼痛的耐受程度；涂药部位皮肤情况。

4. 操作者准备 服装整齐，修剪指甲，洗手。

三、操作方法

(1) 核对医嘱，评估患者，做好解释，调节病室温度。

(2) 备齐用物，携至床旁。根据涂药部位，取合理体位，暴露涂药部位，注意保暖，必要时屏风遮挡。

(3) 患处铺治疗巾，用生理盐水棉球清洁皮肤，观察局部皮肤情况。

(4) 将配制的药物用棉签均匀地涂抹于患处或涂抹于纱布外敷于患处，涂抹范围超出患处 1～2 cm 为宜。

(5) 各类剂型用法如下。

①混悬液：先摇匀后再用棉签涂抹。

②水、酊剂类药物：用镊子夹无菌干棉球蘸取药物涂擦，干湿度适宜，以不滴水为度，涂药均匀。

③膏类药物：用棉签或涂药板取药涂擦，涂药厚薄均匀，以 2～3 cm 为宜。

④霜剂：用手掌或手指反复擦抹，使其渗入肌肤。

⑤对初起有脓头或成脓阶段的肿疡，脓头部位不宜涂药。

⑥乳痈涂药时，在敷料上剪一缺口，使乳头露出，利于乳汁的排空。

(6) 根据涂药位置、药物性质，必要时用纱布覆盖，胶布固定，防止药物颜色、油渍等污染衣物。

(7) 涂药过程中随时询问患者有无不适。

(8) 涂药完毕，协助患者整理衣物，安置舒适体位。

四、涂药法的护理

(1) 婴幼儿、颜面部、过敏体质及孕妇慎用。

(2) 涂药前清洁局部皮肤。

(3) 涂药不宜过厚、过多，以防毛孔闭塞。

(4) 涂药次数根据病情、药物而定，水剂、酊剂用后须将瓶盖盖紧，防止挥发。

(5) 患处若有敷料，不可强行撕脱，可用生理盐水棉球沾湿敷料后再揭，并擦去药迹。

(6) 涂药后，观察局部皮肤及全身情况，如出现丘疹、瘙痒、水疱或局部肿胀等过敏现象，应停止用药，将药物擦洗干净并报告医生，配合处理。

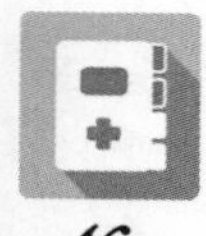
Note

(张艳燕)

第十一节 穴位贴敷与护理

穴位贴敷疗法，是以中医经络学说为理论依据，把药物研成细末，用水、醋、酒、蛋清、蜂蜜、植物油、清凉油、药液调成糊状，或用呈凝固状的油脂（如凡士林等）制成软膏、丸剂或饼剂，或将中药汤剂熬成膏，或将药末散于膏药上，再直接贴敷穴位或患处，用来治疗疾病的一种方法。该法是中医治疗学的重要组成部分，是我国劳动人民在长期与疾病做斗争中总结出来的一套独特的、行之有效的治疗方法，有着悠久的发展历史，为中华民族繁衍昌盛做出了巨大的贡献。

一、适用范围

1. 适应证 感冒、咳嗽、哮喘、自汗盗汗、胸痛、胃脘痛、泄泻、呕吐、便秘、食积、头痛、眩晕、口眼㖞斜、消渴、月经不调、痛经、关节肿痛、跌打损伤、小儿夜啼、厌食、遗尿等。此外，还可用于防病保健。

2. 禁忌证

(1) 孕妇：多数外贴药物对孕期妇女可能不安全。

(2) 对药物过敏者不宜贴敷；对橡皮膏过敏者应提前告诉医生，换用其他方式固定。

(3) 严重皮肤病：如皮肤长疱、疖以及皮肤有破损或有皮疹者。

(4) 严重的荨麻疹患者。

(5) 疾病发作期的患者：如发烧、咯血、糖尿病血糖控制不良患者及慢性咳喘病的急性发作期等。

(6) 热性疾病、阴虚火旺以及严重心肺功能疾病患者不能采用。

二、用物准备

治疗盘、消毒液、药物、胶贴、胶布、金黄膏；若需临时配制药物，备治疗碗、药物、调和剂等。

三、操作方法

1. 贴法 将已制备好的药物直接贴压于穴位上，然后外覆医用胶布固定；或先将药物置于医用胶布粘面正中，再对准穴位粘贴。硬膏剂可直接或温化后将硬膏剂中心对准穴位贴牢。

2. 敷法 将已制备好的药物直接涂于穴位上，外覆医用防渗水敷料贴，再以医用胶布固定。使用膜剂者可将膜剂固定于穴位上或直接涂于穴位上成膜。使用水（酒）浸渍剂时，可用棉垫或纱布浸蘸，然后敷于穴位上，外覆医用防渗水敷料贴，再以医用胶布固定。

3. 熨贴法 将熨贴剂加热，趁热外敷于穴位。或先将熨贴剂贴敷穴位上，再用艾火或其他热源在药物上温熨。

四、穴位贴敷时间

(1) 成人每次贴药时间为 2～6 小时，儿科患者贴药时间为 0.5～2 小时。

(2) 具体贴敷时间根据患者皮肤反应而定。同时考虑患者的个人体质和耐受能力，一般以患者能够耐受为度，患者如自觉贴药处有明显不适感，可自行取下。

(3) 疗程：连续贴敷 20 天为一个疗程。疗程结束后，患者可以继续进行贴敷，以巩固或提高疗效。

(4) 贴敷部位：肾俞、膀胱俞、脾俞、关元、水道、气海、足三里、三阴交等。

(5) 贴敷方法：先将贴敷部位用 75%酒精或碘伏常规消毒，然后取直径 1 cm、高度 0.5 cm 左右的药膏贴于穴位上，用 5 cm×5 cm（小儿患者可适当减小）的脱敏胶布固定。

五、穴位贴敷的护理

(1) 久病、体弱、消瘦及有严重心肝肾功能障碍者慎用。

Note

(2) 贴敷期间,饮食要清淡,避免烟酒、海味,少食辛辣刺激食品、冰冻食品、豆类及豆制品、黏滞性食物及温热易发食物(如羊肉、狗肉、鸡肉、鱼、黄鳝、螃蟹、虾等)。

(3) 颜面部慎用,糖尿病患者慎用。

(4) 对于所贴敷之药物,应将其固定牢稳,以免移位或脱落。

(5) 凡用溶剂调敷药物时,需随调配随敷用,以防挥发。

(6) 若用膏剂贴敷,膏剂温度不应超过 45 ℃,以免烫伤。

(7) 对胶布过敏者,可选用脱敏胶布或用绷带固定贴敷药物。

(8) 对于残留在皮肤上的药膏,不宜用刺激性物质擦洗。

(9) 贴敷药物后注意局部防水。

(10) 选准穴位,主意体位。

(11) 贴敷后若出现范围较大、程度较重的皮肤红斑、水疱、疹痒现象,应立即停药,进行对症处理。出现全身性皮肤过敏症状者,应及时到医院就诊。

(叶泾翔)

第十二节　火龙药灸与护理

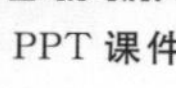
PPT 课件

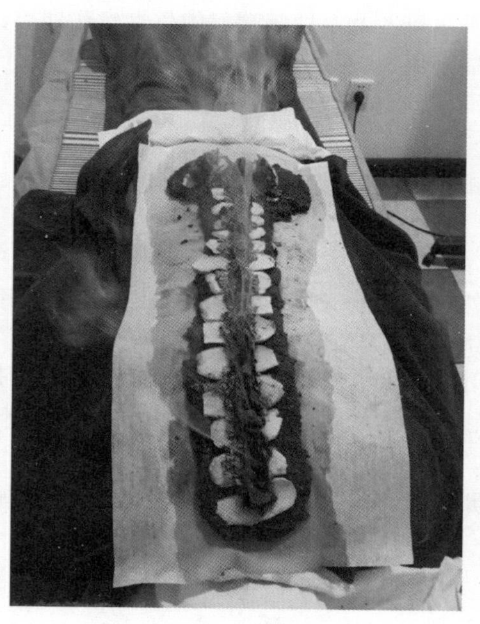
图 6-12-1　火龙药灸

火龙药灸(图 6-12-1)是在祖国传统针灸理论基础上,结合现代医学演变而来的一种通过给经络加温的给药方式,以疏通任督二脉的灸法。火龙药灸作为晋代宫廷养生术之精华一直秘而不宣。解放后,针灸医家挖掘整理了大批文献资料,才使火龙药灸这种宫廷施灸方法得以在世人面前重现。

一般火龙药灸组方由巴戟天、淫羊藿、何首乌、艾叶、肉桂、细辛等 20 多味中药炮制而成,有调阴合阳、通经活络、固肾壮阳、健脾和胃之功。

一、适用范围

本法可畅通任督二脉经络传导,激发经气,内达脏腑,外通肢节,具有固本培元、调和阴阳、温经散寒、通经活络、祛风止痛等效用,适用于以下情况。

(1) 强直性脊柱炎、肌筋膜炎、风湿性关节炎、腰椎间盘脱出症、颈椎病、产后风等见有颈腰背双膝及双下肢冷痛属痹证日久、肝肾两亏、气血不足者。

(2) 男子阳痿,兼见腰足酸软、眩晕耳鸣、肢冷怯寒、舌胖淡、苔白腻、脉沉迟属于命门火衰、精气虚寒者。

(3) 女子宫寒、痛经或带下病,兼见下肢浮肿、形寒肢冷、性欲下降、白带清稀、身重乏力、小腹冷感、舌胖淡、苔灰腻、脉沉细属肾阳虚寒者。

(4) 胃寒冷痛、五更泻属脾肾阳虚者。

二、操作前准备

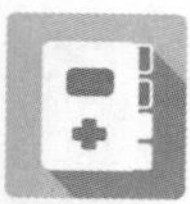
Note

操作前,令患者保持舒适体位,因为施术时间比较久,其间不能随意翻动。备好必备的物品,根据具体病情、部位及病史，确定药灸的方法和时间。

（一）护理评估

（1）病室环境整洁、温度适宜。

（2）患者主要症状、既往史、虚寒严重情况、有无皮肤过敏史、是否妊娠。

（3）患者背部皮肤情况。

（4）患者有无药物过敏史。

（5）患者心理状况、合作程度。

（二）知情告知

（1）操作前尽量排空大小便。

（2）局部感觉：胀、灼热感、轻微疼痛。

（3）若出现皮肤灼热感，或不能耐受，伴见皮肤刺激感增强，应及时告知护士。

（4）火龙药灸部位及时间视病情而定。

（5）火龙药灸一般以 30 分钟以上为宜，每次连续治疗 2 遍；保留时间长，利于药物吸收及药至病所。

（三）物品准备

治疗盘、弯盘、纱布条、注射器、湿毛巾 3 条、干毛巾 1 条、中药浸液、姜块、艾草（绒）、95%酒精 100 mL、一次性手套、垫枕、中单等，必要时屏风。

三、操作方法

（1）核对医嘱，评估患者，做好解释，调节室温。嘱患者勿随意翻动，若有不适，及时告知。

（2）备齐用物，携至床旁。

（3）关闭门窗，用隔帘或屏风遮挡。

（4）给予患者背部酒精消毒，把用中药浸泡好的纱布条取出，循经络走向逐条摆放在患者背部督脉上。

（5）把一条湿毛巾轻盖在摆好的纱布条上方，上面再盖一层湿毛巾。

（6）沿纱布条的摆放形状，用注射器在毛巾上洒上酒精，并点燃酒精，可以看到在患者背部形成了一条“火龙”。

（7）等患者感到背部灼热，应立刻用备好的湿毛巾按照从头至脚的方向扑灭火焰，并沿背部督脉及膀胱经点穴（如至阳、命门、腰阳关等穴）按压，热感减退后再倒酒精、点火，连续操作 2 遍。

（8）灸疗之后，取下患者身上覆盖的毛巾，可以看到背部有细密的汗珠渗出，用干毛巾替患者轻轻擦干背部汗珠。

火龙灸一般 5 次为 1 个疗程，隔 2 天做 1 次，3～5 个疗程可见明显效果。

四、火龙药灸的护理

火龙艾灸法（视频）

火龙药灸主要的临床功效是温肌散寒、疏风解表；温经通络、活血散瘀；温中活里、强脏壮腑；温阴补虚、回阳固脱；行气活血、消火化瘀；平衡阴阳、保健防病，有助于改善局部循环、增加免疫力、调整生理机能、促进血液循环。

（1）温灸时先灸左方，再灸右方。

（2）温灸后半小时内不要接触冷水，不洗手、洗澡。

（3）温灸后要喝较平常多的温开水，有助排出体内毒素（绝对不能饮冷水或冰水）。

（4）饭后 1 小时内不宜温灸。

（5）脉搏每分钟超过 90 次以上者禁灸。

（6）过饥、过饱、大醉、大怒、大惊、大恐、过劳情形下禁止火龙药灸。

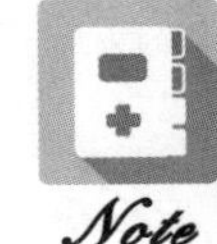

（7）身体发炎部位禁灸。

（8）火龙药灸的操作过程及护理方面，需要注意全程保持适度距离，防止灼伤皮肤。

火龙药灸技术操作流程见图 6-12-2。

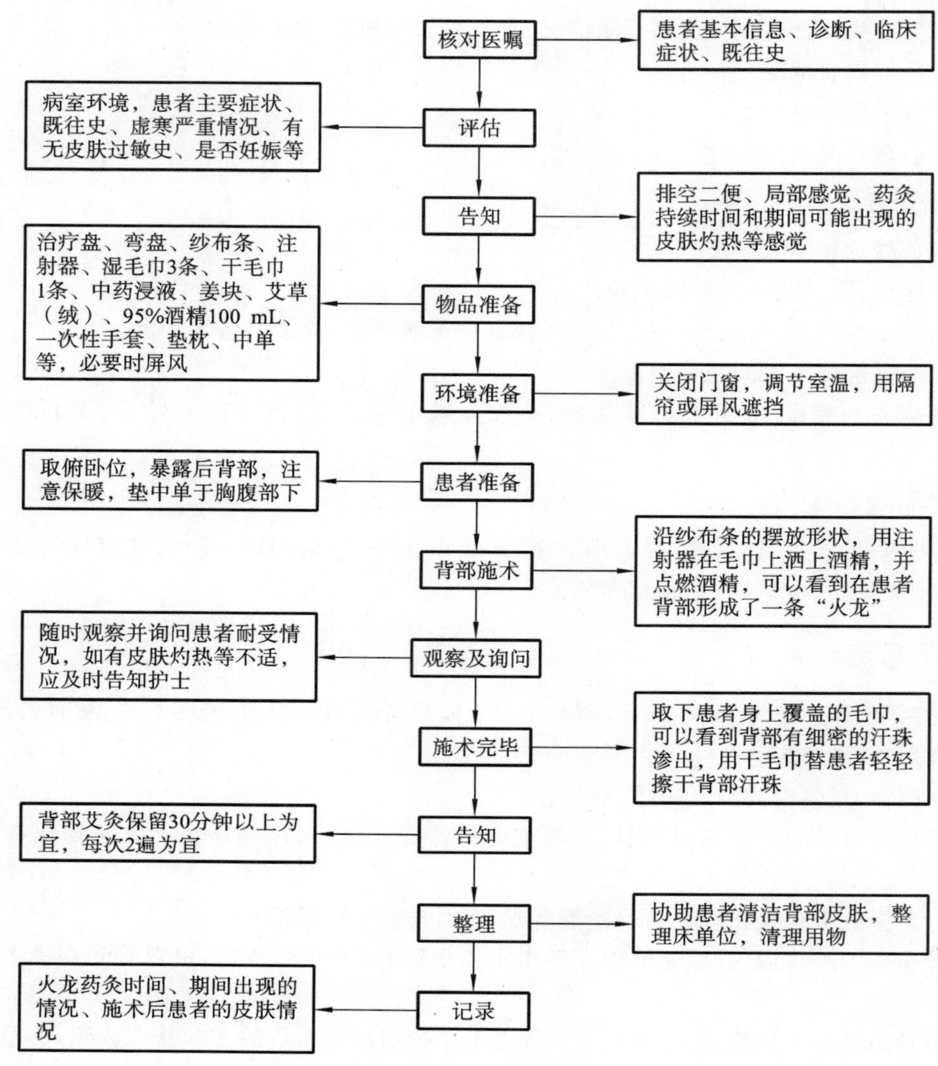

图 6-12-2　火龙药灸技术操作流程图

（张英杰）

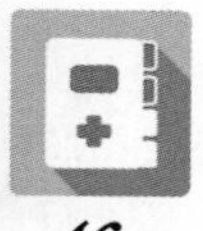
Note

主要参考文献

ZHUYAOCANKAOWENXIAN

［1］ 陈佩仪．中医护理学基础［M］．2版．北京：人民卫生出版社，2017．

［2］ 陈岩．中医养生与食疗［M］．北京：人民卫生出版社，2012．

［3］ 徐国华，陈力，万迎晖．中医护理技术［M］．武汉：华中科技大学出版社，2011．

［4］ 张文信，余利忠．中医护理学［M］．北京：人民卫生出版社，2016．

［5］ 温茂兴．中医护理学［M］．4版．北京：人民卫生出版社，2018．

［6］ 张登本．中医学基础［M］．北京：中国中医药出版社，2003．

［7］ 刘虹．中医护理学基础［M］．北京：中国中医药出版社，2005．

［8］ 廖品东．少儿推拿手法学［M］．北京：中国中医药出版社．2013．

［9］ 赵毅，季远．推拿手法学［M］．北京：中国中医药出版社．2016．

［10］ 阮时宝．中成药学［M］．北京：人民卫生出版社，2009．

［11］ 陈佩仪．中医护理学基础学习指导及习题集［M］．北京：人民卫生出版社，2013．

［12］ 刘明军．针灸推拿与护理［M］．2版．北京：人民卫生出版社，2017．

［13］ 孙秋华，陈莉军．中医护理学基础［M］．北京：人民卫生出版社，2016．

［14］ 陈净莹，何秀堂．中医护理学［M］．武汉：华中科技大学出版社，2016．

［15］ 王彩霞．中医学基础［M］．北京：人民卫生出版社，2010．

［16］ 张俊平，何威．中医学［M］．北京：科学出版社，2018．

［17］ 欧阳文娟，聂建华．巧用阴阳学说指导临床护理［J］．基层医学论坛，2010(30)：899-900．

［18］ 郁车海，康向清，李荣华，等．中医故事［M］．上海：上海科学技术出版社，2017．

［19］ 唐雪梅．中医基础理论［M］．上海：上海中医药大学出版社，2006．

［20］ 秦元梅，杨丽霞．常用中医护理技术操作指南［M］．郑州：河南科学技术出版社，2016．

［21］ 吴霞．实用中医护理学［M］．北京：中国中医药出版社，2004．